现代临床麻醉与重症医学

刘艳红　等/主编

天津出版传媒集团
天津科学技术出版社

图书在版编目（CIP）数据

现代临床麻醉与重症医学 / 刘艳红等主编. -- 天津：天津科学技术出版社，2024. 3

ISBN 978-7-5742-1839-0

Ⅰ. ①现… Ⅱ. ①刘… Ⅲ. ①麻醉学②险症－诊疗 Ⅳ. ①R614②R459.7

中国国家版本馆CIP数据核字(2024)第054978号

现代临床麻醉与重症医学

XIANDAI LINCHUANG MAZUI YU ZHONGZHENG YIXUE

责任编辑：梁　旭

责任印制：兰　毅

出　　版：天津出版传媒集团 / 天津科学技术出版社

地　　址：天津市西康路 35 号

邮　　编：300051

电　　话：(022) 23332377

网　　址：www.tjkjcbs.com.cn

发　　行：新华书店经销

印　　刷：山东道克图文快印有限公司

开本 787×1092　1/16　印张 13.25　字数 285 000

2024 年 3 月第 1 版第 1 次印刷

定价：79.00 元

编委会

主　编　刘艳红（泗水县妇幼保健计划生育服务中心）

张金英（宁津县人民医院）

陈妙云（广东省人民医院）

齐忠志（莒县人民医院）

刘玉吉（昌乐县人民医院）

陈　鹏（德州市中医院）

目　　录

第一章　麻醉学基础

第一节　病情评估和术前准备

一、麻醉前病情估计与准备

所有麻醉药和麻醉方法都可影响患者生理状态的稳定性，手术创伤和失血可使患者生理功能处于应激状态，外科疾病与并存的内科疾病又有各自不同的病理生理改变，这些因素都将造成机体生理潜能承受巨大负担。为减轻这种负担和提高手术麻醉的安全性，在手术麻醉前对全身情况和重要器官生理功能做出充分估计，并尽可能加以维护和纠正，这是外科手术治疗学中的一个重要环节，也是麻醉医师临床业务工作的主要方面。

全面的麻醉前估计和准备工作应包括以下几个方面：①全面了解患者的身体健康状况和特殊病情；②明确全身状况和器官功能存在哪些不足，麻醉前需要哪些准备；③明确器官疾病和特殊病情的危险所在，术中可能发生哪些并发症，需采取哪些防治措施；④估计和评定患者接受麻醉和手术的耐受力；⑤选定麻醉药、麻醉方法和麻醉前用药，拟定具体麻醉实施方案。

二、麻醉前访视与检查

（一）复习病史

1.现病史

通过查阅病历及与患者本人谈话，充分了解目前存在的外科问题及本次手术的部位、方式、目的、时间及出血程度。同时掌握患者当前的健康状况，是否妊娠，以及当前并存内科疾患，如糖尿病、高血压、心脏疾患、哮喘、慢性支气管炎、阻塞性睡眠呼吸暂停综合征、甲状腺功能以及神经精神系统疾患，明确是否已接受治疗以及接受何种治疗，疗效如何。最后对器官功能状态做出评估。

2.既往麻醉手术史

以往使用的麻醉药物、麻醉方法、麻醉效果及是否出现麻醉相关并发症，后遗症及麻醉药物过敏史。同时应了解既往麻醉期间是否出现过危险情况如困难通气或困难气道，恶性高热等。此外，询问以往手术方案，评估其可能对本次麻醉造成的影响。

3.家族史

家族遗传病及治疗情况。

4.个人史

运动耐力、吸烟饮酒史和过敏史。

(二)调整术前治疗用药

注意术前使用的治疗用药持续时间及用药剂量、不良反应及药物过敏史。关注术前用药对麻醉的影响,是否需要调整用药剂量或停止用药。包括术前使用违禁药物及饮酒情况。重点了解:

1.心血管用药

了解患者使用抗高血压药的种类、剂量及疗效,一般应使用至手术当天早晨,但用β受体阻滞药及钙拮抗药的患者麻醉诱导及维持过程易发生低血压。地高辛应依据心率和心脏功能调整剂量。

2.激素

三个月内用过糖皮质激素患者,术前应加用激素,可在术前一天肌内注射甲泼尼龙40mg,术中也静脉注射甲泼尼龙40～80mg或静滴氢化可的松100mg。

3.利尿药与降糖药

术前停用利尿药,并注意有否低钾血症。手术当天停用降糖药。

4.抗凝药和抗血栓类药物

(1)抗凝药与手术治疗:抗凝治疗的患者在接受外科手术时,围术期应对策略可分为:①保守策略:指术前停用华法林3～5天,术后尽快恢复华法林治疗;②积极策略:指在围术期停用华法林期间,使用肝素替代。采取何种策略应该根据患者和外科手术的具体情况而定。

①牙科小手术、白内障摘除术和人工晶状体植入术,患者术前不必停用抗凝药物。局部应用血速宁(氨甲环酸)或6-氨基己酸有助于减少此类患者的拔牙后出血。需要球后阻滞麻醉的眼科手术应该在术前停用华法林。

②胃肠道内镜手术,应根据可能的出血情况来决定是否停用抗凝药。上消化道镜检,出血风险低,一般不需要停药;而对于存在较高出血概率的内镜术如结肠镜、息肉切除及括约肌切开术等则需要停用华法林。

③在INR≤1.5,大多数外科手术可以安全实施。如果患者来不及停用香豆素衍生物,根据INR情况,皮下注射10mg维生素K_1,在8～10小时内可纠正华法林的抗凝效果,但有时可能需要追加剂量。尽管维生素K经静脉使用可即刻起效,但有可能导致严重的过敏反应,曾有过快速静脉注射致死的报道。对于重症患者如果必须静脉注射时,速度不应超过1mg/min。对于INR在2～3的患者,口服2mg维生素K_1可在24小时内纠正华法林的抗凝效果。

④人工心脏瓣膜术后、心房纤颤、高凝状态以及深静脉血栓形成患者,停用华法林所带来的风险可能要远大于抗凝治疗。近期发生的静脉血栓栓塞患者(特别是<30天),出现再栓塞的概率高达50%,华法林可以使这种风险降低约80%。因此,择期手术应该尽可能推迟,否则应采用积极策略,即在围术期使用肝素替代,以确保术前和术后INR>2。如果INR在抗凝治疗靶范围之内,术前6小时停用标准肝素,足以保证术中恢复正常的凝血功能。术后12小时可恢复肝素替代治疗(如果存在明显渗血应推迟),直至患者可以口服抗凝药物,最终维持

INR＞2。动脉系统一旦发生栓塞后果更为严重，因此，动脉栓塞30天以内患者，应推迟其择期手术。对必须手术者，术前应使用静脉肝素替代治疗，而除非该患者术后出血概率较低，否则一般不必像预防静脉栓塞那样积极使用肝素。在重大外科手术后，对此类患者不提倡静脉使用肝素，必要时可考虑皮下注射低剂量标准肝素或低分子量肝素。

⑤金属裸支架和(或)药物涂层支架患者，突然停用抗凝治疗是引发围术期冠脉支架内血栓形成的主要风险因素。为此，保证支架畅通降低支架内血栓形成的围术期抗血小板治疗方案应包括以下几点：a.手术期间和术后继续双联抗血小板治疗。b.停用氯吡格雷，用短效静脉抗血小板药物接替至手术日，术后尽可能早恢复使用氯吡格雷。c.术前停用氯吡格雷但继续使用阿司匹林，术后尽可能早恢复使用氯吡格雷。

(2)抗凝药与椎管内麻醉

①皮下注射预防性使用标准肝素，在给药4小时后方可进行椎管内穿刺或置管，皮下注射肝素后2小时达到峰浓度，如有置管困难应适当推迟下一次给药；在穿刺或置管后1小时方可再次给予皮下预防性小剂量标准肝素。

②静脉注射标准肝素，应在椎管内穿刺或置管4小时前停用；穿刺或置管1小时后方可再次静脉使用标准肝素。

③如果术中需要继续使用肝素，应该在硬膜外置管1小时后使用。

④皮下注射预防剂量肝素或静脉使用标准肝素，若要拔出硬膜外置管应在上次使用肝素4小时后进行。

⑤对于使用低分子量肝素(LMWH)的患者，椎管内穿刺或置管应在上次应用LMWH 10～12小时后进行，术中若需要恢复使用至少应在穿刺置管或拔管2～4小时后。

⑥操作时曾反复穿刺或出血，LMWH恢复使用应推迟24小时。

⑦拔除硬膜外导管应在上次使用LMWH 12小时后进行，恢复其使用至少应在拔管2小时后。

⑧对口服抗凝药(如华法林)患者，在进行硬膜外穿刺前应停用3～5天，INR恢复正常后方可穿刺，硬膜外导管拔出后可以恢复使用抗凝药。

⑨术前36小时内开始华法林治疗者，不影响患者的凝血状态。

⑩术前是否应停用阿司匹林尚有争议，根据我国的实际情况建议术前7天停服阿司匹林。

5.单胺氧化酶抑制剂、三环类抗抑郁等治疗药物相互作用见表1-1

表1-1　治疗药物与麻醉药相互作用

药物	与麻醉药相互作用	注意事项
巴比妥盐	长期应用引起肝脏酶诱导，使药物代谢加速	麻醉诱导药及阿片类药应用剂量可能需要加大
咪达唑仑	与中枢神经抑制药和非去极化肌松药有协同作用	麻醉诱导药和阿片类药减量，可增强非去极化肌松药作用
抗惊厥药(苯妥英钠、卡马西平)	有肝酶诱导作用	镇静药、麻醉药需要量可能增加

续表

药物	与麻醉药相互作用	注意事项
抗高血压药	血管紧张素转化酶抑制剂(ACEI)和血管紧张素Ⅱ受体拮抗剂(ARB)	患者在麻醉过程中出现低血压,全麻药应减量、以免引起低血压
β受体阻滞药	负性心肌力作用,与麻醉药合用时引起低血压,掩盖代偿性心动过速	谨慎应用心血管抑制药
钙通道阻滞药	抑制房室传导及应激性,与吸入麻醉药相互作用,引起缓慢型心律失常和心输出量降低	用吸入麻醉药时应降低浓度
抗生素	新霉素、卡那霉素、链霉素、多黏菌素等可使肌松药作用增强	肌松药需减量,必要时进行肌松药作用监测,可用钙剂拮抗
抗凝药(华法林口服)	延长凝血酶原时间	避免术中肌内注射,禁用硬膜外阻滞及脊麻,鼻腔插管易引起出血,维生素K可拮抗华法林作用
抗胆碱酯酶药(毒扁豆碱滴眼液)	抑制血浆胆碱酯酶,拮抗非去极化肌松药作用,增强去极化肌松药作用	避免应用去极化肌松药
利尿药	可引起低钾血症,导致非去极化肌松药作用延长	测定血钾
洋地黄	应用钙剂可引起心律失常,低钾血症增强洋地黄毒性,琥珀胆碱加强其毒性,可引起心动过缓	避免用钙剂,测定血钾,慎用琥珀胆碱
胰岛素	与β受体阻滞药及椎管内麻醉合用,使降糖作用增强	监测血糖
避孕药	增加深静脉栓塞发生率,但单用黄体酮无此危险性	停用避孕药至少6周才可以减少此危险,急症手术用小剂量肝素预防
单胺氧化酶抑制药(MAOI)	与阿片类药合用可引起昏迷,抽搐。中枢神经兴奋导致损伤用升压药可引起严重高血压反应	虽然并非全部患者均发生不良反应,但最好术前停药。改用其他抗抑郁药
激素	长期应用皮质激素引起肾上腺皮质功能不全,手术时发生低血压	术前及术中应用激素治疗
左旋多巴	氟哌利多可拮抗其作用,糖尿病患者应用使血糖更高	手术当天停药
镁剂	肌松药作用增强	肌松药减量
抗癌药(环磷酰胺)	抑制血浆胆碱酯酶	慎用琥珀胆碱
三环抗抑郁药	抑制儿茶酚胺代谢,引起心律失常。丙米嗪增强肾上腺素心血管作用	避免应用拟交感神经药,术前不停用三环抗抑郁药

（三）体格检查

包括生命体征，体温，呼吸音、呼吸频率及幅度，心脏听诊情况，神经及精神状态。营养发育，全身有无水肿、贫血、发绀及瘀斑。全麻患者应重点关注张口度，头面颈胸腹有无发育不全或畸形，颈椎及下颌关节活动度等。椎管内麻醉患者应注意脊柱有无畸形及压痛，穿刺部位有无感染等。

（四）实验室常规检查

1.血、尿常规

重点了解患者白细胞计数，血红蛋白及血小板计数。了解患者是否存在感染，贫血及凝血功能异常。

2.生化检查

了解肝肾功能，根据肝肾功能决定麻醉药物的选择及使用。明确血钾、血钠、血钙及血糖浓度，防止因电解质紊乱导致的恶性心律失常，合理选择平衡盐液体进行术中补液。

3.凝血功能检查

PT 延长超过 3 秒和（或）APTT 延长超过 10 秒，则禁忌椎管内麻醉。

4.胸片、心电图

了解患者心肺情况，对有无气管狭窄或移位，肺部通、换气功能，心电生理活动及心肌缺血可能做出初步判断。

（五）特殊检查

如若患者当前并存内科疾患或存在体格及实验室常规检查的异常，则应进行相关特殊检查。

1.心血管系统

24 小时动态心电图，超声心动图，冠脉造影，心肌酶谱及肌钙蛋白，心房利尿钠肽等。

2.呼吸系统

肺活量计检查，动脉血气分析，胸部 CT，肺活量计检查等。

3.内分泌系统

甲状腺功能，血尿儿茶酚胺水平等。

三、麻醉危险性评估

（一）ASA 体格情况分级

根据麻醉前访视结果，对患者麻醉前全身状态及麻醉手术耐受力进行全面评估。通常使用 ASA 分级法确定（表 1-2），ASA 分级对非心脏死亡的预测是一个良好指标，但对于预测与麻醉相关死亡率缺乏敏感性。

表 1-2　美国麻醉医师协会(ASA)病情估计分级(2015 年版)

分级	定义	举例(包含但不限于以下内容)
ASAⅠ	正常健康患者	健康、不吸烟、不饮酒或少量饮酒
ASAⅡ	合并轻微系统疾病	轻微的系统性疾病,没有实质性器官功能限制 例如:吸烟至今者、社交饮酒者、妊娠妇女、肥胖(30＜BMI＜40),糖尿病/高血压控制良好、轻度肺疾病患者
ASAⅢ	合并严重系统疾病	实质性器官功能受限制;合并 1 种或多种中度到重度疾病。 例如:糖尿病/高血压控制较差、慢性阻塞性肺病(COPD)、病态肥胖(BMI≥40)、活动性肝炎、酒精依赖或酗酒、心脏起搏器植入后、心脏射血分数中度下降、终末期肾病进行定期规律透析、早产儿孕龄＜60 周、心肌梗死、脑血管意外、短暂性脑缺血发作病史或冠状动脉疾病/冠脉支架植入(发病至今超过 3 个月)
ASAⅣ	合并严重系统疾病,危及生命安全	例如:近 3 个月内发生过心肌梗死、脑血管意外、短暂性脑缺血发作病史或冠状动脉疾病/冠脉支架植入,合并心肌缺血或严重心脏瓣膜功能异常、心脏射血分数重度下降、脓毒症、弥散性血管内凝血(DIC)、急性呼吸系统疾病(ARD)或终末期肾病未接受定期规律透析
ASAⅤ	垂死的患者,如不进行手术则无生存可能	例如:胸/腹主动脉瘤破裂、严重创伤、颅内出血合并占位效应、缺血性肠病面临严重心脏病理改变或多器官/系统功能障碍
ASAⅥ	已宣布脑死亡的患者,准备作为供体对其器官进行取出移植	

* 分级中加上“E”代表急症手术

一般而言,Ⅰ、Ⅱ级患者对麻醉的耐受力一般均良好,麻醉经过平稳;Ⅲ级患者对接受麻醉存在一定危险,麻醉前需尽可能做好充分准备,对麻醉中和麻醉后可能发生的并发症要采取有效措施,积极预防;Ⅳ、Ⅳ级患者的麻醉危险性极大,更需要充分细致的麻醉前准备,术前必须向手术医生及家属详细交代麻醉风险。

(二)麻醉危险因素

与麻醉有关的死亡率,目前发达国家仍有 1∶10000。威胁生命的严重并发症(如心衰、心肌梗死、肺水肿、昏迷、瘫痪等)发生率为 0.7%～22%。造成麻醉死亡的关键在于麻醉处理,即指外科医师和麻醉科医师在术前是否能将患者的全身情况进行充分评估,尽可能纠正或稳定器官功能状态,使患者术前达到最佳状态。但围术期常常存在某些不能被纠正的因素,特别需要在围术期麻醉处理中切实加以重视。

(三)病理性危险因素

1.心血管系统疾患

(1)心脏功能分级及对麻醉耐受力的评估(表 1-3)。

表 1-3　心脏功能分级及其临床意义

心脏功能	屏气试验	临床表现	临床意义	麻醉耐受力
Ⅰ级	30 秒以上	普通体力劳动，负重、快速步行、上下坡、不感到心慌气短	心功能正常	良好
Ⅱ级	20～30 秒	能胜任正常活动、但不能跑步或作较用力的工作，否则会心慌气短	心功能较差	如麻醉处理恰当，耐受力仍好
Ⅲ级	10～20 秒	必须静坐或临床休息，轻度体力活动后即出现心慌气短	心功能不全	麻醉前应充分准备，麻醉中避免增加心脏负担
Ⅳ级	10 秒以内	不能平卧、端坐呼吸，肺底啰音，任何活动即出现心慌气短	心功能衰竭	麻醉耐受力极差，手术必须推迟

(2)心脏病患者危险因素计分。

(3)先天性心脏病：房缺、室缺如分流量较小的患者对麻醉的耐受力较好；如分流量大可致心衰或严重肺动脉高压，则麻醉和手术的危险性增加。法洛四联症存在红细胞增多和右心流出道狭窄，麻醉后易致心输出量骤减和严重低氧血症，麻醉危险性大。

(4)瓣膜性心脏病：麻醉危险性取决于病变的性质及心功能受损程度，应了解有无心力衰竭以及肺血管受累情况，心功能Ⅰ～Ⅱ级瓣膜性心脏病患者麻醉耐受好，Ⅲ～Ⅳ级的患者手术麻醉危险性大。为预防细菌性心内膜炎，瓣膜患者术前应常规使用抗生素。

(5)缺血性心脏病：应明确是否存在心绞痛，是否发生过心肌梗死以及目前心功能情况，有心肌梗死史的患者手术后发生心肌梗死的危险性是无心肌梗死史患者的 50 倍，心肌梗死 6 个月内患者不宜进行选择性手术。

(6)心律失常：心律失常患者应请内科治疗，室性期前收缩应少于 5 次/分，对快速房颤的患者应控制心率慢于 100 次/分。完全性房室传导阻滞或双束支传导阻滞伴心动过缓(＜50 次/分)，对药物无反应，以及病态窦房结综合征的患者，术前应安装起搏器。已安装起搏器的患者，应请心脏内科医师会诊和调整设置，对术中使用电刀等电子设备的危险性应充分重视，可能情况下以双极电刀替代单极电刀。

(7)高血压病：麻醉危险性取决于是否存在继发性重要脏器(脑、心、肾)的损害及其损害程度，如合并肥胖及糖尿病，麻醉手术危险性增加。高血压患者术前应使用降压药，使血压控制在 160/100mmHg 以下，降压药应一直用至手术日晨(肾上腺素能神经阻断性抗高血压药，如利血平等需要术前停药 1 周)。这类患者的术前准备还应包括改善重要脏器功能、维持水电解质平衡。

对于高血压、冠心病(近期有无心肌梗死，有无接受治疗及接受何种治疗。心肌梗死 6 个月内不宜进行择期手术)、先天性心脏病、心脏瓣膜疾病、心力衰竭、心律失常的类型及控制情况、糖尿病微血管及大血管病变及慢性主动脉夹层等患者，术中应维持血压稳定于基础血压波动不超过 20%左右范围内，通过调整前后负荷及控制心率，减少心肌氧耗。询问患者目前有无服用抗凝药，术前是否需要调整用药。

2.呼吸系统

慢性支气管炎、慢性阻塞性肺病、支气管哮喘、肺大疱、创伤性湿肺、近期有无上呼吸道感染及多发肋骨骨折等患者，应充分了解其术前动脉血氧分压及肺功能，注意其近期有无呼吸道感染，谨防麻醉及术中因气道高反应性出现的喉及支气管痉挛术，以及术后肺部感染加重、肺不张及肺大疱破裂导致气胸的可能。

(1)呼吸困难程度分级(表1-4)。

表1-4　呼吸困难程度分级

0级	正常行走，无呼吸困难症状
Ⅰ级	能按需行走，但易疲劳
Ⅱ级	行走距离有限制，走1～2条街后，需停步休息
Ⅲ级	短距离行走即出现呼吸困难
Ⅳ级	静息时出现呼吸困难

(2)手术后易发生呼吸功能不全的高危指标见表1-5。

表1-5　手术后并发肺功能不全的高危指标

肺功能检验项目	正常值	高度危险值
肺活量(VC)	2.44～3.47L	<1.0L
第1秒时间肺活量(FEV_1)	2.83L	<0.5L
最大呼气流率(MEFR)	336～288L/min	<100L/min
最大通气量(MVV)	82.5～104L/min	<50L/min
动脉血氧分压(PaO_2)	75～100mmHg(10～13.3kPa)	<55mmHg(7.3kPa)
动脉血 CO_2 分压($PaCO_2$)	35～45mmHg(4.7～6.0kPa)	>45mmHg(6.0kPa)

(3)急性呼吸系统感染患者手术后极易并发肺不张和肺炎，择期手术必须推迟至完全治愈1～2周后进行。

(4)慢性呼吸系统疾病术前禁烟至少2～4周，4～8周或以上更佳，术前应练习深呼吸和咳嗽排痰动作，术前3～5日用抗生素治疗。

(5)高危患者术后易并发呼吸功能不全，术前应与家属说明，术后可能需要用呼吸机进行呼吸支持。

3.肝脏疾病

(1)肝功能损害程度评估分级见表1-6。

(2)肝脏患者有黄疸腹水，低蛋白血症和凝血机制障碍，手术麻醉危险性增加。

(3)术前给高蛋白质、高碳水化合物饮食，保肝治疗并给予大量维生素B、维生素C和必要时静脉滴注GIK溶液(10%葡萄糖液500mL加胰岛素10U，氯化钾1g)。

(4)输注白蛋白或鲜血，血浆，提供凝血因子和血小板。

(5)控制腹水,注意水电解质平衡。

(6)肾脏疾病

①肾功能损害程度估计见表 1-7。

表 1-6 肝功能损害评估分级

项目	肝功能损害		
	轻度	中度	重度
血清胆红素(μmol/L)	<25	25~40	>40
血清白蛋白(g/L)	35	28~35	<28
凝血酶原时间(sec)	1~4	4~6	>6
脑病分级	无	1~2	3~4
每项异常记分	1分	2分	3分
手术麻醉危险性评估	小	中	大

注:总分 1~3 分为轻度肝功能损害,4~8 分为中度损害,9~12 分为重度损害

表 1-7 肾功能损害程度

项目	损害程度			
	轻度	中度	重度	正常值
肌酐(μmol/L)	176	353	707	53~140
尿素氮(mmol/L)	7.5~14.3	14.3~25	25~35.7	2.5~7.5

②术前纠正贫血,补充血容量,纠正水和电解质平衡。

③避免使用经肾排泄和损害肾功能的药物。

④避免使用血管收缩药,以免减少肾血流量,加重肾功能损害。

⑤使用抗生素控制感染。

4.内分泌系统

糖尿病、垂体功能减退、甲状腺功能亢进或减退等患者应注意围术期由于手术及应激反应等导致的原有疾病急剧恶化,出现垂体危象或甲状腺危象。

(1)甲亢患者应纠正:①甲亢症状基本控制;②心率慢于 90 次/min;③血压和基础代谢正常;④蛋白结合碘 4 小时<25%,24 小时<60%后进行手术麻醉。⑤甲状腺激素水平在正常范围(TSH 0~10mU/L,T_3 1.8~2.9nmol/L,T_4 65~156nmol/L,FT_3 3~9nmol/L,FT_4 9~25nmol/L)。

(2)糖尿病患者要求术前空腹血糖控制到 8.0mmol/L 以下,尿糖阴性或弱阳性。对合并肥胖冠心病的患者应注意预防并发症。术中静脉滴注胰岛素和葡萄糖的比例是 1U∶4~5g。

(3)嗜铬细胞瘤患者术前用 α 受体阻滞药(如酚苄明)和 β 受体阻滞药(普萘洛尔)控制血压和心率,并使血细胞比容低于 0.4。

(4)皮质醇增多症患者(库欣病)和长期使用皮质激素患者术前及术中应加大激素剂量,一般在术前晚和手术日晨各肌内注射甲泼尼龙 40mg,术中静脉滴注氢化可的松或甲泼尼龙。

5.血液疾病

(1)贫血患者术前用铁剂、叶酸和维生素 B_{12},使血红蛋白达到 90g/L 以上。急症手术术前应输入红细胞浓缩液。

(2)血小板减少症患者血小板数要求在 6×10^9/L 以上,实施椎管内麻醉者至少在 7.5×10^9/L。血小板过低,术前应输注血小板浓缩液。每输 1 单元浓缩血小板可提高血小板 $(4\sim20)\times10^9$/L。血小板减少患者不宜选用连续硬膜外阻滞。

(3)白血病、血友病患者手术应与血液科医师一起作特殊手术前准备。

6.神经及精神系统

脑梗死,脑血管畸形患者麻醉中应注意维持血压的稳定,防止脑血管意外的发生。重症肌无力及吉兰-巴雷综合征患者应了解神经肌肉累及的部位及严重程度,全麻后拔管应待肌力完全恢复,各项反射灵敏后方可谨慎拔管。具有精神系统疾病患者应注意其平时专科治疗药物的用量及疗效。关于脑梗死的危险因素和术前应考虑的问题:①脑血管意外或短暂性脑缺血发作有关的病史。②只要无禁忌时尽量继续抗血小板和抗凝治疗。③术前超声心动图检查:帮助对房颤患者进行危险性分层(心衰伴房颤增加脑血管意外的风险)。④尽可能使用部位麻醉。⑤术中控制平均动脉压接近术前基础血压水平,特别在患者有发生脑血管意外的高危因素时。⑥术中尽可能控制血糖在 110mg/dL 左右,至少低于 180mg/dL。⑦术后:维持电解质和血容量平衡。

7.感染性疾病

(1)手术患者因创伤性操作和疾病、手术、麻醉导致免疫功能下降,易于发生感染。择期急性上呼吸道感染患者应延期 1～2 周再手术。

(2)患有感染性疾病(结核病、乙型肝炎、艾滋病)的手术患者,麻醉医师在进行麻醉操作时要预防这些感染性疾病在患者之间和患者与麻醉医师间的交叉感染。

(3)麻醉医师经常接触血液和针头、刀片等锐利物品,肝炎病毒抗原除存在于血液中外,在唾液、尿液中也有存在,故麻醉医师是乙型肝炎病毒感染的高危人群。据统计麻醉科住院医师乙肝表面抗体(抗 HBs)阳性率达 17%～23%。

(4)疑有乙型肝炎患者,应和血液乙型肝炎标志物检查。当血液检测出 HbsAg、HBeAg、抗 HBc 同时呈阳性,临床上称“大三阳”,说明乙肝病毒在人体内复制活跃,这时患者的血液、唾液、精液、乳汁、尿液、宫颈分泌物都可能带有传染性,手术应待治疗后进行,但急诊及癌症患者除外。如手术必须进行应注意隔离。当 HBsAg、抗 HBe、抗 HBc 呈阳性,称“小三阳”,表明乙肝病毒复制减少,传染性减小,是病程相对稳定阶段。如果血液中只有抗 HBc 阳性,提示患者处于乙肝窗口期,即人体感染了乙肝病毒,但是免疫系统并没有发现乙肝病毒而未引起重视,针对病毒的抗体还没有产生或不稳定,导致有乙肝五项检查中乙肝抗体为阴性,而且表面抗原也是阴性,只有核心抗体是阳性。可反映乙肝病毒急性感染。乙肝感染窗口期为 1～6 个月。大部分的乙肝感染窗口期一般为 2 周～3 个月,少数人可到 4～5 个月,很少超过 6 个月。在临床上,具体了解乙肝传染性大小,要通过 HBV-DNA 检测来加以判断。如果 HBV-DNA

阳性，说明乙肝病毒复制活跃，传染性强，并且检测值越大，传染性就越大；如果 HBV-DNA 阴性，那么就说明了乙肝病毒复制不活跃，传染性不强。为了保护自己，麻醉医师操作时应戴手套，注射针头应加针套，以避免被穿刺针损伤，必要时可注射乙肝疫苗预防。

(5)艾滋病(AIDS)由人类免疫缺陷病毒(HIV)感染导致的疾病。故手术患者也有可能携带艾滋病病毒，术前应对患者进行 HIV 感染初筛试验，试验呈阳性的患者再作蛋白印迹法确诊。HIV 可在血液、精液，阴道分泌物，尿液，泪液，脑脊液，胸腔内液，心包液和乳汁中检测到，流行病学资料表明血液是医护人员最重要的感染媒介，而麻醉医师最可能的 HIV 感染途径是针刺损伤直接接种或与血污染的黏膜和分泌物的接触。资料表明，被污染的针头刺伤后，HIV 感染率约为 20%。麻醉医师应注意预防被感染，在进行动静脉穿刺，气管插管和拔管，放置胃管、口腔及鼻咽部吸引时要戴手套，完成操作后，在接触其他未污染物件前要脱去手套，并立即洗手，应穿手术服，戴口罩及保护眼镜，如发现被血液或其他体液污染，应更换衣服及手套，麻醉过程尽量使用一次性物品，用过后集中消毒或销毁。

8.水、电解质和酸碱平衡失调

(1)较长时间不能进食以及应用脱水药和利尿药的患者，术前应补充液体[晶体液和(或)胶体液]，必要时测定中心静脉压，根据中心静脉压补充液体。下午手术的患者，应在上午适当输液。

(2)低钠血症(血钠低于 135mmol/L)时体液容量可以不足，也可增加或正常。术前应根据不同病因进行纠正。对低血容量性低钠血症，应补充含钠较多的液体，并应补充血容量。对正常血容量性低钠血症，宜给含钠等渗液，对高血容量性低钠血症，可应用 5%氯化钠溶液及呋塞米利尿。

(3)低钾血症(血钾低于 3.5mmol/L)较常见，应在尿量正常后，静脉缓慢补钾，速度不应超过 20mmol/h，补钾应同时纠正病因及代谢性碱中毒，并应监测心电图。

(4)轻度代谢性酸中毒常随脱水的纠正而好转，重度代谢性酸中毒除补充碳酸氢钠纠正外，保持呼吸循环功能正常尤为重要。代谢性碱中毒时应注意补充钾及氯离子。重度代谢性碱中毒应补充氯化铵。

(5)呼吸性酸中毒术前应改善通气功能，必要时行间歇正压通气。呼吸性碱中毒应注意原发病治疗，适当增加 CO_2 重吸入，合并低氧血症时必须给氧治疗。

9.急症患者病情估计

(1)对急症患者应按病情轻重缓急，进行必要的术前准备，大出血或气道梗阻患者情况非常危急，极危重患者必须准备和抢救同步进行。而如急性阑尾炎、无肠梗阻腹股沟疝嵌顿患者病情较轻，也适当纠正水电解质紊乱。

(2)严重创伤患者常有低血容量及休克，应估计失血量并紧急输液输血，及时补充血容量，进行麻醉及手术。

(3)对气道梗阻、血气胸、颅脑损伤患者应及时吸氧，保证气道通畅，良好的通气和氧合，必要时行气管插管或气管切开进行呼吸支持。

(4)严重创伤由于疼痛、恐惧、休克等使胃肠排空时间显著延长。肠梗阻患者有胃肠液体残留,全身麻醉时易引起呕吐,反流和误吸。故急症患者应考虑到饱胃的可能性。应用全麻时要快速气管插管,预防反流误吸。

(5)急症患者常有水电解质紊乱,术前要适当补充水、电解质。

(6)伴快速房颤的心脏病患者或高血压患者施行急症手术时,术前应适当心血管治疗。

四、麻醉前一般准备

对麻醉耐受力良好的Ⅰ类1级患者,麻醉前准备的目的在于保证手术安全性,使手术经过更顺利,术后恢复更迅速。对Ⅰ类2级患者,还应调整和维护全身情况及重要生命器官功能,在最大限度上增强患者对麻醉的耐受力。对Ⅱ类患者,除需做好一般性准备外,还必须根据个别情况做好特殊准备。麻醉前一般准备工作包括以下几方面。

(一)精神状态准备

手术患者不免存在种种思想顾虑,或恐惧、紧张和焦急心理。情绪激动或彻夜失眠均可致中枢神经或交感神经系统过度活动,由此足以削弱对麻醉和手术的耐受力。因此,术前必须设法解除思想顾虑和焦急情绪,应从关怀、安慰、解释和鼓励着手,例如酌情将手术目的、麻醉方式、手术体位,以及麻醉或手术中可能出现的不适等情况,用恰当的语言向患者作具体解释,针对存在的顾虑和疑问进行交谈,取得患者信任,争取充分合作。对过度紧张而不能自控的患者,术前数日即开始服用适量安定类药,晚间给睡眠药。

(二)营养状况改善

营养不良致蛋白质和某些维生素不足,可明显降低麻醉和手术耐受力。蛋白质不足常伴低血容量或贫血,耐受失血和休克的能力降低;还可伴组织水肿而降低术后抗感染能力和影响创口愈合。维生素缺乏可致营养代谢异常,术中易出现循环功能或凝血功能异常,术后抗感染能力低下,易出现肺部或创口感染。对营养不良患者,手术前如果时间允许,应尽可能经口补充营养;如果时间不充裕,或患者不能或不愿经口饮食,可通过少量多次输血及注射水解蛋白和维生素等进行纠正,白蛋白低下者,最好给浓缩白蛋白注射液。

(三)适应手术后需要的训练

有关术后饮食、体位、大小便、切口疼痛或其他不适,以及可能需要较长时间输液、吸氧、胃肠减压、胸腔引流、导尿及各种引流等情况,术前可酌情将其临床意义向患者讲明,以争取配合。多数患者不习惯在床上大小便,术前需进行锻炼。术后深呼吸、咳嗽、咳痰的重要性必须向患者讲清楚,并训练正确执行的方法。

(四)胃肠道准备

择期手术中,除用局麻做小手术外,不论采用何种麻醉方式,均需常规排空胃,目的在防止术中或术后反流、呕吐,避免误吸、肺部感染或窒息等意外。胃排空时间正常人为4～6小时,情绪激动、恐惧、焦虑或疼痛不适等可致胃排空显著减慢。为此,成人一般应在麻醉前至少

8 小时，最好 12 小时开始禁饮、禁食，以保证胃彻底排空；在小儿术前也应至少禁饮、禁食 8 小时，但哺乳婴儿术前 4 小时可喂一次葡萄糖水。有关禁饮、禁食的重要意义，必须向病儿家属交代清楚，以争取合作。

（五）膀胱的准备

患者送入手术室前应嘱其排空膀胱，以防止术中尿床和术后尿潴留，对盆腔或疝手术则有利于手术野显露和预防膀胱损伤。危重患者或复杂大手术，均需于麻醉诱导后留置导尿管，以利观察尿量。

（六）口腔卫生准备

麻醉后，上呼吸道一般性细菌易被带入下呼吸道，在手术后抵抗力低下的条件下，可能引起肺部感染并发症。为此，患者住院后即应嘱患者早晚刷牙、饭后漱口，有松动龋齿或牙周炎症者需经口腔科诊治。进手术室前应将活动义齿摘下，以防麻醉时脱落，甚或被误吸入气管或嵌顿于食管。

（七）输液输血准备

施行中等以上的手术前，应检查患者的血型，准备一定数量的全血，做好交叉配合试验。凡有水、电解质或酸碱失衡者，术前均应常规输液，尽可能作补充和纠正。

（八）治疗药物的检查

病情复杂的患者，术前常已接受一系列药物治疗，麻醉前除要全面检查药物的治疗效果外，还应重点考虑某些药物与麻醉药物之间存在相互作用的问题，有些容易在麻醉中引起不良反应。为此，对某些药物要确定是否继续用或调整剂量。例如洋地黄、胰岛素、皮质激素和抗癫痫药，一般都需要继续用至术前，但应对剂量重作调整。对一个月以前曾服用较长时间皮质激素，而术前已经停服者，手术中仍有可能发生急性肾上腺皮质功能不全危象，故术前必须恢复使用外源性皮质激素，直至术后数天。正在施行抗凝治疗的患者，手术前应停止使用，并需设法拮抗其残余抗凝作用。患者长期服用某些中枢神经抑制药，如巴比妥、阿片类、单胺氧化酶抑制药、三环抗抑郁药等，均可影响对麻醉药的耐受性，或在麻醉中易诱发呼吸和循环意外，故均应于术前停止使用。安定类药（如吩噻嗪类药——氯丙嗪）、抗高血压（如萝芙木类药——利血平）、抗心绞痛药（如 β 受体阻滞药）等，均可能导致麻醉中出现低血压、心动过缓，甚至心缩无力，故术前均应考虑是继续使用、调整剂量使用或暂停使用。

（九）手术前晚复查

手术前晚应对全部准备工作进行复查，如临时发现患者感冒、发热、妇女月经来潮等情况时，除非急症，手术应推迟施行，手术前晚睡前宜给患者服用安定镇静药，以保证有充足的睡眠。

五、麻醉诱导前即刻期的准备

麻醉诱导前即刻期是指诱导前 10～15 分钟的期间，是麻醉全过程中极重要的环节。于此期间要做好全面的准备工作，包括复习麻醉方案、手术方案及麻醉器械等的准备情况，应完成的项目见表1-8，对急症或门诊手术患者尤其重要。

表1-8　麻醉诱导前即刻期应考虑的项目

项目	准备情况
患者方面	健康现状，精神状态，特殊病情，患者主诉要求，麻醉实施方案，静脉输液途径，中心静脉压监测径路
麻醉器械等	氧源，N_2O源，麻醉机，监护仪，气管插管用具，一般器械用具，麻醉药品，辅助药物
手术方面	手术方案，手术部位与切口，手术需时，手术对麻醉的特殊要求，手术体位，预防手术体位损伤的措施，术后止痛要求等
术中处理	预计可能发生的意外或并发症，应急措施，处理方案，手术安危程度估计

（一）患者方面

麻醉诱导前即刻期对患者应考虑两方面的中心问题：①此刻患者还存在哪些特殊问题；②还需要做好哪些安全措施。

麻醉医师于诱导前接触患者时，首先需问候致意，表现关心体贴，听取主诉和具体要求，务使患者感到安全、有依靠，对手术麻醉充满信心。诱导前患者的焦虑程度各异，对接受手术的心情也不同，应分别针对处理。对紧张不能自控的患者，可经静脉注少量镇静药。对患者的义齿、助听器、人造眼球、隐性镜片、首饰、手表、戒指等均应摘下保管，并记录在麻醉记录单。明确有无缺牙或松动牙，做好记录。复习最近一次病程记录（或麻醉科门诊记录），包括：①体温、脉率；②术前用药的种类、剂量、用药时间及效果；③最后一次进食、进饮的时间、内容和数量；④已静脉输入的液体种类、数量；⑤最近一次实验室检查结果；⑥手术及麻醉协议书的签署意见；⑦患者专门嘱咐的具体要求（如拒用库存血、要求术后刀口不痛等）；⑧如为门诊手术，落实苏醒后离院的计划。

为保证术中静脉输注通畅及其有效性：①备妥口径合适的静脉穿刺针，或外套管穿刺针；②按手术部位选定穿刺径路，如腹腔、盆腔手术应取上肢径路输注；③估计手术出血量，决定是否同时开放上肢及下肢静脉，或选定中央静脉置管并测定中心静脉压。

（二）器械方面

麻醉诱导前应对已经备妥的器械、用具和药品等，再做一次全面检查与核对，重点项目包括如下。

1.氧源及N_2O源

检查氧、N_2O筒与麻醉机氧、N_2O进气口的连接，是否正确无误；气源压是否达到使用要求。

（1）如为中心供氧，氧压表必须始终恒定在3.5kg/cm^2；开启氧源阀后，氧浓度分析仪应显示100%。符合上述标准，方可采用。如压力不足，或压力不稳定，或气流不畅者，不宜使用，应改用压缩氧筒源。

（2）压缩氧筒压满筒时应为150kg/cm^2，含氧量约为625L。如按每分钟输出氧2L计，

1 小时的输出氧量约为 120L，相当于氧压 29kg/cm²。因此，满筒氧一般可使用 5.2 小时左右（氧流量为 2L/min 时）。

(3)如为中心供 N_2O，气压表必须始终恒定在 52kg/cm²，不足此值时，表示供气即将中断，不能再用，应换用压缩 N_2O 筒源。

(4)压缩 N_2O 筒压满筒时应为 52kg/cm²，含 N_2O 量约为 215L，在使用中其筒压应保持不变；如果开始下降，表示筒内 N_2O 实际含量已接近耗竭，因此必须及时更换新筒。

2.流量表及流量控制钮

开启控制钮，浮子应升降灵活，且稳定，提示流量表及控制钮工作基本正常。控制钮为易损部件，若出现浮子升降过度灵敏，且呈飘忽不能稳定，提示流量表的输出口已磨损，或针栓阀损坏，出现关闭不全现象，应更换后再使用。

3.快速充气阀

在堵住呼吸管三叉接口下，按动快速充气阀，贮气囊应能迅速膨胀，说明能快速输出高流量氧，其功能良好，否则应更换。

4.麻醉机的密闭程度与漏气

(1)压缩气筒与流量表之间的漏气检验：先关闭流量控制钮，再开启氧气筒阀，随即关闭，观察气筒压力表指针，针保持原位不动，表示无漏气；如果指针于几分钟内即降到零位，提示气筒与流量表之间存在显著的漏气，应检修好后再用。同法检验 N_2O 筒与 N_2O 流量表之间的漏气情况。

(2)麻醉机本身的漏气检验：接上述步骤，再启流量表使浮子上升，待贮气囊胀大后，挤压时保持不瘪，同时流量表浮子呈轻度压低，提示机器本身无漏气；如挤压时贮气囊随即被压瘪，同时流量表浮子位保持无变化，说明机器本身存在明显漏气，需检修再用。检验麻醉机漏气的另一种方法是：先关闭逸气活瓣，并堵住呼吸管三叉接口，按快速充气阀直至气道压力表值升到 2.9～3.9kPa(30～40cmH_2O)后停止充气，观察压力表指针，如保持原位不动，提示机器无漏气；反之，如果指针逐渐下移，提示机器有漏气，此时再快启流量控制钮使指针保持在上述压力值不变，这时的流量表所示的氧流量读数，即为机器每分钟的漏气量数。

5.吸气及呼气导向活瓣

接上述(三)步，间断轻压贮气囊，同时观察两个活瓣的活动，正常时应为一闭一启相反的动作。

6.氧浓度分析仪

在麻醉机不通入氧的情况下，分析仪应显示 21%(大气氧浓度)；通入氧后应示 100%(纯氧浓度)。如果不符上述数值，提示探头失效或干电池耗竭，需更换。

7.呼吸器的检查与参数预置

开启电源，预置潮气量在 10～15mL/kg、呼吸频率 10～14 次/分、呼吸比 1∶1.5，然后开启氧源，观察折叠囊的运行状况，同时选定报警限值，证实运行无误后方可使用。

8.麻醉机、呼吸器及监测仪的电源

检查线路、电压及接地装置。

9.其他器械用具

包括喉镜、气管导管、吸引装置、湿化装置、通气道、神经刺激器、快速输液装置、血液加温装置等的检查。

10.监测仪

包括血压计(或自动测血压装置)、心电图示波仪、脉搏血氧饱和度仪、呼气末 CO_2 分析仪、测温仪、通气量计等的检查。其他还有有创压力监测仪及其压力传感器、脑功能监测仪、麻醉气体分析监测仪等。上述各种监测仪应在平时做好全面检查和校验,于麻醉诱导前再快速检查一次,确定其功能完好后再使用。

(三)手术方面

麻醉医师与手术医师之间要始终保持相互默契、意见统一,做到患者安全、麻醉满意和工作高效率。在麻醉诱导前即刻期,必须重点明确手术部位、切口、体位;手术者对麻醉的临时特殊要求,对术中意外并发症的急救处理意见,以及对术后止痛的要求。特别在手术体位的问题上,要与术者取得一致的意见。

六、麻醉前对手术体位的考虑

为适应手术需要,常需将患者安置在各种手术体位,见表 1-9。改变体位可引起地心引力(重力)对血液和脏器的影响,由此可导致呼吸和循环等生理功能的相应改变。又因改变体位后身体的负重点和支点均发生变化,软组织承受压力和拉力的部位和强度亦随之改变,由此可能导致神经、血管、韧带和肌肉等软组织损伤。对正常人,这些变化的程度均轻微,通过机体自身调节,均能自动纠正或适应。对麻醉患者,由于全部或部分知觉已丧失,肌肉也趋松弛无力,保护性反射作用已大部消失或减弱,患者已基本失去自卫调节能力。因此,改变体位所产生的各种生理功能变化明显,若不加注意和及时处理,最终可出现缺氧、CO_2 蓄积、低血压、心动过速以及神经损伤或麻痹等并发症,轻者增加患者痛苦,康复延迟;重者可造成呼吸循环衰竭,或残废,甚至死亡。因此,手术体位是麻醉的重要问题,麻醉医师对其潜在危害性要有充分认识,具备鉴别能力,做到正确安置手术体位,以防发生各种并发症或后遗症。对手术拟采用的特殊体位,应做到尽力配合,但又应以不引起呼吸、循环等功能过分干扰,以及不造成神经、血管、关节、眼球等牵拉和压迫损伤为前提。

表 1-9 手术体位及其名称

体位	名称
仰卧位	水平位;截石位;过屈截石位;胆囊垫升起位;头低斜坡位;头低屈膝位(屈氏体位);头高斜坡位;甲状腺手术位
俯卧位	水平位;屈髋位;骨盆垫高位(折刀式位)
侧卧位	右侧卧位;左侧卧位;右肾垫升起位;左肾垫升起位直坐位

（一）手术体位对生理的影响

1.对呼吸的影响

手术体位对呼吸的影响主要来自地心引力和机械性干涉两方面因素。血管系中的血液和胸腹腔内的脏器（或巨大肿块、妊娠末期子宫）均可随体位的改变而产生相应的引力作用。对胸腹腔和膈肌施加外来压力，例如垫物安置不当；肾垫或胆囊垫升起；过屈截石位或俯卧位时患者自身的体重压迫胸腹壁；腹腔深部牵开器压迫肝区或脾区；胸腹腔内垫塞纱布；手术助手的前臂倚靠于患者胸部等，均为机械性干扰的常见原因。由此可引起：①胸廓和膈肌的活动度受限制；②膈肌上升，胸廓容积缩小；③辅助呼吸肌的有效性减退；④肺泡受压萎陷；⑤呼吸道无效腔、阻力和肺顺应性改变；⑥肺血管系瘀血或肺内血容量改变；⑦肺通气和灌流比例变化。这样，麻醉手术过程中的呼吸功能将出现变化，如果同时还有全麻过深、椎管内阻滞范围过广、自主呼吸受抑制、辅助或控制呼吸操作不当，或呼吸道轻微梗阻等因素，或同时还有患者过度肥胖、大量腹水、肠管膨胀或心肺功能不全等病情时，则缺氧和 CO_2 蓄积可趋严重，且将继发循环功能骤变而危及患者生命，即使幸免，术后肺部并发症的发生率将增高。

所幸，体位对呼吸功能的不利影响，一般均可在麻醉过程中通过辅助呼吸或控制呼吸而获纠正，但对其潜在的危害性仍应引起重视。

2.对循环的影响

循环的维持除需要有足够的血容量以维持满意的静脉回心血量外，还必须依靠下列因素的调节：心肌收缩力；毛细血管和小动静脉舒缩功能；吸气时的胸腔内负压（对腔静脉系血液起“泵吸”功能），以及骨骼肌的舒缩（对周围静脉系血液起向心性推动功能）等。改变体位所致的血液引力作用，可使体内静脉系血液出现重新分布，由此可增减静脉回心血量。一般讲，心脏平面以下的静脉系血容量比心脏平面以上者为大，其中尤以下肢具有较大的潜在贮血功能。正常人由头高位改为头低位时，下肢的血容量可有 600mL 的差异。因此，改变体位所引起的循环系变化，主要与心脏平面以下静脉系内血容量的变化有较大的关系。

正常人由平卧位突然改为直立位时，经 X 线和血流动力学观察证实有如下改变：心率增快；心脏容积缩小，其程度与脉率增快成正比；心排血量变化则轻微或无，详见表 1-10。

表 1-10　正常人由平卧位改为直立位时的心脏循环变化

项目		变化
心脏	心率	增加
	心脏容积	减少
	每搏量	减少
	动静脉血氧差	增加
	心排血量	无变化或减低
循环	收缩压	降低
	舒张压	增高
	静脉压	降低

此时，在正常人群中约有 8%～10%可出现一过性眩晕和眼前发黑等症状，伴收缩压下降、舒张压上升，每搏量减少 50%，大量血液于一瞬间移向下肢，此即所谓体位性低血压。对正常人，这种低血压可立即引起主动脉弓和颈总动脉窦压力感受器反射，当出现呼吸增快、血管收缩和心率增快后即可获得迅速代偿；但对于衰弱、消瘦或心脏循环功能低下的患者，这种体位性低血压的发生则明显增多，且较严重，可出现昏厥或摔倒等脑缺血意外，往往不能取得自身代偿，必须立即再改为平卧位，方能解除症状。

正常人当取 45°头低斜坡位时，心脏循环亦可出现显著变化，详见表 1-11。心率减慢主要系主动脉弓压力感受器反射所致，静脉压增高显然与静脉远心血量增加有关。经 X 线连续摄影记录证实，当头低 45°或更低时，心脏容量增大，上腔静脉容量可增大两倍，这种变化对原先已有心肌病或肺瘀血的患者，足以诱发致命性急性心脏扩大或急性肺水肿意外。因此，在麻醉中或术后，禁止任意将这类患者置于头低体位。

表 1-11　正常人头低 45°体位下的心脏循环变化

项目		变化
心脏	心率	减慢
	心脏容积	增大
	上腔静脉容积	增加 2 倍
	动静脉血氧差	减少
	心排血量	无改变或增加
循环	收缩压	轻度增高
	舒张压	轻度下降
	静脉压	增高
	脑静脉压	增高
	脑血流	减少

麻醉后由于呼吸动作、骨骼肌张力、心肌收缩力及血管舒缩等代偿机能被抑制，因此，改变体位所致的心脏循环变化可更明显。随着麻醉加深，代偿调节机能呈进行性削弱，循环系内的血液几乎完全可被体位的改变所支配。例如取头高 30°体位，可立即出现低血压，随即改为头低 30°体位，血压又可有效回升；又如突然搬动患者，甚至可诱发急性循环虚脱而猝死。这类意外尤易发生于术毕血容量仍嫌不足或血管舒缩机能尚未完全恢复的患者，以及心肌明显劳损或贫血虚弱患者。

3.对脑血流的影响

改变体位对脑血流的影响较少，且为间接影响。正常脑血流的维持主要取决于平均动脉压和脑血管阻力两项因素。正常人在直立位时，如果平均动脉压无改变，脑血流仍可维持正常；相反，如果出现体位性低血压，提示脑血流减少，脑细胞缺氧，可出现眩晕、眼前发黑，甚至昏厥等脑急性缺血征象。麻醉后，不论采取何种体位(如头高位或直立位)，只要保持收缩压不低于 9.3kPa(70mmHg),或平均动脉压不低于7.3kPa(55mmHg),脑血流仍能维持正常;低于此水平时,脑血流方始明显减少,如果仍然采取头高位或直坐位,则可致脑干缺血性损伤而死亡。对原先已有脑血管硬化的患者,收缩压则需保持在 13.3kPa(100mmHg)以上为妥。

脑血管阻力在直立位时最小,水平仰卧时稍增,头低位时则显著增高,不利于脑血流灌注,对原先已有脑水肿的患者则影响更明显,应予避用。

4.对胃内压的影响

正常人的胃食管连接部有特殊关闭功能,即使胃内充满液体,从平卧位改为深度头低位,也不至出现胃内容物反流入咽喉。麻醉后,胃食管连接部的特殊功能被削弱,胃内容物易受体位改变而反流:侧卧位较仰卧位易反流;头低位时最易反流,但可积聚于咽喉,并经口腔流出,故误吸入气管系的机会可较平卧位者为少。Snow 认为,麻醉后只要保持腹肌松弛和胃内压维持在 1.8kPa(18cmH_2O)以下,也不至于发生为内容物反流。利用头高 40°斜坡体位,保持食管上口至胃食管连接部之间的垂直距离为 19cm 时,可获得胃内压不致超过 1.8kPa(18cmH_2O)的要求,但一旦腹肌紧张,胃内压超过 1.8kPa(18cmH_2O)的危险则依然存在。

5.手术体位与控制性低血压

控制性低血压的实施与体位的调节有密切关系。在水平卧位下,应用血管扩张药降低血压,心排血量常无改变,甚至因后负荷减轻反而有所增加,这样并不能获得减少手术区出血的效果;此时,必须进一步利用体位,设法将手术部位置于最高位置,使手术区局部的动脉压更降低,血供来源更减少,这样才能减少手术区出血。调节体位的标准是:距心脏水平线的垂直高度每降低 2.5cm,血压可相应升高 0.27kPa(2mmHg)。

6.手术体位与椎管内麻醉

体位对于药液在硬膜外腔内的分布,影响甚微;取头高位时,药液照旧向头端扩散;取头低位时,药液向头端扩散稍多;取坐位时,药液向骶端扩散稍多,但均不显著;取侧卧位时,药液在上下侧的分布未见有明显差别。体位对药液在蛛网膜下隙内的分布则起重要影响,应用不同比重的药液,在调节体位的基础上,可较主动地控制药液向头端、骶端或左右侧分布。因椎管内阻滞范围过广而致严重低血压时,同时也将出现肋间肌和膈肌张力减退、呼吸通气量降低和低氧血症。此时,利用头低斜坡位以促进静脉回心血量,对于提升血压颇为有利,但对呼吸功能则不仅无改善功效,相反因腹腔内脏压迫膈肌及促使肺内瘀血而反见减退。为兼顾血压和呼吸的有效处理,此时以取水平卧位,并稍抬高下肢为妥,在充分吸氧的基础上再利用输液和缩血管药升压。

7.手术体位与休克

体位对休克的治疗、诊断或预后有密切关系。利用头低体位常可使轻度休克患者的血压轻度回升、脉率减慢、出汗停止和体表温度回升。血压低于 9.3kPa(70mmHg)时,如果仍保持头高斜坡位,则可继发脑干缺血性损害而引起死亡。健康人出血时,如果仍保持仰卧水平位,且不予搬动,往往可耐受 1200mL 失血量而不出现明显休克;相反,如果仍然采取头高斜坡位或直坐位,或予以搬动体位,则往往远不到上述失血量时,即出现明显休克。

在急性失血时，利用体位施行倾斜试验，可粗略了解当时的失血量：将患者缓慢地从水平位改为头高位，测定3分钟内的心率变化值，如果心率增快25次/分或更多，提示失血量为9～14mL/kg，需输血补液约1000mL；如果出现晕厥和脉率显著增快，提示出血量为14～20mL/kg，需输血补液约1500mL；如果在水平卧位下已经出现明显休克，提示失血量超过20mL/kg，需输血补液至少2000mL。

（二）手术体位的安置

1.水平仰卧位

(1)头部垫高3～5cm以保持前屈，利于放松颈部肌肉和静脉回流，对头面部或颅前窝手术尤为重要。

(2)双臂伸直贴向体侧，用事先放于胸背部的横被单卷裹做固定。

(3)腘窝部用软垫垫高20°，使膝和髋部适当屈曲，利于放松腹壁肌肉和减轻腹壁肌对下胸廓呼吸动作的限制。

(4)足部不应覆盖重被褥，勿将器械小桌压及足和趾。

2.头高斜坡位

头高斜坡位为手术床呈水平位而头侧高10°～15°的斜坡位，足底贴于支撑架。此体位利于呼吸，不利于循环，故仅于有确切指征时方予采用。

3.甲状腺手术位

在轻度头高斜坡位的基础上，垫高肩部，使头保持后仰位，颈部即可伸直，并处于最高位置，有利于减少手术野失血。长时间头部过度后仰，易导致颈部肌肉牵拉过甚而引起术后枕部疼痛并发症。

4.头低斜坡位

头低斜坡位为手术床呈水平位而头侧低10°～15°的斜坡位，有利于下肢静脉回流和维持循环。过度的头低斜坡位应予避免，因可引起呼吸功能不全、颜面部水肿、结合膜水肿和眼球突出，甚至因脑静脉瘀血而致脑水肿。

5.屈氏体位(Trendelenberg体位)

将患者的腘窝部安置在手术床的中末1/3交界处的可折部，先使手术床变成10°～15°头低斜坡位，再将手术床的末片摇低30°，使膝以下的小腿也处于较低位，此即屈氏体位，可减少下肢静脉回流，避免单纯头低斜坡位的缺点。

6.胆囊垫升起位

事先将患者的胆囊部位安置在手术床的胆囊垫上方，当手术需要时予以升起。胆囊垫的升起有限制下胸廓呼吸动作，妨碍下腔静脉回流和引起血压剧降的缺点，尤其以长时间升起的影响为重。因此，只宜在手术确有需要时方予采用，已无需要时应即予降下。

7.侧卧位

①手术侧在上位，置患者背部稍靠近手术台边缘，以利手术操作；②头部与躯干保持正常关系，不扭转、前屈或后伸；③下位下肢取髋膝屈曲接近90°位，有利于固定侧卧姿势和放松腹

壁;④上位下肢保持伸直位,两膝之间垫软垫;⑤下位胸侧壁的下方,在挨近腋窝端垫以软垫,可避免臂丛神经和血管受肩头的压迫,同时有利于手术野的显露;⑥双上肢可取肘屈曲伸向头侧位,或取伸直位置于双层上肢固定架;⑦骨盆为固定侧卧姿势的重点部位,可在其前和后放置大沙袋,再用宽布质束带作约束固定;⑧如不妨碍手术野无菌,用宽胶布粘贴于上位肩胛冈部位行牵拉固定,以防止患者的上半身前倾。安置侧卧位时,在胸腹壁的前后侧必须严禁挤塞沙袋,否则将会严重干扰呼吸动作。

8.肾垫升起位

①取侧卧、手术侧在上位,将患者的腰肋部(末肋与髂嵴之间)对准肾垫;②其余要求与侧卧位的安置相同,应强调肾垫的位置恰好在末肋的下方,这样可不致过分妨碍下胸廓的呼吸动作,同时也应尽可能缩短肾垫升起的时间。

9.截石位

①双上肢用被单卷裹后固定于体侧;②将臀部的下缘与手术床的中、末 1/3 交界处的可折部对齐;③将双下肢搁于支腿架,并妥加固定;④将手术床的末片折下。

安置截石位时需强调:①不宜取头低斜坡位;②抬高或放平下肢的动作必须缓慢,尤其对心肺功能不全的患者更要慎重;③支腿架需衬以软垫,以防腓总神经损伤或腘窝动静脉栓塞等严重并发症;④过屈截石位可加重腹腔内容物压迫膈肌,故除非必要,一般不宜采用。

10.坐直位

①调整手术床呈两头高、中间凹的形状,以防止患者因下滑而变位;②双肩部需重点用弹力绷带妥加固定;③双上下肢均宜缠弹力绷带以减轻周围静脉瘀血;④保持头部与颈胸椎在同一平面,需利用前托架固定患者的前额部,但要谨防托架挤压眼部。坐位姿势仅适用于某些颈椎椎板手术或后颅窝手术,确能使手术野显露清楚、静脉充血减轻,有利于手术操作,但对循环的影响较大,脑气栓并发症仍易发生,且保持体位持久固定不移也非易事,故近年来已较少采用,多以侧卧位替代。

11.俯卧位

仅适用于某些脊柱椎板手术和颅后窝手术。①先将双上肢紧贴于体侧,缓缓将患者转为俯卧位,注意要始终保持头与颈、胸椎在同一水平上旋转,同时要防止气管内导管脱出;②双臂伸向头部,肘微屈曲;③垫物之一安放在双肩及胸骨柄部位,另一垫物安放在骨盆,以双侧髂前上棘及耻骨结节部位为负重点,务必做到胸腹壁稍稍离开手术床面而呈悬挂状态,以保持膈肌呼吸动作不受任何限制。保证肩部垫物和骨盆垫物不滑动变位是本体位的关键,否则因患者自身体重的压迫,不仅可引起持续性呼吸困难而导致难以纠正的缺氧和 CO_2 蓄积,更将压迫下腔静脉回流而导致顽固性低血压,其后果极为严重。不仅如此,在俯卧位下,即使腹部受垫物仅只轻度压迫,远侧静脉压即可迅速上升 0.29～0.39kPa(3～4cmH_2O);如果压迫严重,远侧静脉压可升高超过 2.9kPa(30cmH_2O),甚至使下腔静脉完全闭塞。此时,下半身的静脉血将通过椎旁静脉网,经奇静脉回流入心。这样,椎板手术的手术野将出现严重的静脉瘀血,渗血倍增,手术操作十分困难。为此,在安置俯卧位时,必须重视垫物的正确位置。同理,在取俯卧屈髋位或折刀式体位时，要同样按上述要求认真处理。

手术体位固定妥当后，麻醉医师应作认真检查是否符合要求；对呼吸和循环仍可能产生干扰，事先要做出估计，预防在先，并采取相应的麻醉技术和麻醉深度的调节予以弥补。例如估计呼吸通气量有可能受影响者，应采用气管内插管，以便随时施行呼吸管理。遇俯卧位下出现心率加速、呼吸浅快、出汗、发绀、血压逐渐下降、脉压缩小等征象时，提示已存在明显的通气不足，如果不能用呼吸管理予以改善，必须加快手术操作，尽早改取仰卧位以纠正通气不足，征象才有可能被解除。此外，于麻醉和手术期间，还必须随时检查体位有无改变，支撑物有无滑动或失效，尤其当发现已有呼吸循环早期危象时，更需详细检查和及时纠正。如果忽视这些简单的基本处理原则，单纯片面地依靠多种药物治疗，往往不仅效果不佳，且存在潜在危险。

（三）手术体位不当所致的并发症

因体位不当可引起生理性和解剖性两类并发症。生理性并发症一般都由于重力因素和（或）反射因素而引起，主要表现在呼吸和（或）循环功能改变。解剖性并发症一般均由压迫、牵拉和限制等因素而产生，主要表现在周围神经、血管或软组织的损伤。因体位所引起的各种并发症，其开始往往很缓慢，没有明显的临床征象或不易被察觉。因此，要切实重视体位的合理安置，从预防着手。

1.呼吸系统并发症

体位对呼吸功能的影响，可由单纯的机械性因素（如压迫、限制）引起，亦可由生理因素（如肺内血流量、呼吸反射性扰乱）而产生，且常同时继发循环系统并发症。

（1）肺通气不足：任何压迫或限制胸廓活动或膈肌收缩，导致胸廓-肺顺应性降低落的机械性因素，均足以引起肺通气不足。早期，临床上可无明显表现，随着手术时间的延长可出现缺氧和 CO_2 蓄积征象。有些体位较易引起肺通气不足，按其严重程度由重至轻，可做如下顺序排列：①深度屈氏体位；②头低过屈截石位；③俯卧位；④侧卧位；⑤胆囊垫或肾垫升高位。肾垫升起时，潮气量可减少 14%；胆囊垫升起时，潮气量可减少 24%，PaO_2 可降至 7.3kPa (55mmHg)。如果患者并存过度肥胖、大量腹水、腹胀、腹内巨大肿瘤、肺功能低下或心脏病时，明显缺氧征象可更迅速出现。如果同时又有全麻过深、自主呼吸抑制、辅助或控制呼吸操作欠妥，以及呼吸道轻微梗阻等因素时，缺氧和 CO_2 蓄积可更趋严重，且不易被辅助或控制呼吸所纠正，并可继发循环系统改变，表现心率增快、血压下降、脉压缩小、发绀等征象，严重时可致生命危险。

（2）呼气性呼吸停止：也称迷走性呼吸停止，偶尔可发生于麻醉患者由仰卧位改为坐位或头高斜坡位的过程中，为膈肌下沉、肺泡持续扩张、肺泡牵张感受器持续兴奋，通过赫-布氏反射机制所产生的呼吸停止。在具兴奋迷走神经张力的硫喷妥钠等全麻下容易发生；在具拟交感活动的乙醚全麻下则不致发生。一旦发生，通过压迫上腹部以升高膈肌或注射大量阿托品可获解除。

（3）上呼吸道阻塞：在侧卧、俯卧或坐位姿势中，如果头颈前屈过甚，易致上呼吸道梗阻，即使已插气管导管，也有导管折屈梗阻的可能。

(4)肺部病变播散或窒息:痰多、咯血或支气管胸膜瘘患者,当取病侧在上方的侧卧位后,患肺的脓、痰、血容易侵入健肺而引起病变播散;如果突然大量涌出,则更易导致急性窒息。为此,该类患者除应常规采用清醒支气管内插管麻醉外,必须强调在未完成插管之前,绝不勉强患者处于难以忍受的强迫体位,即使仅仅是施行简单的胸腔引流术,也必须遵循上述原则。

(5)肺不张、昏迷、心律失常,甚至心搏骤停:剖胸手术多取患侧在上方的侧卧体位,待剖胸后患侧肺萎陷,通过健侧肺通气量的增加,一般均可取得代偿,但如果体位安置不合理,例如使用肾垫,或将固定沙袋错误地安置在胸腹部,这样,下位侧的膈肌和胸廓的活动将遭受严重限制、下侧肺脏受压,其结果是术中严重干扰呼吸功能,术后肺不张发生率高。如果手术时间长,在手术过程中即会出现肺不张而发生缺氧和 CO_2 蓄积。当 $PaCO_2$ 升高超过 8.1～9.3kPa(60～70mmHg)时,患者即可出现昏迷不醒、高热惊厥、低血压、心律失常,甚至心搏骤停。

(6)误吸、窒息:术前禁食不严、饱食或上消化道出血病例,如果存在体位安置不当而出现呼吸费力而致腹压增高时,则更容易促使胃内容物反流而被误吸,严重时可致窒息,甚至猝死。

2.循环系统并发症

(1)循环有效血量减少:麻醉后因血管扩张、血管运动中枢功能减弱,血液容易淤积在身体的低垂部位,由此可显著减少循环有效血量。下肢的潜在贮血容量可达 600mL,在取坐位或头高位时,最易出现严重低血压。为防止这类并发症,下肢宜用弹力绷带包扎,麻醉需尽量避免过深。一旦收缩压下降到 9.3～10.6kPa(70～80mmHg)时,可首先加快输液和减浅麻醉;如仍无效,给小量缩血管药(如甲氧胺);如果并存心动过缓,可用阿托品;最有效的措施是立即改取仰卧水平位。

(2)急性循环功能不全:有 8%～10%正常人从仰卧位突然坐起时,可出现头晕、收缩压降低和心率增快。如果在 30 分钟前曾用过吗啡,则低血压和头晕发生率可增至 44%。麻醉后由于循环代偿功能进一步削弱,如果突然改变体位,或搬动患者(如从手术台移至推车),则往往可诱发急性循环功能不全和血压骤降,甚至导致猝死,尤易见于血容量不足、血管紧张度减退、心肌明显劳损或贫血虚弱等病例。

(3)急性肺水肿:顽固性低血压截石位时,如果将双腿抬高,回心血量可显著增加,对心肺功能低下的患者,就可能超出心脏负荷而诱发急性肺水肿。另一方面,如果将抬高的下肢放平时,循环有效血量可骤减,44%患者可出现程度不等的血压下降。对血容量不足、全麻过深、下肢抬高时间过久致组织缺氧而使局部血管张力减退的患者,放平双腿后,可出现顽固性低血压。

(4)产妇仰卧低血压综合征:妊娠 9 个月后的产妇,当取仰卧位时,因巨大子宫压迫下腔静脉而迫使静脉回心血流受阻时,可引起血压下降,收缩压下降 10%者占 47%,下降 30%以上者可占 6%,同时伴眩晕、心动过缓、脉搏细弱、恶心呕吐、冷汗和烦躁不安,严重者甚至循环虚脱,此即“产妇仰卧低血压综合征”。一般于清醒的孕妇,只要心排血量减少未超过 20%,尚不致出现这种综合征;但于麻醉后,特别在蛛网膜下隙阻滞或硬膜外腔阻滞后,或于出血、脱水而致低血容量时,因心排血量进一步减少,则很容易出现这种综合征。此时,立即改取左侧卧位,或将巨大子宫往左侧推移,或用双手托起子宫,血压往往可立即回升,症状被解除。

(5)血压急剧升高:巨大腹腔肿瘤患者,于仰卧位时,有可能因肿物压迫腹主动脉而引起血压急剧升高,严重者可继发左心衰竭。

(6)血压下降、脉压缩小:心率增快和呼吸困难俯卧位时,当支撑物滑动而移至中下腹部时,可引起下腔静脉受压而回心血量骤减,出现血压下降和脉压缩小。当支撑物滑至上腹部时,则可因下腔静脉、肝脏,心脏、肺脏同时受压,瘀血可更严重,心脏舒张期充盈障碍,心排血量更减少,不仅出现血压下降和脉压缩小,同时有呼吸困难。如果判断错误,延误处理,原因未能解除,或盲目使用升压药,则极易导致患者死亡。

(7)肺动脉空气栓塞:这是坐位或头高斜坡位时最危险的并发症之一,常于颈静脉或颅骨静脉窦或颅内静脉丛被撕破小口而未能及时察觉时,因空气被不断吸入静脉后发生。此时如果同时伴有深呼吸或咳嗽等动作,或在肌松药作用下施行控制呼吸,危险性更增加。早期征象为出现原因不明的血压下降、脉率增快和呼吸深粗,进一步可显著减少心排血量和严重缺氧而致迅速死亡。利用食管听诊器、心电图、右房压和呼气终末 CO_2 分压监测有助于诊断;利用多普勒超声仪可迅速测出存在于肺动脉内的气体容积。立即将体位改成左侧卧位,并通过右心导管抽出肺动脉内气体是最理想的处理措施,同时需采取有效的心血管功能支持疗法。

(8)其他并发症:截石位时,膝部约束带过紧,可造成下肢静脉血栓形成。截石位时,支腿架对腘动脉的压迫,对老年人有可能导致腘动脉栓塞而引起小腿坏死。上肢过度外展、外旋时,83%患者可出现桡动脉搏动减弱或消失,时间过久有可能引起手指坏死。不恰当地将手术野置于最低位置时,可致手术野静脉瘀血,渗血增多和手术操作困难。长时间深度头低位,可致面、颈和眼部充血水肿,甚至出现脑水肿。

3.周围神经损伤

(1)颈丛神经损伤:颈丛神经由颈$_{2、3、4}$脊神经的前支组成,从椎间孔逸出后在横突处被纤维束膜和椎前筋膜所紧密固定,然后分成上行支和下行支组成颈深浅丛。取头低斜坡位或屈氏体位时,在腕部被约束固定的情况下,当身体因重力而下滑时,颈丛神经即可受到牵拉。术后患者可出现范围局限在颈肩部的顽固性钝性疼痛,一般可持续 3 周之久。

(2)臂丛神经损伤:臂丛神经由颈$_{5\sim8}$及胸$_1$ 脊神经的前支组成,自椎间孔逸出后在横突上被纤维束膜和椎前筋膜所紧密固定,在腋窝处又被腋窝筋膜所紧密固定。在这两处固定点之间有锁骨、第一肋骨、胸小肌喙突端腱部及肱骨头突出部 4 个解剖结构,在一定的体位条件下,均可构成对臂丛神经过度压迫和(或)牵拉的有害因素,由此可引起损伤。例如屈氏体位下肩托支架的位置不当,或上肢取外展位时,锁骨被推向后而接近第一肋骨时,臂丛神经即有可能受到挤压。上肢过度外展超过 90°,甚或越过头水平时(常由于手术助手推挤上肢所造成),臂丛神经将受到锁骨、第一肋骨和胸小肌腱部的挤压,并处于过度牵拉状态,此时肱动脉搏动可消失。如果上肢过度外展,再做外旋时,臂丛神经又可受到肱骨头突出部的压迫和牵拉。如果过度外展和外旋的上肢,又被悬挂于手术床平面以下时,或再升起胆囊垫时,则压迫和牵拉可更加重。长时间使上肢处于上述不恰当的位置,极易构成臂丛神经损伤。如果患者同时还并存颈肋、腋鞘管狭窄、第一肋骨变形或削肩等先天性因素时，臂丛神经损伤的机会倍增。另一个致伤情况是侧卧位下头部和上胸部未予垫枕时，头部和身体的重量将压迫臂丛神经，时间长久即可引起臂丛神经损伤。臂丛神经损伤的征象可从上肢发麻、针刺感、位置感丧失，发展为运动功能部分或完全丧失。通过对症处理和理疗，一般均可于3～4周后获得恢复，但偶尔也会发生永久性麻痹。保持上肢外展50°，至多不超过90°，取前臂稍屈曲并内旋位，可避免臂丛神经受牵拉或压迫。

(3)桡神经损伤：桡神经于肱骨中部，紧挨肱骨的内侧面走行。当取仰卧位，腕部被约束固定而肘部呈屈曲位的情况下，桡神经即可在手术床边角与肱骨内侧面之间受到挤压；如果还有手术者身体对上臂的压迫，桡神经极易出现损伤，表现为腕下垂及手功能丧失。安置侧卧位时，将下位侧上肢强行牵离体侧时，有时也可引起桡神经损伤。

(4)尺神经损伤：尺神经走行于肱骨内髁的尺神经沟中，其位置表浅，表面覆盖的软组织很薄。在仰卧位时，当肘部稍屈曲而被搁置于手术台金属面时，尺神经就易被挤压而引起损伤，表现为无名指、小指发麻，甚至伸展功能丧失。

(5)面神经损伤：正常情况下，面神经颊支从主干分出后穿入腮腺组织中，并从腮腺的前缘逸出，分布于口轮匝肌的外侧部，主管唇部运动。偶尔可因解剖异常，颊支分出过早而走行于腮腺的表面，这样就易因受压而损伤，过紧的四头带或持续的托下颌操作均为诱因，临床表现为歪嘴和流涎。

(6)腓总神经损伤：腓总神经走行于腓骨小头的表层，其覆盖的软组织很薄。在截石位或侧卧位时，当膝外侧面被支腿架或其他硬物挤压时，较易引起腓总神经损伤，表现为足麻木、针刺感、位置感丧失，典型者可出现足下垂和急促步态。

根据解剖关系和诱因，重视体位的正确安置，周围神经损伤可得到防止。神经受压或受牵越重，损伤相应也越重。所幸，多数周围神经损伤的预后均较好，一旦发生后，需用夹板固定肢体以防止变形，并施行主动和被动肌肉活动锻炼，恢复过程虽较缓慢，但多数可在6个月内获得痊愈，一般规律是大肌肉张力和活动能力恢复最早，精细动作的恢复最慢。

4.颈椎损伤性截瘫

在全麻或肌松药的作用下，颈部肌肉张力消失，在此基础上，强力拧扭头部；或于搬动患者时强力牵拉头部，或仅于托住患者肩背部而让头部任意下垂或摆动等错误操作时，均有可能导致颈椎脱位、椎间盘破裂和凸出，以颈$_{5、6}$椎处最好发，由此可造成颈髓损伤，甚至高位截瘫，死亡率极高，尸解可见到颈髓鞘撕裂伤。

5.眼部损伤

取坐位姿势施行后颅窝手术过程中，当前额支撑架变位或患者头部移动时，均有可能导致支撑架压迫眼球而引起损伤。俯卧位下的头部垫圈也可对眼部造成压迫或角膜擦伤，尤以突眼患者更易被损伤。眼球受压后一般可致眼内压增高、球结膜充血水肿，偶尔还会构成严重并发症：①原先有眼底动脉病者，在眼内压增高和收缩压下降(如取坐位，或因休克，或于施行控制性低血压)的情况下，有可能引起视网膜中央动脉栓塞而失明；②诱发眼心反射而引起心搏骤停；③诱发急性青光眼；④引起动眼神经和外展神经损伤而出现眼痛、眼肌无力、视物模糊和复视。

6.皮肤等浅层组织损伤

于骨质突起部位如髋、髂、骶、足跟或头枕部等处受到长时间压迫后，易出现皮肤和皮下组织红肿损伤。年老瘦弱、手术时间过长，束腿带或骨盆固定带缚扎过紧，或手术床垫子过硬时更易发生。

7.局限性脱发

局限性脱发易发生于应用吩噻类药物、东莨菪碱静脉复合麻醉或控制性低血压麻醉后。多发生于头部长时间固定和受压的部位，表现直径 3～6cm 的圆形肿块，压痛，起水泡或有渗出，可溃破，5～7 天结痂，头发脱落。如果合并感染，则病期延长。病理报告为真皮深层闭塞性脉管炎。头部垫以软枕，定时变动头位，并在受压处定时做按摩可预防发生。

8.腰背痛

腰背痛多发生于椎管内麻醉术后。由于腰背部肌肉松弛，腰椎生理前凸暂时消失，引起棘间肌和韧带长时间受牵拉所致。如果于腰背部垫以合适的软枕，可防止这种并发症。

第二节 麻醉期间监测技术

一、呼吸功能监测

呼吸功能监测对麻醉安全和围术期重危患者处理至关重要，应充分理解各呼吸监测指标的临床意义，指导气道管理、呼吸治疗和机械通气。

（一）通气量监测

通气量监测包括潮气量、通气量、补吸气量、补呼气量、余气量、肺活量、功能余气量、肺总量等。临床上在用仪器测定同时应观察患者胸、腹式呼吸运动，包括呼吸频率、呼吸幅度及有否呼吸困难等，结合监测指标进行判断。

1.潮气量（V_T）与分钟通气量（V_E）

潮气量为平静呼吸时，一次吸入或呼出的气量。正常成年人为 6～8mL/kg。潮气量与呼吸频率的乘积为分钟通气量，正常成年人为 5～7L/min。

临床意义：酸中毒可通过兴奋呼吸中枢而使潮气量增加，呼吸肌无力、CO_2 气腹、支气管痉挛、胸腰段硬膜外阻滞（麻醉平面超过 T_8）等情况可使潮气量降低。机械通气时通过调整 V_T 与呼吸频率，维持正常 V_E。监测吸入和呼出气的 V_T，如两者相差 25％以上，提示回路漏气。

2.无效腔与潮气量之比

（1）解剖无效腔：上呼吸道至呼吸性细支气管以上的呼吸道内不参与气体交换的气体量，也称为解剖无效腔。正常成人约 150mL，占潮气量的 1/3。随着年龄的增长，解剖无效腔也有所增加。支气管扩张也使解剖无效腔增加。

(2)肺泡无效腔:由于肺泡内血流分布不均,进入肺泡内的部分气体不能与血液进行气体交换,这一部分肺泡容量成为肺泡无效腔。肺泡内肺内通气/血流(V/Q)比率增大使肺泡无效腔增加。

(3)生理无效腔:解剖无效腔和肺泡无效腔合称为生理无效腔。健康人平卧时生理无效腔等于或接近于解剖无效腔。

(4)机械无效腔:面罩、气管导管、麻醉机、呼吸机的接头和回路等均可使机械无效腔增加。小儿通气量小,机械无效腔对其影响较大。机械通气时的VT过大,气道压力过高也影响肺内血流灌注。

临床意义:无效腔气量/潮气量比率(VD/VT)反映通气功能。其正常值为0.3,比率增大说明无效腔通气增加,实际通气功能下降。计算公式如下:

生理无效腔率:$(PaCO_2-PECO_2)/PaCO_2$

解剖无效腔率:$(P_{ET}CO_2-PECO_2)/P_{ET}CO_2$

其中 $PaCO_2$ 为动脉血 CO_2 分压,$PECO_2P$ 为呼出气体平均 CO_2 分压,$P_{ET}CO_2$ 为呼气末 CO_2 分压。

3.肺活量

约占肺总量的3/4,和年龄成反比,男性>女性,反映呼吸肌的收缩强度和储备力量。可用小型便携式的肺量计床边测定。临床上通常以实际值/预期值的比例表示肺活量的变化,≥80%则表示正常。肺活量与体重的关系是30~70mL/kg,若减少至30mL/kg以下,清除呼吸道分泌物的功能将会受到损害,当减少至10mL/kg时,必然导致 $PaCO_2$ 持续升高。神经肌肉疾病可引起呼吸功能减退,当肺活量减少至50%以下时,可出现 CO_2 潴留。

(二)呼吸力学监测

呼吸力学监测以物理力学的观点和方法对呼吸运动进行研究,是一种以压力、容积和流速的相互关系解释呼吸运动现象的方法。

1.气道阻力

呼吸道阻力由气体在呼吸道内流动时的摩擦和组织黏性形成,反映压力与通气流速的关系。其主要来源是大气道的阻力,小部分为组织黏滞性。正常值为每秒1~3cmH_2O/L,麻醉状态可上升至每秒9cmH_2O/L。气道内压力出现吸气平台时,可以根据气道压力和平台压力之差计算呼吸道阻力。

临床意义:机械通气中出现气道阻力突然降低或无阻力最常见的原因是呼吸回路漏气或接头脱落。气道阻力升高常见于:①机械原因引起的梗阻,包括气管导管或螺纹管扭曲打折,呼吸活瓣粘连等;②呼吸道梗阻:气管导管位置异常、气管导管梗阻;③气道顺应性下降:胸顺应性下降(如先天性漏斗胸、脊柱侧弯,后天性药物作用或恶性高热)或肺顺应性下降(包括肺水肿、支气管痉挛和气胸)。

2.肺顺应性

肺顺应性由胸廓和肺组织弹性形成,是表示胸廓和肺扩张程度的一个指标,反映潮气量和吸气压力的关系(△V/△P)。常用单位为 mL/cmH_2O。实时监测吸气压力-时间曲线可估计胸部顺应性。

(1)动态顺应性(Cdyn):潮气量除以气道峰压与呼气末正压之差,即 V_T/(PIP-PEEP),正常值是 40~80mL/cmH_2O。

(2)肺静态顺应性(Cst):潮气量除以平台压与呼气末正压之差,即 V_T/(Pplat-PEEP),正常值是 50~100mL/cmH_2O。

在肺浸润性病变、肺水肿、肺不张、气胸、支气管内插管或任何引起肺静态顺应性减少的患者中,静态顺应性均会下降。

Cdyn/Cst 又称为频率依赖性肺顺应,是以不同呼吸频率的动态肺顺应性与静态肺顺应性的比值表示。正常情况下,即使呼吸频率增加,也不出现明显改变,正常值应大于 0.75。其明显降低见于小气道疾患,是检测小气道疾患的敏感指标之一。

3.呼吸波形监测

(1)压力-容量环(P-V 环):是指受试者作平静呼吸或接受机械通气时,监测仪描绘的一次呼吸周期内潮气量与相应气道压力相互关系的曲线环,反映压力和容量之间的动态关系。实时监测压力-容积曲线可评估胸部顺应性和气道阻力。不同通气方式的压力-容量环形态不同(图 1-1)。P-V 环可估计胸肺顺应性,P-V 环向左上方移动,说明肺顺应性增加,向右下移动说明肺顺应性减少。

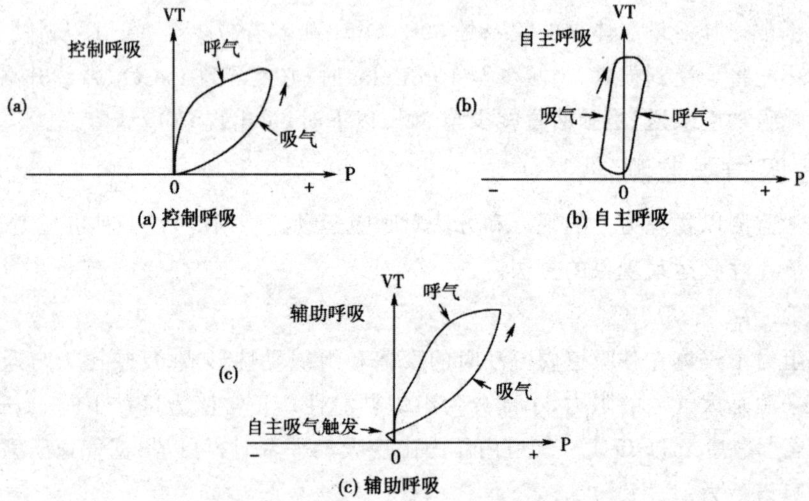

图 1-1 不同通气方式的压力-容量环

如果 P-V 环起点与终点间有一定距离则提示有漏气。如发现呼吸异常情况,气道压力显著高于正常,而潮气量并未增加,则提示气管导管已进入一侧支气管内(图 1-2)。纠正后,气道压力即恢复正常。如果气管导管扭曲,气流受阻时,压力-容量环上可见压力急剧上升,而潮气量减少。双腔导管在气管内的位置移位时,压力-容量环上可发生气道压力显著升高,而潮气量无变化。

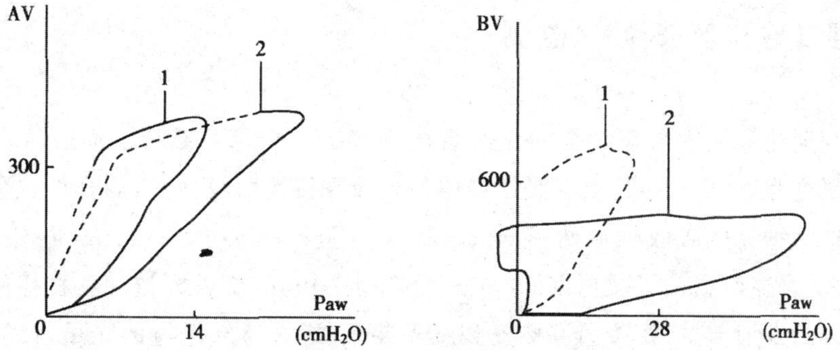

图 1-2　气管导管位置及通畅情况

1.正常压力容量环;2.异常压力容量环

(2)流量-容量环(阻力环):流量-容量环(F-V 环)显示呼吸时流量和容量的动态关系。其正常图形也因麻醉机和呼吸机的不同而稍有差异。图 1-3 为典型的流量-容量环。

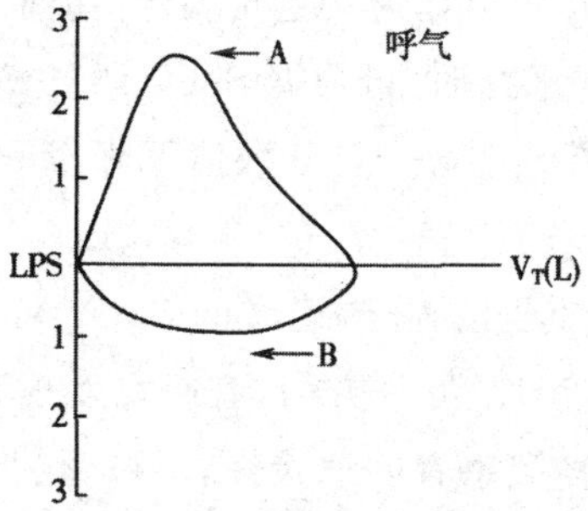

图 1-3　正常流量-容量环

A.呼气;B.吸气

呼气流量波形变化可反映气道阻力变化。支气管痉挛患者使用支气管扩张药物后,呼气流量明显增加,且波形下降,曲线较平坦,说明疗效好。

流量-容量环可检测呼吸道回路有否漏气。若呼吸道回路有漏气,则流量-容量环不能闭合,呈开放状,或面积缩小(图 1-4)。双腔导管在气管内位置移位,阻力环可立即发生变化,呼气时流速减慢和阻力增加。如单肺通气时,气流阻力过大,流速过慢,致使呼气不充分,可发生内源性呼气末正压,阻力环上表现为持续的呼气气流。

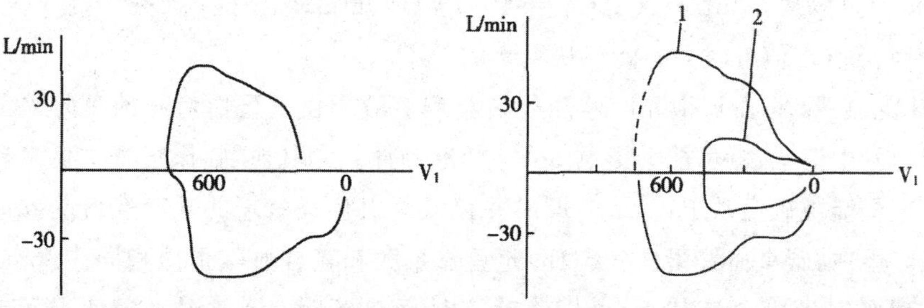

流量容量环不能闭合　　　1. 正常情况;　　2. 回路有漏气,面积缩小

图 1-4　流量-容量环提示气道回路漏气

(三)血氧饱和度(SpO_2)监测

1.原理

血氧饱和度是血液中与氧结合的血红蛋白的容量占全部可结合的血红蛋白容量的百分比。脉搏血氧饱和度(SpO_2)是根据血红蛋白的光吸收特性而设计的,氧合血红蛋白和去氧合血红蛋白对这两种光的吸收性截然不同。氧合血红蛋白吸收更多940nm红外光,让660nm红光透过;去氧合血红蛋白吸收更多660nm红光,让940nm红外光透过。在探头一侧安装上述两波长光线的发射装置,探头另一侧安装感光装置,通过感知透过的光量,计算后得到连续的血氧饱和度分析测定。血氧饱和度与血氧分压密切相关,临床上有助于早期发现低氧血症。正常情况下SpO_2>95%,如91%~95%则提示有缺氧存在,如低于91%为明显缺氧。

2.临床意义

(1)监测氧合功能:可评估PaO_2,避免创伤性监测。新生儿处于相对低氧状态,其PaO_2在氧离曲线的陡坡段,因此SpO_2可以作为新生儿氧合功能监测的有效指标,指导新生儿气道处理和评价呼吸复苏效果。给予氧疗时,可根据SpO_2调节FiO_2,避免高氧血症的有害作用。

(2)防治低氧血症:连续监测SpO_2,一旦其数值下降至95%以下,即有报警显示,可以及时发现各种原因引起的低氧血症。

(3)判断急性哮喘患者的严重程度:哮喘患者的SpO_2和PaO_2的相关性较正常值小($r=0.51$),甚至可呈负相关($r=-0.88$)。另一方面,有研究发现SpO_2和呼气最高流速相关良好($r=0.584$)。因而,对判断急性哮喘患者的危险性,SpO_2仅提供一个简单的无创指标。同时根据观察重度哮喘患者发生呼衰时,PaO_2<60mmHg,$PaCO_2$>45mmHg的SpO_2变化,提出若急性重度哮喘患者的SpO_2>92%时,则发生呼衰的可能性小。

3.影响因素

(1)氧离曲线:氧离曲线为S形,在SpO_2处于高水平时(即相当氧离曲线的平坦段),SpO_2不能反映PaO_2的同等变化。此时虽然PaO_2已经明显升高,而SpO_2的变化却非常小。即当PaO_2从60mmHg上升至100mmHg时,SpO_2从90%升至100%,仅增加了10%。当SpO_2处于低水平时,PaO_2的微小变化即可引起SpO_2较大幅度的改变。此外,氧离曲线在体内存在很大的个体差异。研究表明SpO_2的95%可信限为4%左右,所以当SpO_2=95%时,其所反映的PaO_2值可以从60mmHg(SpO_2=91%)至160mmHg(SpO_2=99%)。其区间可变的幅度很大,因此SpO_2值有时并不能反映真实的PaO_2。

(2)血红蛋白:脉搏-血氧饱和度监测仪是利用血液中血红蛋白对光的吸收来测定SpO_2,如果血红蛋白发生变化,就可能会影响SpO_2的准确性。①贫血:临床报告贫血患者没有低氧血症时,SpO_2仍能准确反映PaO_2。若同时并存低氧血症,SpO_2的准确性就受到影响。②其他类型的血红蛋白:碳氧血红蛋白(CoHb)光吸收系数和氧合血红蛋白相同。SpO_2监测仪是依据其他类型血红蛋白含量甚小,可以忽略不计而进行设计的。当CoHb增多时,可导致SpO_2假性升高。高铁血红蛋白(MetHb)对660nm和940nm两个波段的光吸收能力基本相同,因此,当血液中存在大量的MetHb时,会导致两个波段光吸收比例相等,即相当于氧合血红蛋白和还原性血红蛋白的比例为1∶1,所测得SpO_2值将接近或等于85%。高铁血红蛋白血症的患者随着PaO_2的变化,其SpO_2值将在80%~85%之间波动。

(3)血流动力学变化:SpO_2的测定基于充分的皮肤动脉灌注。在重危患者,若其心排出量减少,周围血管收缩以及低温时,监测仪将难以获得正确信号。

(4)其他:有些情况下SpO_2会出现误差:严重低氧,氧饱和度低于70%;某些色素会影响测定,皮肤太黑、黄疸、涂蓝或绿色指甲油等,胆红素>342μnol/L(20mg/dL),SpO_2读数降低;红外线及亚甲蓝等染料均使SpO_2降低;贫血(Hb<5g/dL)及末梢灌注差时可出现误差,SpO_2读数降低;日光灯、长弧氙灯的光线和日光等也可使SpO_2小于SaO_2。

4.注意事项

(1)根据年龄、体重选择合适的探头,放在相应的部位。手指探头常放在示指,使射入光线从指甲透过,固定探头,以防影响结果。

(2)指容积脉搏波显示正常,SpO_2的准确性才有保证。

(3)如手指血管剧烈收缩,SpO_2即无法显示。用热水温暖手指,或用1%普鲁卡因2mL封闭指根,往往能再现SpO_2。

(四)呼气末二氧化碳监测

1.二氧化碳的测定

动脉血二氧化碳分压($PaCO_2$)是分钟通气量(VE)是否有效的评价标准,其正常的VE为8~10L/min,但这些进入气道的气体又分成两个部分:能通过肺泡毛细血管膜的气体即肺泡通气(VA)和不能为肺所交换的无效腔通气(VD)。$PaCO_2$和VE的关系显示:有2倍VE时$PaCO_2$降低一半,而1/2VE时$PaCO_2$可升2倍。CO_2分钟生成量(VCO_2)在全麻期间可降到基础水平的80%,但在以下情况时可以上升:发热、寒战、脓毒血症、甲亢危象、儿茶酚胺分泌增加、癫痫发作、营养过剩和恶性高热等。如果没有肺泡通气增加的相应补偿,$PaCO_2$就会增大。

(1)定义:指呼气终末期呼出的混合肺泡气含有的二氧化碳分压($P_{ET}CO_2$)或二氧化碳浓度($C_{ET}CO_2$)值。

(2)正常值:$P_{ET}CO_2$为35~45mmHg(4.67~6.0kPa),$C_{ET}CO_2$为5%(4.6%~6.0%)。

(3)临床意义:$P_{ET}CO_2$监测可用来评价肺泡通气、整个气道及呼吸回路的通畅情况,通气功能、循环功能、肺血流及细微的重复吸入情况。

①监测通气功能:无明显心肺疾病的患者V/Q比值正常,一定程度上$P_{ET}CO_2$可以反映$PaCO_2$,若通气功能有改变时,$P_{a-ET}CO_2$即可发生变化。

②维持正常通气:全麻期间或呼吸功能不全使用呼吸机时,可根据$P_{ET}CO_2$来调节通气量,避免发生通气不足或过度,造成高或低碳酸血症。

③确定气管的位置:目前公认要证明气管导管在气管内的正确的方法有三:a.肯定看到导管在声门内;b.看到$P_{ET}CO_2$的图形;c.看到正常的顺应性环(PV环)。可以避免发生气管导管误入食管内的错误判断,因为单靠听呼吸音、手控呼吸时呼吸囊涨缩以及胸廓的活动来证明气

管导管在气管内往往不太完全可靠。

④及时发现呼吸机的机械故障：如接头脱落、回路漏气、导管扭曲、气道阻塞、活瓣失灵及其他机械故障等。$P_{ET}CO_2$ 图形在临床上可以发生变化，须综合分析。

⑤调节呼吸机参数和指导呼吸机的撤除：a.调节通气量；b.选择最佳 PEEP 值，一般来说最小 $P_{a-ET}CO_2$ 值时的 PEEP 为最佳 PEEP 值；c.因 $P_{ET}CO_2$ 为连续无创监测，可用以指导呼吸机的停用，当自主呼吸时 $P_{ET}CO_2$ 保持正常，可以将呼吸机撤除。但应注意异常的 $P_{ET}CO_2$ 存在，必要时应作血气对照。

⑥监测体内 CO_2 产量的变化：体温升高，静脉注入大量 $NaHCO_3$，突然放松止血带以及恶性高热，CO_2 产量增多，$P_{ET}CO_2$ 增加。

⑦了解肺泡无效腔量及肺血流量的变化：$PaCO_2$ 为有血液灌注的肺泡的 P_ACO_2，$P_{ET}CO_2$ 为有通气的 P_ACO_2，若 $P_{ET}CO_2$ 低于 $PaCO_2$，$P_{a-ET}CO_2$ 增加，或 CO_2 波形上升呈斜形，说明肺泡无效腔量增加及肺血流量减少。

⑧监测循环功能：休克、心搏骤停及肺梗死，血流减少或停止时，CO_2 浓度迅速至零，CO_2 波形则消失。$P_{ET}CO_2$ 还有助于判断胸外心脏按压是否有效，复苏成功。当 $P_{ET}CO_2>1.3\sim2.0kPa$（10～15mmHg），表示肺已有较好的血流，但还应排除过度通气引起的 $P_{ET}CO_2$ 降低。

2.监测仪原理

CO_2 的产量、肺泡通气量和肺血流灌注量三者共同影响肺泡 CO_2 浓度或分压，CO_2 的弥散能力很强，极易从肺毛细血管进入肺泡内，肺泡和动脉血 CO_2 很快完全平衡，最后呼出的气体应为肺泡气，正常人 $P_{ET}CO_2 \approx P_ACO_2 \approx PaCO_2$，但在病理状态下，肺泡通气与肺血流（V/Q）及分流（Q_S/Q_T）发生变化，$P_{ET}CO_2$ 就不能代表 $PaCO_2$。

（1）气体采样方法的类型

①旁流型：采样器包括气道连接管、采样管（内径 1～2mm）和贮水瓶，由具有流量调节的抽气泵，把气体样本送至红外线测量室，气体流速为 50～500mL/min，需气量小，则灵敏度高和反应较快（<85ms），因此也可将采样管放在鼻孔内，监测清醒患者自主呼吸时 CO_2 浓度。

②主流型：红外线传感器直接放在气管导管接头上，并加热至 40℃左右，防止水汽沉积在窗室内，红外线测量室内设有参考零点。主流型的优点是反应速度快而且准确性高，波形失真少。缺点是有一定重量，容易损坏，所以应固定好以免气管导管扭曲。

（2）测定方法

①红外线法：最常用测定方法，CO_2 能吸收波长 4.3μm 的红外线，如将气体送入测试室，一侧用红外线照射，另一侧用一传感器测出所接受红外线的衰减程度，其衰减程度与 CO_2 浓度成正比。气体的采样有两种方法，一种是以一细采样管在气管上或气道上将气体抽到分析仪测试室中，测定其红外线的光量，此方法为旁气流法，可以连续监测。另一种是将红外线传感器直接连接于气管导管接口上，使呼吸气体直接与传感器接触，为主气流法，不需抽气，但需预先加热，反应较快，可连续监测，如加一抽气泵将气体抽入测试室，可成为旁流式，但管道不宜过长。

②质谱仪法：将呼出及吸入气以 60mL/min 输入质谱仪，气体分子在阴极电子束轰击下离解转换为离子，一些正离子经加速和静电聚焦成电子束，进入测试室，在离子束出口的垂直方向施加强磁场，使其分散成弧形轨道，沉积在一盘上。每种气体离子的轨道半径与各自的质量-电荷比值呈正比，质量大的半径大，质量小的半径小，于是在空间分散，形成“质谱”。其特点是可同时监测患者呼出气中各种成分和含量，包括 O_2、CO_2 及其他挥发性麻醉药浓度，而且反应快，能连续反映呼出气中各种气体的浓度变化，所需气体样本量也较少，但仪器价格昂贵。

③比色法：以探测器的色泽变化来确定 $C_{ET}CO_2$ 和判断导管是否在气管内。当有胃液或其他酸性物质接触后探测器上色泽不能复原，是一种简便有用的方法；但其精确性还需接受考验。

3.CO_2 波形

(1)正常的 CO_2 波形一般分 4 段

①Ⅰ相：吸气基线，应处于零位，是呼气的开始部分，即 AB 段。

②Ⅱ相：呼气上升支，较陡直，为肺泡和无效腔的混合气，相当于 B-C 段。

③Ⅲ相：呼气平台，呈水平形，是混合肺泡气，为 C-D 段。

④Ⅳ相：呼气下降支，迅速而陡直下降至基线，新鲜气体进入气道，相当于 D-E 段。

(2)呼气末 CO_2 的波形应观察以下五个方面

①基线：代表 CO_2 浓度，一般应等于零；

②高度：代表 $C_{ET}O_2$ 浓度；

③形态：正常 CO_2 波形与不正常波形；

④频率：反映呼吸频率；

⑤节律：反映呼吸中枢或呼吸机的功能。

(3)CO_2 波形图监测的临床意义：评价肺泡通气、整个气道与呼吸回路的情况，通气功能、心肺功能及细微的重复吸入。由于对许多问题可做出预报，故判断不准确可能引起误诊或事故。若 CO_2 波形没有正常波形的 4 个部分，则意味着患者心肺系统、通气系统或供气系统有问题。

(4)异常的呼气末 CO_2 波形

①$P_{ET}CO_2$ 降低

a.突然降到零附近：$P_{ET}CO_2$ 降为零或接近零常常预示情况危急，如气管导管误入食管、导管连接脱落，完全的通气故障或导管阻塞，其中任何一种原因都可使 CO_2 在气道突然消失，而从波形上不能辨别出差异；另外若要考虑监测仪失灵，则需胸部听诊证实肺通气情况后才能确定。因为有时通气停止相当一段时间，患者黏膜颜色和 SpO_2 仍可维持正常。机器失调常见于抽样系统阻塞。

b.突然降低至非零浓度：$P_{ET}CO_2$ 下降未到零，说明气道内呼出气不完整，可能从面罩下漏出；如果是气管插管在适当的位置，应考虑气囊注气是否足够，主流式监测仪传感器位置不当时可产生类似图形。气道压的测定有助于确诊。

c.指数降低：$P_{ET}CO_2$ 指数降低在短时间内发生，预示心搏骤停，其原因可能是生理性无效腔通气增加或从组织中扩散到肺内的 CO_2 减少，其致病因素包括失血、静脉塌陷性低血压、循环、肺栓塞（血栓、气栓）。

d.持续低浓度：没有正常的平台，平台的缺失说明吸气前肺换气不彻底或呼出气被新鲜气流所稀释，后者可在低潮气量和高气体抽样率时发生。一些特别的呼吸音（如喘鸣音、啰音）可说明肺排气不彻底，支气管痉挛或分泌物增多造成小气管阻塞；气道吸引纠正部分阻塞，有利于恢复完全的通气及正常的 CO_2 波形。

②平台正常

a.平台偏低：在某些通气正常的情况下，波形可显示一个低 $P_{ET}CO_2$ 和正常肺泡气平台。$P_{ET}CO_2$ 与 $PaCO_2$ 之间存在较大差异，说明波形不正常或机器自检失灵，但最有可能是与生理无效腔增大有关。临床医师可通过吹入标准气体品来检测波形的精确性，并确保数据在 34～46mmHg 之间。许多情况下，大动脉 PCO_2 与 $P_{ET}CO_2$ 呈梯度关系。实际上，麻醉可平均提高这种梯度为 4mmHg(0.53kPa)；肺部疾病、肺炎、小儿支气管肺组织发育异常可提高动脉与肺泡气 CO_2 的梯度，由血容量减少引起的肺动脉灌注不良和高气道压（如肺外科手术期间的脱水、血管扩张和过度通气）常造成 $P_{a\text{-}ET}CO_2$ 差值增加。

b.平台逐渐降低：当波形获得正常，但 $P_{ET}CO_2$ 在几分钟或几小时内缓慢降低，其原因可能与低体温、过度通气、全麻和（或）肺血容量不足、肺灌注降低有关。

体温下降时代谢和 CO_2 产生减少，如通气没有变化，肺泡气 CO_2 和动脉血 CO_2 将降低，$P_{ET}CO_2$ 逐渐下降。因低心输出量造成组织内返回的 CO_2 减少，生理无效腔量增加，其次是心脏衰竭或低血容量。

如果通气是由于呼吸机或新鲜气流的调整而增加，$P_{ET}CO_2$ 将逐渐达到一个新的平衡值；当 VE 变化趋势与 $P_{ET}CO_2$ 变化趋势相关时，这种现象就很明显。

③$P_{ET}CO_2$ 升高

a.$P_{ET}CO_2$ 逐渐增加：在波形未变时，$P_{ET}CO_2$ 升高可能是与 VE 降低，VCO_2 增加或腹腔镜检查行 CO_2 气腹时 CO_2 吸收有关。

VE 降低可能的原因有：气道阻塞、通气机小量漏气、通气或新鲜气流设置改变。VCO_2 可随任何导致体温升高的原因而增加，包括过度加温、脓毒血症、恶性高热。在通气状态稳定而 $P_{ET}CO_2$ 迅速升高，应立即考虑恶性高热。CO_2 因外源性吸收增多（胸腔或腹腔镜检时 CO_2 气胸或气腹）与类似的 VCO_2 增加一样可造成 CO_2 波形缓慢升高。

②$P_{ET}CO_2$ 突然升高：任何能使肺循环的 CO_2 总量急剧升高的原因均可使 $P_{ET}CO_2$，突然短暂上升，其原因包括静脉注射碳酸氢钠、松解外科止血带，主动脉钳夹后的释放。CO_2 波形基线随 $P_{ET}CO_2$ 升高而突然升高，则说明在抽样瓶内有杂物（如水、黏液、污物），清洁抽样瓶常可恢复正常。若 CO_2 波形和值逐渐升高，则说明开始呼出的 CO_2 在环路中被重新吸入。

在这种情况下，CO_2 波形呼气部分不能回到基线零点处，在通气吸入相早期 CO_2 升高，这种升高与呼气相快速上升有关，$P_{ET}CO_2$ 通常在肺泡气 CO_2 张力达到新平衡后增加，这时 CO_2

排出与产生再次达到平衡。

一些麻醉机回路，如用小儿麻醉的 Mapleson-D 和 Jackson-Rees 回路，因设计时就存在部分重复吸入。使用这些回路时，应对这种特性有所认识，重复吸入的总量精确计算的机制较复杂，如呼出潮气量、新鲜气流、呼出余气量、APL 活瓣的设置、位置及呼气暂停的时间。使用部分呼吸回路时，基于这些复杂的机制，精确说明 $P_{ET}CO_2$、$PaCO_2$ 是困难的或者甚至不可能。但可通过增加新鲜气流量(用更大的 VT 和延长呼气时间)来减少重复吸入。在环路系统 CO_2 重复吸入说明环路有故障，最常见的原因是呼吸活瓣出现问题，CO_2 吸收旁路在起作用或 CO_2 吸收剂失效等。

4.影响因素

(1)影响 $P_{ET}CO_2$ 的因素：有 CO_2 产量、肺换气量、肺血流灌注及机械故障四个方面。

(2)影响 $P_{a-ET}CO_2$ 的因素：肺-通气灌流比(V/Q)匹配良好时，$P_{ET}CO_2$ 可等于 $PaCO_2$，通气模型中 $P_{ET}CO_2$ 等于零；一侧肺血管栓塞后，无效腔通气时对 $P_{a-ET}CO_2$ 的影响增大，如肺血管栓塞；一侧通气受阻后，分流对 $P_{a-ET}CO_2$ 的影响即刻产生，如阻塞性肺疾病。

心肺功能正常的患者 $P_{a-ET}CO_2$ 为 0.1kPa，V_D/V_T 改变、V/Q 比例失调和 QS/QT 增大均可影响 $P_{a-ET}CO_2$，因此 V_T 越大，则 $P_{a-ET}CO_2$ 越小，但右向左分流的患者 $P_{a-ET}CO_2$ 不受 V_T 影响，$P_{a-ET}CO_2$ 增加的常见原因如下：

①呼吸因素：$P_{a-ET}CO_2$ 大小主要由无效腔量(V_D/V_T)和肺内分流(Qs/Qt)来决定，其中 V_D/V_T 增加时对 $P_{a-ET}CO_2$ 的影响也增大，当 Qs/Qt＝0.1 时，对 $P_{a-ET}CO_2$ 的影响为 17%～21%，Qs/Qt＝0.3 时，可增加至 50%～58%，此时 $P_{ET}CO_2$ 不能反映 $PaCO_2$。具体包括：a.肺部疾病：肺不张、肺实变、ARDS、肺水肿和气胸等。b.患者体位影响呼吸：如侧卧位胸腔手术及俯卧位等。c.呼吸频率：如小儿呼吸频率太快，呼出气体不能在呼气期完全排出，同时 CO_2 监测仪来不及反应，均可产生误差。机械通气时气道压升高，通气频率过快或高频通气(＞60bpm)，PEEP 或吸气气流过高，V_T 太小，I/E＜1∶3.5，使 $P_{a-ET}CO_2$ 增大。④呼吸机机械故障或回路新鲜气流不足造成 CO_2 重复吸入，CO_2 图形的基线抬高。

②循环因素：肺血流的变化必然影响 $P_{ET}CO_2$，肺血流减少、肺血流分布不均匀或肺血管阻塞时，会有 V/Q 比例失调，$P_{ET}CO_2$ 降低，$P_{a-ET}CO_2$ 增大：a.文献报道术中夹闭肺动脉主干或肺动脉时，$P_{ET}CO_2$ 分别从 2.3kPa 降至 0.9kPa 和 3.2kPa 降至 2.4kPa；b.心跳停止患者，没有肺血流，所以 $P_{ET}CO_2$ 也降至零，复苏后心排血量恢复，$P_{ET}CO_2$ 也明显增加；c.心脏手术体外循环后，肺微血栓形成，肺血管不通，肺血流减少，肺泡无效腔增多，$P_{a-ET}CO_2$ 增加；d.体循环改变的影响较小，但严重低血压心排血量降低，$P_{ET}CO_2$ 也降低；e.右向左分流的先天性心脏患者与正常人相似。

③年龄因素：随着年龄增大，肺泡无效腔量增多，$P_{ET}CO_2$ 降低，$P_{a-ET}CO_2$ 增加；孕妇在妊娠后期，肺血流相对增加，肺泡无效腔量减少，$P_{ET}CO_2$ 增高，$P_{a-ET}CO_2$ 减少。

④药物因素：碳酸酐酶抑制剂如乙酰唑胺等抑制碳酸酐酶，肺泡上皮细胞和血液中的 HCO_3^- 转变成 CO_2 延迟，导致 $P_{ET}CO_2$ 降低，$PaCO_2$ 升高，$P_{a-ET}CO_2$ 增大。

5.临床应用

二氧化碳的监测是目前有重要价值的监测方法，对判断病情的发展有现实意义，并且属于无创性质，能长时间连续应用。临床具体应用如下：①各种原因引起的呼吸功能不全；②ICU中施行机械通气的患者；③严重休克、心力衰竭和肺梗死患者；④心肺复苏期间；⑤证明气管导管的位置正确与否；⑥指导麻醉机与呼吸通气量的调节。

6.局限性

$P_{ET}CO_2$ 或 $C_{ET}CO_2$ 的测定可受监测仪及患者呼吸道是否通畅等多种因素的影响，尤其是 CO_2 波形的变化，当没有正常 CO_2 波形的 4 个部分，则意味着患者的肺气流，通气系统或供气系统有问题，而问题究竟出在哪里？仅依据 $P_{ET}CO_2$ 波形还难以确诊，这是临床应用方面的局限性。

（五）机体氧供和氧耗监测

1.氧在机体中的运输

氧是机体能量代谢的必须气体，是维持生命必须的物质，但人体内氧的储备极少，健康成人体内氧的储存量仅为 1.0～1.5L，仅够机体 3～4 分钟的消耗。机体代谢所需要的氧全靠呼吸器官不断地从空气中摄取，并通过血液循环，输送到全身各脏器和组织。

氧在血液中以两种方式完成运送，一种是物理溶解，另一种是与血红蛋白结合，其中主要是以与血红蛋白结合的方式进行运输。氧溶解在血浆中以物理溶解方式进行氧的运输，主要受氧分压和氧在血液中溶解系数的影响。正常情况下，动脉血氧分压为 95mmHg，氧在血液中的溶解系数 0.0031，即每 100mL 血液、每毫米汞柱氧分压下可溶解 0.0031mL 氧。尽管物理溶解的氧量在氧的运输中不起主要作用，但氧分压和物理溶解氧量却可直接影响动脉血氧饱和度，决定着血浆和组织间的氧分压差，因此物理方式的氧运输同样具有重要的生理意义。血红蛋白与氧结合，结合后的氧合血红蛋白是氧的主要输送方式。每摩尔血红蛋白可结合 4mol 氧，即 89.6L(22.4×4)氧，血红蛋白的分子量是 64500D，故每克血红蛋白能够结合氧应为1.39mL(89.6/64500×1000)，但由于血液中存在着少量高铁血红蛋白和碳氧血红蛋白，因此，血液中每克血红蛋白实际仅能结合 1.34mL 氧。动脉血氧含量(CaO_2)为物理溶解氧量和血红蛋白结合氧量的总和，$CaO_2 = Hb \times SaO_2 \times 1.34 + PaO_2 \times 0.0031$，其中 Hb 是血红蛋白，$SaO_2$ 为动脉血氧饱和度，正常状态下动脉血氧含量为 18%～21%。

2.氧在机体中的利用

氧进入体内达到细胞进入线粒体后，主要是将糖、脂肪和蛋白质进行氧化。糖、脂肪和蛋白质等代谢物经过分解脱氢，再经过呼吸链中多种酶和辅酶转递最终与氧结合，生成水并逐步释放能量。其中约 40%释放的能量以化学能的形式储存于一些特殊的有机磷酸化合物中，形成磷酸酯，最多的是 ATP，这些磷酸酯键水解时释放能量较多，以便供给机体各脏器活动之需，其余能量主要以热能形式释放，用于维持体温。在有氧存在的条件下，1mol 葡萄糖完全氧化生成二氧化碳和水可释放 2838KJ 的能量。其中 40%转化为 ATP，为 38molATP，以供机体生理活动所需的能量。在缺氧时，1mol 葡萄糖分解成为丙酮酸，再转变成为乳酸，释放

22kJ 的能量，生成 2ATP。乳酸经血液进入肝细胞，在肝内异生为葡萄糖，肝脏能够清除循环血液中的大部分乳酸，每天可清除 3400mmol 的乳酸，其清除量比周围组织生成乳酸的量高数倍。正常情况下，骨骼肌、脑、肠道和皮肤也产生少量乳酸，当机体缺氧或剧烈运动肌肉局部血流不足时，葡萄糖经酵解途径生成乳酸，迅速得到一定量的 ATP，以供肌肉等代谢活跃的器官利用。成熟红细胞没有线粒体，完全依赖葡萄糖酵解生成乳酸供应能量，神经、白细胞和骨髓等组织代谢极为活跃，即使不缺氧也常由葡萄糖酵解生成乳酸提供部分能量。脂酸氧化同样是体内能量的重要来源，1mol 软脂酸在体内氧化生成 129molATP，其余以热量丧失。

3.机体氧供和氧耗监测

机体氧供和氧耗的监测包括全身氧转运和氧消耗的监测和局部氧供氧耗状态的监测。混合静脉血氧分压、混合静脉血氧饱和度、混合静脉血氧含量、氧转运量、氧耗量、氧摄取率和动脉血乳酸含量反映全身氧合状态，胃黏膜 pH 反映局部组织的氧合状态。

(1)混合静脉血氧分压(PvO_2)、氧饱和度(SvO_2)和氧含量(CvO_2)：由于各组织器官血流供应、代谢水平和氧的摄取率并不相同，每个器官回流的静脉血中氧的状态仅能反映该器官利用氧的情况，只有来自全身各组织器官的静脉血液在右心室充分混合后，进入肺动脉的血液，即混合静脉血中氧的状态才有助于反映整个机体氧利用的情况。

PvO_2 与组织中的平均氧分压相接近，PvO_2 是反映组织氧合情况的重要指标，其正常值是 40mmHg，低于 35mmHg 时有可能存在组织缺氧。SvO_2 和 CvO_2 反映着全身的氧供和氧需的平衡，可用于判断全身组织的灌注、机体摄氧的能力和氧利用的情况，其数值与心输出量、血红蛋白含量、动脉血氧分压和动脉血氧饱和度直接相关，与机体的代谢率成反比。正常状态下 CvO_2 为 13mL%，SvO_2 为 75%，动脉血氧饱和度正常时近 100%，表明转运氧的血液中约 25%的氧被组织所利用，尚有 75%的氧被血红蛋白结合离开组织，未被组织利用成为重要的氧储备。SvO_2 大于 65%为氧储备适当，50%～60%为氧储备有限，35%～50%为氧储备不足。SvO_2 和 CvO_2 下降表明机体氧的需要量超过了氧转运量，氧摄取率增加，SvO_2 和氧含量增加，SvO_2 大于 80%时表明机体氧装运量增加，组织氧需要量下降(体温降低、麻醉状态或使用过量镇静药等基础代谢率降低)或组织氧利用率降低(感染性休克)。

(2)机体氧转运量(DO_2)：是指单位时间里机体依靠循环血液将吸入气中的氧转运到组织氧的量(DO_2)，是一定时间里动脉血所携带氧的总量，由动脉血氧含量和心输出量(通常是用心指数 CI)的乘积获得，即 $DO_2 = CaO_2 \times CI \times 10 = (Hb \times SaO_2 \times 1.34 + PaO_2 \times 0.0031) \times CI \times 10$。正常为 520～720mL/(min·$m^2$)。

(3)机体氧耗量(VO_2)：是指单位时间里全身组织消耗氧的总量，由动脉血氧含量和混合静脉血氧含量(CvO_2)的差值与心指数的乘积获得，即 $VO_2 = (CaO_2 - CvQ) \times CI \times 10 = [(Hb \times SaO_2 \times 1.34 + PaO_2 \times 0.0031) - (Hb \times SvO_2 \times 1.34 + PvO_2 \times 0.0031)] \times CI \times 10$，其中 PvO_2 是混合静脉血的氧分压，正常为 100～180mL/(min·m^2)。

(4)机体氧摄取率(O_2ER)：是机体总的利用氧的状态，和氧耗量一样氧摄取率是反映组织氧利用情况的指标，是由动脉血氧含量和混合静脉血氧含量的差值与动脉血氧含量的比值

获得即 $O_2ER=(CaO_2-CvO_2)/CaO_2$，正常为22％～30％。

为了获得上述的各项指标，需要置入Swan-Ganz导管，从肺动脉中获得混合静脉血，测定混合静脉血氧含量，并测定CI，机体氧转运量、氧耗量和氧摄取率。

氧在机体中的转运受制约于中心机制和外周机制，中心机制取决于心输出量和血液携带氧的状态，血液携带氧的状态即动脉血氧含量，由血红蛋白浓度、血红蛋白与氧的亲和力、动脉血氧饱和度和动脉血氧分压决定。外周机制取决于局部组织毛细血管灌注状态、毛细血管与细胞间距离以及毛细血管和细胞的功能状态。

(5)血乳酸含量：正常人血液中乳酸水平为1mmol/L，血中乳酸大于2mmol/L，多提示机体氧供需失衡，血液中乳酸水平和危重症患者疾病的严重程度及预后密切相关。但是，如果患者肝脏功能严重障碍，即使机体氧供给没有显著改变，仍然会出现血乳酸水平增高。术中大量快速输注乳酸林格液，同样会引起血乳酸水平增加，在监测和判定机体氧合状态时亦应注意。

(6)胃黏膜pH测定：是以气体可沿着其浓度梯度自由弥散为依据，用测定组织中气体分压的方法，测定胃黏膜的pH值，以了解胃肠道的氧供给和氧消耗情况。具体测定是将胃张力计导管置入胃腔内，置入前排空导管前端水囊内的气体，通过注气听诊或抽出少许胃液证实导管水囊在胃腔后，用2.5mL生理盐水经过三通注入水囊，90分钟后用注射器经三通抽出1.0mL囊内液体排弃，然后再抽取囊内所余1.5mL液体测定 PCO_2，同时抽取动脉血测定动脉血 HCO_3^-，所有操作均在密闭条件下进行，将测定值代人下面的方程式，计算出胃黏膜内pH(pHi)。

$$pH=6.1+\log\frac{HCO_3^-}{PCO_2\times0.03}$$

式中6.1为碳酸在38℃时的解离常数，0.03为二氧化碳在血浆中的溶解度。pHi的正常值一般为7.32，小于7.32属异常，表明内脏的氧供给不能满足氧消耗的需求。当有效循环血量不足时，体内血液再分布，使胃肠道更早出现灌注不足，氧转运量下降，胃肠道缺氧，因此，pHi的变化通常早于其他的机体氧供氧耗指标。

4.机体氧转运和氧消耗的临床意义

氧不能在机体里储存，它以一种相对恒定的转运速度通过肺泡、毛细血管进入血液循环，到达各组织细胞的线粒体。这种氧的转运速度和机体的氧消耗量是相对恒定的，正常情况下，氧的转运量是完全能够组织对氧的需要量，正像机体大多数生理系统有较大的安全储备能力一样，机体的氧转运和氧消耗间也有相当的安全储备能力，机体通过循环血液转运到组织的氧量远远超过组织的氧消耗量，机体的氧耗量约为氧转运量的1/3。当组织细胞对氧的需求量轻度增加时，机体通过增加对氧的摄取比例，而不必要增加氧的转运量来满足组织对氧的需求量，此时机体的氧耗量是相应增加的，此种氧转运与氧消耗的关系称为氧耗非氧供依赖关系。但当组织大量增加对氧的需求时，组织摄取氧的能力达到极限后，必须完全依赖于增加氧转运量来满足组织的氧需要量，呈现出氧耗的氧供依赖关系。如果此时氧转运量不增加或仍不能满足组织的需要，而氧摄取量已达到极限时，组织的代谢必然从有氧代谢转变到无氧代谢的途径，以尽可能生成足够的能量来满足机体代谢的需要，如果这种氧转运与氧消耗失衡情况不能很快矫正，无氧代谢持续，氧债从而形成，出现乳酸血症，影响细胞的正常功能，最终会导致细胞死亡。研究显示氧耗由非氧供依赖性转变为氧供依赖性的氧转运量临界值为330mL/(min · m^2)。

现在研究证实，从氧合的观点，机体氧转运量、氧消耗量和氧摄取率，是目前最能反映机体循环功能、细胞功能和代谢状态的指标，并能用以判断休克或重危患者治疗措施的效果和患者的预后。

严重创伤、复杂手术和重度感染所产生的基本病生理改变是一方面应激使机体处在高代谢状态，氧耗量明显增加，另一方面是血流量、器官灌注量和氧转运量不适当，以及毛细血管内皮损害和细胞利用氧的能力降低，从而导致组织缺氧和氧债累积。这种组织缺氧和累积性氧债与手术创伤大小和疾病的严重程度有关，与休克的持续时间和术前机体生理状态有关。机体遭受创伤、出血、败血症和其他形式的应激后，机体的生理性代偿反应是增加循环功能和代谢水平，表现为心输出量、氧转运量和氧消耗量增加，从而保证机体高代谢状态下的器官组织氧合满意。因此，机体对于应激时代偿性增加心输出量、氧转运量和氧消耗量的能力，决定着组织是否缺氧和机体最终的恢复。如果呼吸功能、循环功能和代谢状态不能增加或增加的水平并不足以满足机体的需要时，致命性并发症就出现了，多器官衰竭(MOF)将相继出现，威胁着患者的存活。如果对休克或重危患者，特别是感染性休克患者，所采取的治疗措施能使氧转运量增加，并且随着氧转运量的增加，氧消耗量也相应增加，说明治疗后机体氧债虽已开始得到纠正，但氧债仍存在，需继续积极地治疗。如果治疗后氧转运量增加，氧消耗量增加达到一定水平后不再增加，所谓达到平台效应，而氧摄取率相应增加，达到30%～70%，那么说明治疗措施正确，患者预后较好。如果治疗后氧转运量增加，氧消耗量增加但不能出现平台效应，氧摄取率未见增加，表明患者预后较差或难以存活。因此，对休克或重危患者的有效治疗措施应该是使氧转运量增加，氧消耗量增加后达到一定水平不再增加，氧摄取率增加。而危重或休克患者的存活指标为CI＞4.5L/(min · m^2)，DO_2＞550mL/(min · m^2)，VO_2＞170mL/(min · m^2)，O_2ER＞31%。

危重医学形成后，系统研究证实了上述观点。观察到术前心肺功能正常的高危患者，术中心输出量、氧转运量和氧耗量都降低，但术后，特别是术后8～24小时，能够存活的患者，心输出量、氧转运量和氧耗量显著高于术前水平，非存活的患者心输出量、氧转运量和氧耗量虽也增加，但增加的水平明显低于存活的患者。心衰和失血性休克的老年患者，术后24小时，存活者心输出量、氧转运量和氧耗量显著升高，而非存活者尽管肺动脉楔压较高，心输出量、氧转运量和氧耗量增加较少。重度感染，严重创伤和晚期肝硬化患者，术前呈现高代谢状态，心输出量、氧转运量和氧耗量增高，术后72小时内心输出量、氧转运量和氧耗量高于术前，而非存活患者肺动脉楔压较高，其他血管内压都在正常范围内，但心输出量、氧转运量和氧耗量的增加远低于存活的患者。

因此主张对于重度感染、严重创伤、休克等重危外科患者，术后施行的液体疗法、循环支持、氧疗和通气支持，目标不应该是将心输出量、氧转运量和氧耗量等指标控制到“正常”范围，而必须是使心输出量、氧转运量和氧耗量高于正常范围，CI＞正常50%，即＞4.5L/(min · m^2)，

DO_2＞正常，即＞600mL/(min·m^2)，VO_2＞正常30%，即＞250mL/(min·m^2)，循环血容量高于正常，以维持和增加应激后存活所必需的代偿反应。这种治疗措施达到心输出量、氧转运量和氧耗量高于正常才能够使重度感染、严重创伤和休克等重危外科患者存活的理论提出后，也并非为所有的外科重症医学专家所接受和遵循，还需要深入地研究机体氧转运和氧消耗之间的变化，特别是需要根据不同患者的病生理特点以及同一个患者病程不同阶段的变化，认真地监测机体氧转运和氧消耗的实际状态，及时调整治疗措施，避免各组织出现严重缺氧，确保机体氧合正常，各器官功能正常，机体能够顺利康复。

二、心电图监测

心电图已成为围手术期麻醉手术患者一项常规监测方法，能保证循环功能稳定，及时发现心肌缺血和心律失常等，避免严重事件发生。

（一）正常心脏电活动

心电图(ECG)是把心脏的电学活动用心电图机连续描记下来所形成的曲线。

1.心肌细胞的动作电位

静息状态下心肌细胞内外离子分布是不均衡的，细胞内K^+是细胞外37倍，细胞外Na^+是细胞内6倍；由于细胞膜对K^+通透性最强，而膜内阴离子不能通过，所以依离子梯度向细胞内扩散，使得细胞内电位降低，从而形成膜电位。

(1)心肌细胞膜电位

①静息膜电位：心肌细胞在静息状态下，细胞外的电位为0，细胞内电位约为－90mV，形成电位差。

②动作电位：心肌细胞受到刺激时，细胞膜通透性发生改变，膜电位发生逆转，除极化发生，膜电位由－90mV变为＋30mV，膜外由正电位变为负电位。动作电位按发生时间分为5个位相：快速除极期、快速复极初期、缓慢复极期、快速复极末期、静息期。

(2)双相动作电位

①除极过程：心肌纤维两端兴奋，膜电位发生变化，膜内电位由负电位转为正电位，膜外电位由正电位变为负电位。

②复极过程：复极过程与除极过程相反。

2.心脏的冲动和传导

正常心肌细胞缺乏电活动自律性和快速的电传导能力。它们依靠处于整个心脏关键位置的起搏和传导系统。心脏传导系统组织是由一小部分特殊的纤维组成，起着产生冲动和传导冲动的特殊作用，开始于窦房结，通过结间束至房室结，到希氏束向下分左右束支，最后分成细小的分支形成普肯耶纤维。

3.心电向量

心房、心室除极或复极过程中产生无数的电动力，使一定方向、不同大小的量向机体各部传播，称心电向量。心电图是空间心电向量环在相关平面上的投影而成。

(二)心电导联及选择

1.肢体导联

包括双极肢体导联Ⅰ、Ⅱ、Ⅲ及加压肢体导联 avR、avL、avF。其电极主要安放于三个部位:右臂(R)、左臂(L)、左腿(F)。

(1)双极肢体导联(标准导联)

Ⅰ:阳极连接左上肢,阴极连接右上肢。

Ⅱ:阳极连接左下肢,阴极连接右上肢。

Ⅲ:阳极连接左下肢,阴极连接左上肢。

(2)加压单极肢体导联

加压右上肢单极导联(avR):阳极接在右上肢。

加压左上肢单极导联(avL):阳极接在左上肢。

加压左下肢单极导联(avF):阳极接在左下肢。

2.心前区导联

属单极导联。探查之正电极安放于胸前固定部位。各导联分别按其正极部位称为 V1、V2～V6 导联。

(1)常规导联

V1:阳极接在胸骨右缘第四肋间,反映右心室壁改变。

V2:阳极接在胸骨左缘第四肋间,反映右心室壁改变。

V3:阳极接在 V2 与 V4 连接线的中点,反映左、右心室移行变化。

V4:阳极接在左锁骨中线与第五肋间相交处,反映左、右心室移行变化。

V5:阳极接在左腋前线 V4 水平处,反映左心室壁改变。

V6:阳极接在左腋中线 V4 水平处,反映左心室壁改变。

(2)选用导联

V7:阳极接在左腋后线 V4 水平处,反映左心室壁改变。

V8:阳极接在左肩胛骨线 V4 水平处,诊断后壁心肌梗死。

V9:阳极接在左脊旁线 V4 水平处,诊断后壁心肌梗死。

V3R～V8R:阳极接在右胸部与 V3～V8 对称处,诊断右心病变。

VE:阳极接在胸骨剑突处,诊断下壁心肌梗死。

3.特殊导联

(1)胸前监护电极导联:广泛用于心电监测、运动试验、动态心电图及心脏反搏治疗,能较清楚地显示 P 波及振幅较大的 QRS 波。正极应放在负极的左侧或下方,否则心电图形将是完全倒置的。接地电极(G)不受限制,但一般均放在右胸大肌下方。

胸前Ⅰ导:正极在左锁骨下、负极在右锁骨下。

胸前Ⅱ导:正极在左胸大肌下方、负极在右锁骨下。

胸前Ⅲ导:正极在左胸大肌下方、负极在左锁骨下。

(2)CM 导联：应用于麻醉期间及术后监测。负极(M)置于胸骨柄处，正极置于 V1～V6 相应位置。在监测心律失常时，鉴于 P 波的形态分析较为重要，因此一般以 CM1 常用。

(3)食管单极导联：探查电极放在食管内，随着电极位置的变化心电图形也发生变化。电极距鼻孔<30cm 时，主要反映心房上部电位的变化；当距离为 32～38cm 时，主要反映心房水平电位的变化；当距离超过 40cm 时，则反映心室水平的变化。食管单极导联对麻醉医师非常方便。

4.注意事项

(1)肢体导联电极无论是贴在四肢还是躯干，对心电图信号影响甚微。

(2)在胸骨切开手术时，可以选择 V1 导联(胸骨右缘第 4 肋间隙)。当怀疑右心室或下壁缺血或梗死，可以选择 V4 导联(胸骨右侧 V4 导联位置)。

(3)心率监测与脉率监测相互补充，心率监测有时需要参考脉率监测数据。

(4)患者移动和肌肉抽动、电干扰、起搏心律、监护导联选择不当等可以造成心电图曲线扭曲而影响心率监测的准确性，其中以电干扰最为常见。使用电手术刀、电源性噪声、使用某些医疗器械如碎石机和体外循环时使用液体加热器等均可以产生电干扰。

(5)分析心律失常需要与其他血流动力学监测包括直接动脉血压、肺动脉压或中心静脉压等的曲线结合起来进行，当根据心电图曲线不易识别心律失常时，动脉压和静脉压力曲线可以帮助判断心动周期。

(6)应用 ST 段移位诊断心肌缺血时应该保证电极放置准确、导联选择正确、滤波器选择恰当和增益调节适当。

(7)高频滤波可能使记录到的 ST 段扭曲、导致 ST 段明显抬高或下移，容易造成过度诊断心肌缺血。

(8)计算机辅助 ST 段监测、自动计算并显示的 ST 段异常，必须与模拟的心电图波形吻合。

(9)诊断心肌缺血除依赖 ST 段移位外，需要结合患者的病史、症状和其他辅助检查资料进行综合分析。左心室肥厚、左束支传导阻滞、陈旧性心肌梗死、左心室起搏、预激综合征，二尖瓣脱垂、电解质紊乱和应用洋地黄类药物等可以混淆心肌缺血的心电图。此时需要与基线心电图进行对比，确认其是否为新出现的 ST 段移位，或与其他血流动力学曲线结合分析。

(10)当电极安放在胸部时，必须让出心前区，以备在紧急时可以安放电极板进行胸外电击除颤。

(11)心电监测所获得的心电图主要显示心律失常，若作图形分析则欠满意，特别是 ST 段的偏移、QRS 波的形态等与常规导联有较大的区别。

(12)若患者活动、咳嗽、挣扎时会出现基线不稳，图形凌乱。当上述情况持续出现，则需要检查是否电极脱落，与皮肤接触不好等。

(13)电极的正极必须放置在负极的左侧或下方。如果位置颠倒，图形也会倒置。

(三)常用心电图监测方法

1.常规心电图谱

常规心电图记录仪记录患者静卧状态下,肢体及心前区导联的12导联的心电变化图谱。适用于各种患者,便于对心脏各部位电活动的全貌进行分析。

2.动态心电图

动态心电图有效地补充了常规心电图仅能做短时静态记录的不足,不仅可以获得连续24小时甚至48小时的心电图资料,结合患者的活动日志,还可以明确患者的症状、活动状态及服用药物等与心电变化之间的关系。Holter装置常用导联有CM1、CM5等。

动态心电图应用范围:

(1)心悸、胸痛、头昏、晕厥等症状性质的判断。

(2)心律失常的定性、定量诊断。

(3)心肌缺血的定性、定量及相对的定位诊断。

(4)抗心律失常及抗心肌缺血药物的疗效评定。

(5)心肌梗死患者出院后随访做预后评估。

(6)选择安装起搏器的适应证,评定起搏器的功能。

3.心电图运动负荷试验

心电图运动负荷试验是用以发现早期冠心病的一种诊断方法。与冠脉造影相比虽有一定比例的假阴性和假阳性,但方便、无创、安全且使其有较大的临床应用价值。常用的方法有踏车运动试验和平板运动试验。

(1)运动负荷量的确定:分为极量与亚极量两档。极量是指心率达到自己的生理极限的负荷量,最大心率的粗略计算法为220－年龄数。亚极量是使心率达到85%～90%最大心率的负荷量。在临床上多采用亚极量试验,例如55岁的患者亚极量运动试验要求其心率达到165×85%＝140bpm,因锻炼有素者达到这一心率需较大负荷量,而体弱者只需较小负荷量即可达到,由此体现因人而异。

(2)适应证

①对不典型胸痛或可疑冠心病患者进行鉴别诊断。

②进行冠心病流行病学调查的筛选试验。

③对冠心病患者进行劳动力鉴定。

④评价冠心病的药物或手术治疗效果。

(3)禁忌证

①近期有休息时发作的不稳定型心绞痛。

②有心肌梗死史并已有室壁瘤形成者。

③有心力衰竭者。

④中、重度心瓣膜病或先天性心脏病。

⑤急性或严重慢性非心脏病。

⑥高血压患者血压≥23/14kPa 者。

(4)终止试验:如无禁忌证,应鼓励患者坚持运动达到适宜的试验终点,即患者心率达到亚极量(或极量)水平。但在运动过程中,即使未达到适宜终点,出现下列情况之一者,也应终止试验:①运动负荷进行增加,而心率或血压反而减慢或下降者;②出现室性心动过速或进行性传导阻滞者;③出现眩晕、视力模糊、面色苍白或发绀者;④出现典型心绞痛或心电图 ST 段缺血性下降≥2mm 者。

(5)结果判断。阳性标准为:①运动中出现典型心绞痛;②运动试验中心电图 ST 段呈下垂型或水平型下降达到或大于 0.1mV 持续 2 分钟者。

(四)常见异常心电图

在麻醉和手术期间麻醉医师应密切监测心电图的变化,及时发现心律失常,同时分析引起心律失常的原因。对严重影响血流动力学的心律失常,应采取积极有效的治疗措施,以降低围手术期并发症和死亡率。

1.原因和诱因

(1)术前存在的疾病或并发症。

(2)麻醉药物诱发。

(3)电解质与心律失常。

(4)缺氧和二氧化碳蓄积。

(5)体温降低。

(6)麻醉操作和手术刺激。

(7)再灌注心律失常。

2.心律失常对血流动力学的影响

不同类型的心律失常对血流动力学的影响程度不同。

心律失常对血流动力学的影响取决于其性质和持续时间,同时与心脏的基本情况有关。心律失常影响血流动力学的决定因素是心率和心排出量。

3.对血流动力学影响较重的几种心律失常

(1)阵发性室上性心动过速

①心电图特征

a.QRS 波通常无增宽变形。

b.心室率为 150～240 次/分,绝对匀齐。

②影响因素:心率快,心室的快速充盈时间缩短,房室顺序丧失,心排出量显著减少,可引起心、脑器官供血不足,血压下降、晕厥、抽搐发作(阿-斯综合征),以及心绞痛、心力衰竭,甚至猝死。

③治疗

a.纠正诱因,保证氧合,维持二氧化碳在正常范围内,完善镇痛。

b.迷走神经刺激:颈动脉窦按摩。

c.腺苷可以降低传导速度，尤其适用于抑制 WPW 综合征中的折返性室上性心动过速。先以 6mg 静脉注射，2 分钟内无效则再予 12mg 静脉注射；时效只有 10～15 秒；哮喘患者慎用腺苷。

d.减低心率并转为窦性：维拉帕米 5～10mg 在 2 分钟内缓慢静脉注射，必要时 10 分钟后再使用 5mg，可能会引起血压显著下降。心脏正常，血流动力学稳定者；或伴高血压或心绞痛和交感神经张力亢进者，宜首选 β 受体阻滞剂：普萘洛尔 1 分钟内给予 1mg，必要时 2 分钟后可重复（最大可用至 5mg）；索他洛尔 10 分钟内给予 100mg，必要时 6 小时后可重复；艾司洛尔负荷量 0.3mg/kg，然后按 50～200μg/(kg · min)维持量滴注。

e.伴明显低血压和严重心功能不全者：原则上首选直流电复律（吸氧和镇静，能量选择 100J、200J 或食管心房调搏。

f.避免使用地高辛，因为它可通过房室间额外传导通路加速传导，可能加重 WPW 综合征中的心动过速。如果已存在房颤则很可能因此恶化而出现室颤。

(2)房颤

①诱因：a.缺血；b.心肌疾病、心包疾病、纵隔炎；c.二尖瓣疾病；d.败血症；e.电解质紊乱（尤其低钾血症和低镁血症）；f.甲状腺毒症；g.胸腔手术。

②心电图特征

a.各导联无正常 P 波，代之以大小不等形状各异的 f 波（纤颤波），尤以 V1 导联为最明显，心房 f 波的频率为 350～600 次/分。

b.心室律绝对不规则，心室律快慢不一。

c.QRS 波一般不增宽；QRS 形态多正常。

③影响因素：节律不整，心房收缩功能丧失，心室率的快慢。心室率在 60～80 次/分时，心功能可代偿，心室率过快时，心排出量显著减少，甚至诱发肺水肿。

④治疗目标

a.如果可能应尽量恢复窦律；如可能性不大，应控制心室率在 100 次/分以下并预防发生栓塞。

b.急性房颤常可能恢复为窦性心律。

c.长期房颤的患者治疗的重点应放在控制心室率。

d.理想情况——术前通过适当的治疗控制室率，然而有时也需术中紧急治疗。

⑤治疗

a.氟卡尼 50～100mg 缓慢静脉注射是恢复窦性心律的最佳方法。左室功能失代偿或室性心律失常患者慎用。

b.胺碘酮也用于降低心室率，虽不能恢复心脏窦性节律，但可维持已经恢复窦性的心律。尤其适用于不能使用地高辛或者 β 受体阻滞剂的突发性重症房颤患者。胺碘酮 150mg 静脉注射，必要时 30 分钟后重复静脉注射 75～150mg，之后 1～1.5mg/min 静脉维持。

c.维拉帕米 5～10mg，2 分钟以上静脉注射可控制心室率，而不损害左室功能或冠心病。

但如果左室功能很差或者存在心肌缺血以及应用β受体阻滞剂的患者应避免使用。

d.β受体阻滞剂也可控制心室率，但对已存在心肌疾患、甲状腺毒症以及使用钙通道阻滞剂的患者有时可致心衰。

e.血浆钾离子浓度正常时可以使用地高辛降低心室率。将 500μg 地高辛溶于 100mL 生理盐水中在 20 分钟内静脉输注，必要时 4～8 小时后可以重复给予，总量可达到 1～1.5mg。如果患者先前服用了地高辛则禁用此方法。

f.同步直流电复律能量选择 100J、200J，复律后应用胺碘酮维持窦律。

g.尽可能纠正诱因，如电解质紊乱。

(3)室速

①诱因：低氧、低血压、液体超负荷、电解质失衡（低钾、低镁等）、心肌缺血、注射肾上腺素或其他儿茶酚胺类药物等。

②心电图特征

a.3 个以上室性期前收缩连续出现。

b.QRS 波呈室性波形，增宽而变形，QRS 时限＞0.12 秒。

c.常有继发性 ST-T 波改变。

d.心室频率为 140～200 次/分，基本匀齐。

e.有时可见保持固有节律的窦性 P 波融合于 QRS 波的不同部位。

③影响因素：心室率增快，房室顺序异常，心室收缩顺序异常，心底部先收缩时更严重，心排出量仅为正常的 30%～40%，出现晕厥、休克、抽搐，甚至昏迷。

④治疗

a.利多卡因：首剂量 50mg(1mg/kg)5 分钟内静脉注射，若无效 5～10 分钟可重复用药，总量一般不要超过 3mg/kg。注意大剂量可产生头晕、意识障碍、惊厥等神经系统不良反应。若终止室速有效，需持续静脉滴注（或静脉泵入）利多卡因 1～3mg/min。静脉维持时间一般不要超过 3 天，特别是心力衰竭患者，肝功能异常者和老年人。利多卡因终止室速的疗效仅有 50%左右。

b.利多卡因无效时还可以考虑以下药物

静脉给予胺碘酮，负荷量 150mg(3mg/kg)，10 分钟内静脉注射，若无效以后 10～15 分钟可重复静脉注射 75～150mg(1.5～3mg/kg)。之后维持量，从 1.0～1.5mg/min 开始，以后根据病情每 6～12 小时以 0.5mg/min 的步距逐渐减量。

普鲁卡因胺 100mg，5 分钟内缓慢静脉注射，重复一到两次后以 3mg/min 的速度静脉维持。

β受体阻滞剂（如索他洛尔 100mg，5 分钟内缓慢静脉注射），有证据表明其效果要好于利多卡因。

c.血流动力学不稳定首选同步直流电复律治疗能量选择 200J、360J，除颤后又出现室速，可以利多卡因或者胺碘酮维持再次恢复的窦性心律。

(4)室扑及室颤

①室扑心电图特征：

a.无正常的 QRS-T 波群，代之以连续快速而相对规则的大振幅波动。

b.扑动波频率达 200～250 次/分。

②室颤心电图特征

a.QRS-T 波群完全消失，出现大小不等、极不匀齐的低小波。

b.频率达 200～500 次/分。

③影响因素：主要是心室收缩功能丧失，心室收缩顺序异常，心室率快，室扑心室率为 150～250 次/分，室颤时可达 500 次/分，室扑时节律规则，室颤时节律不规则，发作时心脏射血突然终止，心脑肾等重要脏器的血液灌注停止。

④治疗

a.非同步直流电复律能量选择 360J。

b.立即进行胸外按压、气管插管。

c.可经静脉推注肾上腺素 1mg，30～60 秒后再给予 360J 电除颤。

d.胺碘酮：CPR、2～3 次除颤或给予肾上腺素、血管加压素，VF 仍持续，可考虑给予胺碘酮。用药方法：初始剂量为 300mg 溶于 20～30mL 生理盐水或葡萄糖内静脉推注；对反复或顽固性 VF 患者在初始用药剂量后，再增加 150mg 剂量静脉推注，随后按 1mg/min 的速度静脉滴注 6 小时，再减量至 0.5mg/min，每日最大剂量不超过 2g。

e.利多卡因：对电除颤或肾上腺素无效的 VF 可给予大剂量的利多卡因(1.5mg/kg)冲击治疗，并依病情需要可重复使用；一般用药总剂量不超过 3mg/kg 或大于 200～300mg/h。

f.如果除颤成功，为防止复发可给予利多卡因 1～2mg/min 或胺碘酮(剂量同上)持续静滴。

g.若除颤不成功应注意查找原因，注意是否存在低氧血症、高碳酸血症以及电解质紊乱等，并应给予紧急纠正。

h.在难以复律时可考虑使用镁盐 1～2g 静脉推注，或普鲁卡因胺 30mg/min 静脉推注。

(5)房室传导阻滞(AVB)

①Ⅱ度Ⅱ型房室传导阻滞心电图特征。

a.P-R 间期恒定(正常或延长)。

b.部分 P 波后无 QRS 波群。

②Ⅲ度房室传导阻滞心电图特征。

a.P 波与 QRS 波毫无相关性，各保持自身的节律。

b.房率常高于室率。

③影响因素：主要是心室率较慢及房室顺序失调而影响血流动力学。

④治疗：Ⅱ度Ⅱ型 AVB 及Ⅲ度 AVB，多数都有器质性病变，伴有血流动力学障碍者术前建议安装心脏起搏器。

(6)心肌缺血

①心电图特征:水平、下垂型 ST 段压低 0.1mV,在非 Q 波导联 ST 段抬高 0.1mV;缓慢上斜型 ST 段压低 0.2mV。

②处理原则:增加氧供,减少心肌氧耗,血流动力学稳定,纠正低血压;保持正常的内环境,维持接近正常的前后负荷,保证适度通气,避免缺氧和二氧化碳蓄积;合理用药,选用合适的麻醉方式,麻醉深度适当,术后充分镇静和镇痛。

③治疗:可使用硝酸酯制剂扩张冠状动脉,降低阻力,增加血流量外,还可以扩张周围血管,减少静脉回心血量,降低心室容量、心腔内压、心排出量和血压,减低心脏前后负荷和心肌的需氧,从而缓解心绞痛。

(7)心肌梗死

①心电图特征

a.在 R 波向量本来就偏小的导联(V1、V2、V3),呈 QS 波。

b.在原来呈负向波 Q 的导联,Q 波增宽(>0.04 秒)。

c.R 波减小(Q/R≥1/4)。

②治疗

a.加强血流动力学监测。

b.避免缺氧和二氧化碳蓄积。

c.充分镇静和镇痛,减低围手术期的应激反应。

d.维持正常的冠脉灌注,可用心肌正性药物增强心肌收缩力,提高血压,增加冠脉灌注。

e.使用硝酸甘油和 β 受体阻滞药等药物,扩张冠脉和周围血管,减低心脏前后负荷,减少心脏做功,减低心肌氧耗。

f.用机械辅助装置如 IABP 和 ECMO 来维持循环,为进一步治疗赢得时间。

g.必要时可行紧急溶栓治疗,或冠脉支架植入术和冠脉搭桥术。

三、循环功能监测

(一)心率和脉搏监测

心率监测是简单和创伤性最小的心脏功能监测方法。心电图是最常用的方法。心电图对心率的测定依赖于对 R 波的正确检测和 R-R 间期的测定。手术中应用电刀或其他可产生电噪声的设备可干扰 ECG 波形,影响心率的测定。起搏心律可影响 ECG 测定,当起搏尖波信号高时,监护仪可能错误地将其识别为 R 波用于心率计算。高的 T 波也可产生同样的干扰。

脉率的监测与心率相比,主要的区别在于电去极化和心脏收缩能否产生可触摸的动脉搏动。房颤患者由于 R-R 间期缩短影响心室充盈,搏出量降低,导致感觉不到动脉搏动,发生心率与脉率不等。电机械分离或无脉搏的心脏活动时,见于心脏压塞、极度低血容量等,虽然有心脏搏动但无法摸到外周动脉搏动。麻醉过程中脉率监测最常使用脉搏血氧饱和度监测仪。

（二）动脉血压

动脉血压可反映心脏收缩力、周围血管阻力和血容量的变化，是麻醉期间重要的基础监测项目。测量方法分无创性和有创性动脉血压测量。

1.无创性动脉血压测量（间接测压）

目前麻醉期间广泛使用自动化间断无创血压测量。麻醉期间测量间隔时间一般至少每5分钟一次，并根据病情调整。测量时须选择合适的袖套宽度（一般为上臂周径的1/2，小儿袖套宽度须覆盖上臂长度的2/3）。袖套过大可引起测量血压偏低，反之测量血压偏高。一般来讲，低血压（通常收缩压＜80mmHg）反映麻醉过深、有效血容量不足或心功能受损等；高血压（通常收缩压＞180mmHg）反映麻醉过浅、容量超负荷或高血压病等。低温、外周血管强烈收缩、血容量不足以及低血压时会影响测量结果。

2.有创动脉压测量（直接测压）

（1）适应证：适用于各类危重患者、心脏大血管手术及颅内手术患者、需反复测动脉血气的患者、严重低血压休克患者以及应用血管活性药物需连续测量血压的患者。

（2）穿刺置管途径：最常用的动脉穿刺部位为左侧桡动脉。以往桡动脉穿刺置管前须进行Allen试验，以了解尺动脉侧支循环情况。现临床很少用Allen试验，因为Allen试验在预测桡动脉置管后缺血并发症方面的价值受到质疑，通过荧光素染料注射法或体积描记图测定发现Allen试验结果与远端血流没有直接关系。如怀疑手部血流较差可用超声多普勒测定尺动脉血流速度。此外，腋、肱、尺、股、足背和颞浅动脉均可直接穿刺置管测压。

（3）置管技术：一般选择经皮动脉穿刺置管，特殊情况下也可直视穿刺置管。经皮穿刺置管常选用左侧桡动脉，成人用20G外套管针，患者左上肢外展，腕部垫高使腕背伸，消毒铺巾。穿刺者左手摸清动脉波动位置，右手持针，针体与皮肤成30°～45°角，针尖抵达动脉可见针芯内有鲜红血液，将套管针放平减小其与皮肤夹角后，继续进针约2mm，使外套管也进入动脉，此时一手固定针芯，另一手捻转推进外套管，在无阻力的情况下可将外套管置入动脉腔内。然后拔出针芯，外套管连接压力监测装置，多为压力换能器，进行动脉压力及波形监测分析。小儿、肥胖或穿刺困难者用超声引导穿刺置管。

（4）注意事项：①有创直接血压测压较无创测压高5～20mmHg。②必须预先定标零点：将换能器接通大气，使压力基线定位于零点。③压力换能器应平齐于第4肋间腋中线心脏水平，低或高均可造成压力误差。④压力换能器和放大器的频率应为0～100Hz，测压系统的谐频率和阻尼系数为0.5～0.7。阻尼过高增加收缩压读数，同时使舒张压读数降低，而平均动脉压变化较小。仪器需定时检修和校对，确保测压准确性和可靠性。⑤测压径路需保持通畅，不能有任何气泡或凝血块。经常用肝素盐水冲洗，冲洗时压力曲线应为垂直上下，提示径路畅通无阻。⑥测压装置的延长管不宜长于100cm，直径应大于0.3cm，质地需较硬，以防压力衰减，同时应固定好换能器和管道。⑦注意观察：一旦发现血栓形成和远端肢体缺血时，必须立即拔除测压导管。

（5）临床意义：动脉血压反映心脏后负荷、心肌氧耗、做功及脏器和周围组织血流灌注，是判断循环功能的重要指标。组织灌注除了取决于血压外,还与周围血管阻力有关。若周围血管收缩,阻力增高,虽血压不低,但组织血流灌注仍然不足。不宜单纯追求较高血压。

①正常值:随年龄、性别、精神状态、活动情况和体位姿势而变化。

②动脉血压组成成分:a.收缩压(SBP):代表心肌收缩力和心输出量,主要特性是克服脏器临界关闭血压,以维持脏器血流供应。SBP<90mmHg 为低血压;<70mmHg 脏器血流减少;<50mmHg 窦房结灌注减少,易发生心搏骤停。b.舒张压(DBP):与冠状动脉血流有关,冠状动脉灌注压(CPP)=DBP-PCWP。c.脉压:脉压=SBP-DBP,正常值为 30~40mmHg,代表每搏量和血容量。d.平均动脉压(MAP):是心动周期的平均血压,MAP=DBP+1/3(SBP-DBP)。

③有创血压监测的价值:a.提供正确、可靠和连续的动脉血压数据。b.可进行动脉压波形分析,粗略估计循环状态。c.便于抽取动脉血进行血气分析。

(6)创伤性测压的并发症

①血栓形成与动脉栓塞:血栓形成率为 20%~50%,手部缺血坏死率<1%。其原因有:a.置管时间过长。b.导管过粗或质量差。c.穿刺技术不熟练或血肿形成。d.重症休克和低心输出量综合征。e.动脉栓塞发生率桡动脉为 17%,颞动脉和足背动脉发生率较低。防治方法:a.用超声测定尺动脉血流。b.注意无菌操作。c.减少动脉损伤。d.经常用肝素稀释液冲洗。e.多发动脉病变患者,术前应关注病变血管的位置,选择无血管病变的肢体进行动脉压监测,包括无创和有创。避免选择病变侧血管进行动脉压测量,影响血压监测的准确性。f.发现末梢循环欠佳时,应停止测压,并拔除动脉导管,必要时可急诊手术取出血块等。现采用一次性压力换能器,带有动脉管路持续冲洗功能,安全性已大大提高。

②动脉空气栓塞:严防动脉空气栓塞,换能器和管道必须充满肝素盐水,排尽空气,应选用袋装盐水,外围用气袋加压冲洗装置。

③渗血、出血和血肿。

④局部或全身感染:严格无菌技术,置管时间最长 1 周,如需继续应更换测压部位。

近年来,动脉压的变异在动态反映容量反应性方面的意义逐渐得到越来越多的认识。收缩压变异性(SPV)和脉压变异性(PPV)以及其他相关测定可预测机械通气患者的心脏前负荷及患者对容量治疗的反应性。SPV 及 PPV 作为动态反映指标更有临床参考价值。目前此类方法仅在机械通气患者中得到证实,在临床的应用还缺少确切的阈值和统一的技术标准。

(三)中心静脉压

将导管插入胸腔内大静脉所测得的压力,就是中心静脉压(CVP)。反映右心系统的静脉压或右心房平均压,正常 3~10cmH_2O。表示心脏功能与血容量和血管张力之间的关系。

$$\text{CVP}=\frac{\text{有效血容量}}{\text{心脏功能}+\text{血管容积}}$$

1.临床意义

测定 CVP 对了解有效血容量和右心功能有十分重要意义。

(1)血容量不足:若动脉压、尿量及 CVP 都低(0～5cmH_2O),血容量不足。

(2)心功能不全:动脉压低、尿少而 CVP 高(＞15cmH_2O)表示心功能不全,应考虑用强心药、心脏压塞、输血补液过荷,或外周血管收缩等原因所致。如 CVP 上升,尿量减少,肺底出现湿啰音,说明循环过荷。必须终止或缓慢液体输入,并行利尿处理。分析 CVP 测定值必须结合临床所见,必须排除影响 CVP 的各种因素。

(3)右心房平均压:以 CVP 来代表。

临床用于休克、脱水、失血和血容量不足、心力衰竭、大量输血、CPR 后维护循环功能等作为脱水和液体治疗的观察指标。

2.测定方法

CVP 的测定较简单,不需要复杂仪器,仅需一个水压表。

(1)插管途径:有上腔静脉经颈内静脉(IJV)、颈外静脉(EJV)、锁骨下静脉 3 种。也选择下腔静脉经股静脉或大隐静脉插管。

(2)IJV 插管:颈内静脉始于颅底,沿颈垂直下行,先向后然后向外侧,最后在颈总动脉的前外侧。患者仰卧,头低 15°～30°,使静脉膨胀,并防止气栓。

(3)EJV 插管:颈外静脉(EJV)浅表,容易看到,且较正直,易于穿刺。但 EJV 有锐角的弯曲,导管很难通过,需要用特制的能屈曲的 J 形导管。EJV 有静脉瓣,一在锁骨上 4cm 处,一在进入锁骨下静脉部位,深插导管多较困难。但是,此法成功率达 90%,较安全。患者仰卧,肩下垫薄枕,头侧向一边,使穿刺侧充分显露,头低 5°～10°,麻醉科医师站于患者头前。先用穿刺针或套管针(先用棱针挑开皮肤)穿入 EJV,拔去针芯,插入 J 形导丝,然后沿钢丝导入导管,成人深 15～17cm,小儿 5～10cm。

(4)锁骨下静脉插管:锁骨下静脉成人长 3～4cm。前面为锁骨的内侧缘,后面为前斜角肌,下面是第 1 肋骨宽阔的上表面,越过第 1 肋骨上表面向上呈弓形,然后向内、向下和轻度向前跨越前斜角肌与 IJV 汇合。进针途径有锁骨下法和锁骨上法。

(5)股静脉插管:在腹股沟韧带下方 2 横指处触到股动脉搏动点,在其内侧 0.5～1cm 处穿刺或静脉切开,置入导管。在技术上无困难,安全性好,但导管能否达到中心静脉部位难以判断;导管在血管内行程长,增加损伤和感染的机会。从股静脉插管,以右侧较易进入。

3.影响 CVP 测定的因素

(1)导管位置:导管位于右心房或近右心房的上、下腔静脉内测置准确,管端达不到上述位置的,测压不准;颈内或锁骨下静脉插管,深度易控制,基本保证管端在中心静脉,要比下肢静脉插管测得值可靠。

(2)标准零点的偏差:要控制在±1cm,否则将严重影响测值。以右心房水平线为理想标准零点。

(3)胸内压:患者屏气及麻醉等影响胸内压而改变 CVP 的测量数值。

(4)机械因素:如测压系统的通畅度,测压系统通畅,提供正确的 CVP 测压数值。CVP 导管要粗,防血凝块堵管,必要时每 500mL 液体内加肝素 3～5mg。

4.常见并发症防治

(1)气胸:锁骨下或颈内静脉穿刺过深或伤及胸膜,发生率锁骨下>颈内>锁骨上法。

(2)气栓:空气经穿刺针或导管进入血管,多发生在插入导管时,或因患者采取头低位。故穿刺时患者头低位时可避免。

(3)纵隔血肿:误伤颈总动脉或撕破静脉。

(4)血(气、水)胸:误伤大血管的同时又刺破胸膜,血液进入胸腔则形成血胸或血气胸。导管误入胸腔、纵隔,并将液体注入,引起水胸或水纵隔。故要判断管端位置位于血管内。

(5)心脏压塞:用较硬的导管,尖端顶住心房或心室壁,每次心跳与导管摩擦损伤心壁,引起穿孔。一旦导管进入心包腔,即引起心包腔积液积血,当液量达 300～500mL 时,引起致命的心包填塞。发生后按心脏压塞抢救。

(6)导管断入:穿刺针内的导管不许回拔,勉强回拔,导管断入,断管随血流漂流,发生栓塞、败血症。抗感染无效时,需手术切开取出。

(7)感染:穿刺和置管本身增加了一个感染的途径,置管时间越久,可引起血栓性静脉炎。故导管留置期间要无菌护理,预防感染的发生和发展。

5.CVP 禁忌证

按穿刺部位的不同,CVP 的禁忌证如下。

(1)颈内或锁骨下或锁骨上静脉插管:严重胸部创伤,呼吸功能不全或衰竭;肺尖有肺大疱、肺气肿;严重高血压(收缩压>180mmHg);凝血障碍;局部有感染、烧伤;外伤及气胸;患者不合作。

(2)股静脉插管:局部感染、烧灼伤;腹膜炎;腹压过高;下肢瘫痪;下腔静脉堵塞或损伤;股动脉无搏动;老年或有肺动脉梗死患者。

(四)肺动脉楔压

肺动脉楔压(PAWP),也称肺毛细血管楔压,是临床上进行血流动力学监测中最常用的,也是最重要的一项监测指标。测量方法通常是用 Swan-Ganz 气囊漂浮导管,从锁骨下静脉或颈内静脉或股静脉或肘静脉进入腔静脉,经右房、右室、肺动脉,至肺静脉末梢分支部位,并阻断其局部血流。此时导管头端所测得的压力,即为 PAWP。同时可测 CVP 和 PAP。

1.临床意义

Swan-Ganz 导管的广泛应用,是自 1970 年来心血管监测最大的进展。其临床意义如下。

(1)测定心功能:若无二尖瓣病变,PAWP 与左房平均压或左室舒张终末压相接近,可以忽略不计,即 PAWP=肺静脉压,即左房压。可间接了解左心功能;结合 CVP 的测定值,就能测出左右心功能情况。

(2)测定心排血量:通过热稀释法测出心排血量,或抽取右房静脉血,由特制的电子计算机计算出心排血量。并从管端抽取混合静脉血进行氧代谢的监测和计算,是目前能提供较多生理参数及危重患者常用的循环监测方法。

(3)指导输液:计算出左心室做功,更利于及时控制输液量。失血性休克患者,如 PCWP

低，则提示应补充血容量；心源性休克的患者，如 PCWP 升高，提示左心衰竭或肺水肿。

(4)适应证：适用于对血流动力学指标、肺脏和机体氧合功能的监测。对任何原因引起的血流动力学不稳定及氧合功能改变，或引起这些改变的危险因素均可适用。包括：①急性心肌梗死伴休克；②原因不明的严重低血压；③多器官功能障碍；④肺动脉高压；⑤低心排综合征；⑥血流动力学不稳定须用强心药或 IABP 维持患者。

(5)肺动脉导管检查(PAC)绝对禁忌证：在 PAC 经过的通道上有严重解剖畸形，导管无法通过或导管本身即可加重原发疾病。如右心室流出道梗阻、肺动脉瓣或三尖瓣狭窄、肺动脉严重畸形等。下列情况慎用 PAC：①严重心律失常；②细菌性心内膜炎或动脉内膜炎；③心脏束支传导阻滞，尤其是完全性左束支传导阻滞；④严重肺动脉高压；⑤严重出血倾向；⑥心脏及大血管内有附壁血栓；⑦疑有室壁瘤且不具备手术条件者；⑧近期植入起搏导管者。

2.测定步骤

选择锁骨下、颈内、肘或股静脉之一，进行穿刺或血管切开后插入其导管，测定步骤如下。

(1)穿刺：先用 18 号套管针经皮穿刺或切开插入入选静脉，退出针芯，留置套管。

(2)放入导丝：自套管放入导丝至静脉内，退出套管。

(3)扩张静脉：用小号血管扩张器，自导管穿入，使静脉扩张，退小号血管扩张器，改用大号血管扩张器，使扩张器(导管鞘)沿导丝进入静脉。

(4)再次扩张静脉：留大号扩张器在静脉内，退出导丝。

(5)置管：自大号扩张器插入管腔内充满稀肝素液的 Swan-Ganz 导管入腔静脉。连接测压装置监测压力，推进导管，观察静脉压波形。

(6)保持导管通畅：肺动脉导管(PAC)插到右房(约 20cm)，测量右房压(RAP)，可充气 0.8～1.0mL 使导管气囊膨胀，推进导管，同时不断注入生理盐水使导管保持通畅。导管进入右室，气囊再注气 0.5mL，使气囊完全充气。此时，可记录到 SP 突然升高、DP 迅速降至零点的压力曲线(波形)。导管再推进即进入肺动脉，其 SP 高度与右心室相同，而 DP 高于右心室。

(7)PAWP：导管前进达到肺动脉分支，肺血管腔被气囊阻塞，肺血流受阻，肺动脉压力衰减，出现接近于肺动脉舒张压的小振幅波，即 PAWP。气囊排气，退管约 2cm，又呈现肺动脉压力波形。记录导管插入深度，并固定导管，局部覆盖敷料。

(8)PAP：交替地气囊充气和放气，即得到测定的 PAWP 和 PAP。气囊充气应缓慢，每次约 5 秒；每次气囊充气不超过 1～2 分钟，也不宜少于 2 次呼吸周期。

(9)调整导管位置：每次测压时，使导管端留置于合适位置，使 PAWP 在保持充气时才能测得。

(10)零点位置选择：传感器的零点位置，以右房水平为准(即腋中线)。

3.PAWP 监测值分析

将测得的结果结合临床进行分析。

(1)正常值：正常 PAP 15.4～30.7mmHg；舒张压 6.2～15.4mmHg；平均压 9.2～20.6mmHg；PAWP 5.1～12.3mmHg；右心室收缩压 15.4～25.6mmHg，舒张压 0～

8.2mmHg;右心房平均压 0～7.2mmHg。

(2)左心功能欠佳:PAWP＞20.6～24.6mmHg 时表明左心室功能欠佳,应限制液体治疗。

(3)肺水肿:PAWP 升高与肺水肿的发生有关,PAWP 18.4～20.6mmHg 肺开始充血;21.5～25.6mmHg 肺轻至中度充血;26.6～30.7mmHg 肺中至重度充血;＞30.7mmHg 提示左心功能严重不全,出现肺水肿。临床和 X 线证实有肺水肿的人,PAWP 均＞20.6～25.6mmHg。若 PAWP＜8mmHg,伴心排血量降低,周围循环障碍,说明血容量不足。临床上多维持在12～18mmHg 范围内。

(4)AMI:急性心肌梗死后出现低血压的患者,39%伴 PAWP 降低。

(5)指导治疗:危重患者测定 PAWP 和心排血量,依据二者关系可以绘出左心室功能曲线。对采取正确的治疗有帮助,可减少盲目性。

4.并发症防治

Swan-Ganz 导管监测的严重并发症较多,要及时识别,正确处理。

(1)心律失常:室性早搏多见,发生率 10%,严重的有室性心动过速、房颤和室颤,还有传导阻滞,一旦发生应紧急处理。

(2)气囊破裂发生空气栓塞。

(3)穿刺局部或全身感染。

(4)肺动脉破裂和出血。

(5)肺梗死。

(6)导管打结等。

四、神经功能监测

(一)颅内压监测

1960 年,Lundberg 发明了颅骨钻孔侧脑室内置管监测颅内压(ICP)的方法。1973 年应用蛛网膜下隙螺栓法监测颅内压。此后,创造了一系列新的方法,包括硬膜下、硬膜外导管测压等。而导管尖端压力传感器的发明,使得脑实质内置管监测颅内压的方法得到应用。此外,无创性颅内压监测新技术的出现为临床监测颅内压开辟了广泛的应用前景。研究已证明,脑室内置管是最准确的监测颅内压的方法,同时能进行治疗性的脑积液引流。颅内压监测(ICP)是急性脑损伤治疗学上的重大进展。根据颅内压的演变,可使治疗的许多方面建立在一个合理的基础上,如同不测量血压就无法治疗高血压一样。

1.有创颅内压监测法

有创监测所用的监测设备根据测量方法分为两种类型。凡是将换能器置于脑外,用充满液体的管道传送脑脊液压力波到换能器的设备称为液压型传感器,液体及液体通路必须无菌,无组织刺激性,同时无漏液和气泡。还要防止误注药品或其他液体到颅内。主要用于侧脑室内置管测压、蛛网膜下隙置管测压、硬膜下测压;20 世纪 80 年代,随着技术进步,应用气柱、光束、金属丝代替液体管道传送脑脊液压力波到换能器。随着换能器的微型化,还能将微换能器置于导管尖端测压。常用的有尖端应变计传感器和纤维光束传感器。当和脑室导管结合时，既可测压又可以引流脑脊液。方法是用一个 4mm 空心螺栓钻穿颅骨，将传感器导入颅内的相应位置。可用于侧脑室内测压、蛛网膜下隙测压、硬膜下测压、脑实质测压。和液压型传感器相比，这类传感器感染和出血的并发症较少；很少的伪迹和漂移；不用考虑气泡、血液、组织堵塞导管问题；当患者头的位置改变时，不需重新调整传感器的位置；波形好，准确性高。缺点是费用高，纤维光束导管可能破裂。一旦置入，纤维光束导管不能重新校正。

(1)颅骨钻孔侧脑室内置管测压：颅骨钻孔侧脑室内置管，通过与脑外压力换能器连接持续测压，被认为是最标准的方法。此法简便、可靠，可以间断释放脑脊液以降低颅压和经导管取脑脊液样品及注药，具有诊断和治疗价值。缺点是属有创伤性监测，有感染的危险；置管时间一般不超过 1 周；在脑室移位或压迫时，置管比较困难。气泡、血液、组织可能堵塞导管。为保证读数的准确，当患者头的位置改变时，需重新调整传感器的位置。

(2)蛛网膜下隙置管测压：颅骨钻孔，穿透硬膜和蛛网膜，使脑脊液充满中空螺栓，再和测压管相连，测颅内压。优点是不穿脑，与侧脑室无关，避开静脉窦，测压点多，可取脑脊液样品。缺点是有感染危险；可被肿胀的脑组织或血液堵塞，干扰多，需经常平衡和校正，应用少。

(3)硬膜下测压：硬膜下置放特制的中空螺栓可测定脑表面液压。颅骨钻孔，打开硬脑膜，拧入中空螺栓至蛛网膜表面，螺栓内注入液体，然后外接压力传感器。此法测压准确，但硬脑膜开放，增加了感染的机会，现已很少应用。目前应用的是一些新的导管技术。

(4)硬膜外测压：目前比较常用的方法是将压力传感器直接置于硬膜与颅骨之间，在硬脑膜外连续测定颅内压。压力传感器只有纽扣大小，经颅骨钻孔后，水平置入约 2cm 即可。硬膜外传感器法保留了硬脑膜的完整性，颅内感染的危险性较颅骨钻孔侧脑室内置管测压和蛛网膜下隙置管测压小。但是基线易漂移，硬膜外法显示出的颅内压较脑脊液压力略高，相差 0.27～0.4kPa。近年传感器已发展为纤维光束传感器，其置入部分为含探测镜的微型气囊，根据颅内压力变化造成镜面反光强度的改变来测定颅压。尽管技术进步，硬膜外监测颅内压的准确性和可靠性值得怀疑。

(5)腰穿蛛网膜下隙置管：目前已很少应用，只是在一定特定情况下如脑积水和良性颅内高压的患者分析脑脊液循环动力学时应用。

(6)脑实质置管测压：目前，尖端应变计传感器和纤维光束传感器被应用于脑实质置管测压，作为脑室置管困难时一种替代方法。通常来说，只有当脑脊液无障碍地在各个腔之间流动时，颅内压在各处分布才可能均衡。当脑肿胀时，脑脊液流动受限甚至停止，颅内压不是均衡分布。这时脑实质置管所测压力可能是区域压力而不是真正的颅内压。长期测压，基线易漂移。

2.无创监测法

(1)囟门面积传感器：对一岁以内的婴儿可通过囟门这一特定条件来进行无创伤性颅内压评估。囟门面积传感器的优点是简便，可以准确反映呼吸和循环的变化。不过，这种方法不很精确，而且在囟门外置传感器也存在一定问题。虽然可以观察颅内压的变化，但绝对值不可靠，囟门的大小也使这一技术受到限制。

(2)视觉诱发电位(VEP)：VEP与颅内压的关系近年受到重视。现已证实颅内压的改变会影响VEP。例如脑积水的儿童VEP的潜伏期较正常儿童明显延长，从脑室引流4mL脑脊液，可使潜伏期缩短。而行分流术减压后，VEP的潜伏期恢复正常。进一步研究表明脑水肿患者VEP的N'波潜伏期与用硬膜外纤维光束传感器测定的颅内压力水平呈线性相关(r=0.90)。VEP的N，波成分起源于原始视皮质，属皮质电位活动，因此它的潜伏期对可逆的皮质损伤，如缺血或来自蛛网膜下隙压力增高的压迫是十分敏感的。通过测定VEP的潜伏期可以计算出颅内压的实际水平。美国AXON Systems Sentinel-4神经系统监护仪已配有此种软件，根据VEP参数计算显示颅内压。为无创伤监测颅内压提供了重要手段。

(3)经颅多普勒超声技术(TCD)：TCD并不能定量地反映颅内压数值，但是连续监测可以动态地反映颅内压增高的变化。研究表明，大脑中动脉的血流速度与颅内压呈反比关系。颅内压增高，脑血流量下降，大脑中动脉的血流速度减慢。血流速度的波动与颅内压的变化呈平行关系。颅内压增高时，TCD频谱的收缩峰血流速度(Vsys)、舒张末期血流速度(Vdia)和平均血流速度(Vmean)均降低，以Vdia降低最明显；搏动指数(PI)和阻力指数(RI)明显升高，频谱形态也有一定特异性。颅内压轻度增高，Vdia减低，收缩与舒张期间的切迹更加明显，收缩峰尖锐。颅内压接近舒张压时，舒张期开始部分和舒张期末频谱消失。颅内压与舒张期血压基本相同时，舒张期血流消失，仅留一个尖锐的收缩峰。因此，TCD除可动态监测颅内压增高的变化外，也能间接地评估颅内压增高的程度。

如同用临床体征来判断一样，脑干受压往往到晚期体征才较明显。颅内压监测也有局限性，仅仅在脑代谢变化构成脑肿胀时，颅内压才会产生有意义的变化。颅内压在计算脑灌注压上有很大价值，但并不能精确反映局部脑血流和脑功能。在非心脏停搏性的脑缺氧损伤，颅内压往往是正常的。神经外科手术后安置颅内压力传感器是很方便的，但用于麻醉监测和麻醉药物的观察，就需在麻醉诱导前清醒状态下置入传感器，应用受限。

(二)脑电图

脑电图(EEG)监测已有50多年历史，其反映的是大脑皮层灰质兴奋性和移植性突触后电位的综合，其许多表现能反映正常或处在临床病理状态下的大脑皮层状态。脑电图能够精确地鉴别清醒、不清醒、癫痫活动、睡眠状态和昏迷状态。

1.正常脑电图的基本要素

(1)频率：频率是指单位时间内的周波数(Hz)。人类EEG的频率一般在0.5～30Hz，决定频率的主要因素有：①神经元回路的物理特性：回路的长短及神经纤维的粗细以及神经冲动经过突触的数目；②神经元的不应期，约100ms；③神经元物质代谢速度，突触后电位是在物质代谢过程中形成的。代谢越慢则有长周期慢波；④大脑皮质神经元同步化和去同步化的程度。

①α波和α节律

a.α波指频率为8～12Hz范围内的电活动，而重复节律性地出现α活动称为α节律。α波是正常成人安静闭眼时主要的脑电活动，以顶枕部最为明显，其次为顶、额部，最低在颞部。

b.睁眼时，α活动可部分或完全消失而呈现快波。这一现象称为“α波阻断”。再次闭眼，则α波又重现。因此一般认为α波是皮质处在安静状态时的主要脑电活动表现，虽然两半球间可存在轻度的α节律的不对称性，但超过1Hz常被认为是异常。

②β波和β节律

a.β波是频率为13～30Hz范围内的电活动。正常成人脑电图可见到β波。主要见于中央区及其前部，以额部最明显。

b.当正常人从安静闭眼状态下被唤醒时，出现大于13Hz而波幅低于30μV的β活动。

c.θ和δ活动：属脑皮质的慢波。一般将δ和θ波称为慢波，而β波称为快波。脑电活动在4～7Hz范围内为θ波，常见于瞌睡和浅睡眠状态下，主要见于颞部，若为暴发性或连续性出现则为异常。δ波的频率低于4Hz，是麻醉和深睡眠状态下最明显的电活动。

(2)波幅(振幅)

①波幅指从波顶到波底的垂直高度，即电位差的大小(电压，μV)。代表脑电活动的大小和强度。通常以＜25μV为低波幅，25～75μV为中波幅，＞75μV为高波幅，＞150μV为极高波幅。

②影响波幅的因素

a.皮质神经元同步化和去同步化程度。

b.皮质神经元数量和大小。

c.神经元排列的一致性。

d.记录电极和皮质的间距。

e.神经元兴奋性。

(3)波形：波形指在一个波的周期内电位差的变动形式，由波的周期、波幅、时相等诸多要素所决定，它们之间的不同组合构成了不同的波形。如正弦样波、棘波、尖波、三相波、λ波、棘-慢复合波、K-综合波、手套型波等。

(4)位相

①为时间与波辐之间的相对关系，表示每个波长在整个周期里的位置，为同一部位在同一导联中所导出的波形，于前后不同时间里的波的位置；或两个不同部位在同一时间里所导出的脑波的位置关系。以基线为准，波顶在基线以上称为负相(或阴性)，波顶在基线以下称为正相(或阳性)。

②正常EEG两半球对应部的位相是相同的，但从额到枕可以有90°的位相差，亦即相差半个波。由于EEG是在同一时间内描记各大脑区域电活动的信号，位相相同者为同步，若每个导联的脑波的波峰都落在同一条垂直线上，又称之为同时相。位相不相同者为不同步，若两个导联的电波的差别在180°(位相差为180°)，称为位相倒置或时相倒置。

2.脑电活动与脑代谢、脑血流之间的关系

脑电活动与脑血流和脑代谢之间关系密切。脑仅占体重的2%～3%，却要消耗身体休息时总氧耗的20%。正常清醒人，脑氧代谢率的60%用于供应脑电生理活动。

皮质氧消耗与 EEG 活动存在相关性。EEG 快波占优势时，皮质具有高的氧代谢率，而当慢波占优势时，脑氧耗较低。脑循环停止后约 10 秒，缺氧导致意识丧失(脑功能障碍)，几乎同时 EEG 活动也消失(等电位)。低氧时 EEG 的改变，开始可产生短暂的 EEG 快波，这是由于刺激外周化学感受器兴奋网状激活系统。随后出现慢波活动，最后脑电活动静止。

3.麻醉药的脑电活动特点

(1)巴比妥类、丙泊酚和依托咪酯静脉麻醉药：巴比妥类、丙泊酚和依托咪酯对脑电图模式的影响都类似。

①最初是激活，然后是剂量相关的抑制。

②患者意识消失后，可见到特征性、前脑纺锤形脑电波，随着药物剂量增加，又被 1～3Hz 的多形态的脑电活动代替。

③进一步加大剂量，可导致抑制期延长，更大剂量出现暴发性抑制，在很高剂量时脑电图波形消失。

(2)芬太尼：阿片类药产生剂量相关的脑电频率降低和幅度升高。阿片类药物不会导致脑电图完全性抑制。

①小剂量(2μg/kg)的芬太尼产生慢 α 波伴有 θ 活动。

②给予大剂量或超剂量的阿片类药物，人会出现癫痫样活动，如心脏手术患者给予大剂量的芬太尼麻醉时(30～70μg/kg)，40～60 秒，α 节律变慢；60～150 秒可见弥散性 θ 波，并紧接出现 δ 波。

③超过 50μg/kg 的剂量，EEG 不再进一步抑制。

(3)氯胺酮：氯胺酮不会使脑电图活动消失，在所有剂量下脑电图的活动可能没有规律，变异很大。

①氯胺酮麻醉的特征是前脑区域占优势有节律的高幅度 θ 波活动。

②加大剂量会产生间歇的、多形态的 δ 波活动，幅度很高，其中散布低幅度的 β 波活动。

(4)氧化亚氮(N_2O)

①单独使用 N_2O 使枕部优势 α 波的幅度和频率降低。随着镇痛起效和意识消失，常可见到前脑区域快速振荡活动(＞30Hz)。

②50% N_2O 可使患者失去意识并产生 α 节律的消失，EEG 表现为快波活动伴随有 θ 波的出现，θ 波往往在颞区占优势。

③吸入浓度达 80%时，出现高波幅的慢波(4～6Hz)活动。

(5)氟烷

①EEG 对氟烷最初的反应是相对同步的 β 或高 α 活动，这见于整个兴奋期和意识消失时。

②当吸入浓度＞1MAC 时，EEG 活动逐渐变慢。

③吸入浓度大于 4MAC 时产生暴发性抑制和电活动静止。

(6)异氟烷

①亚麻醉浓度的异氟烷产生额部为主的15～30Hz脑电活动。

②意识消失时快波活动中夹杂一些2～4Hz的慢波。

③大约1MAC时出现以4～8Hz波为主的活动。

④1.5MAC时减慢至1～4Hz波为主并伴随脑电活动的抑制，偶尔可见到孤立的棘波。

⑤2～2.5MAC时脑电活动静止。1.5MAC的异氟烷加60% N_2O可出现暴发性抑制。

(7)安氟醚：安氟醚产生显著的癫痫样脑电活动，可能是消除了脑干在边缘系统和新皮质连接上的抑制作用，从而对较高结构产生直接刺激。

①安氟醚在亚麻醉浓度和1MAC时产生与异氟烷类似的EEG变化，但可见到少数慢波。

②大约1.5MAC时出现棘波和棘波群，随后出现暴发性抑制和突出于抑制波间的高电压棘波活动。

③2～3MAC的深麻醉时，EEG由间断夹着二或三组400～800μV棘波的等电位组成。

(8)七氟醚

①七氟醚和异氟烷在等MAC浓度，脑电图变化是类似的。

②无癫痫病史的患者使用七氟醚也会出现脑电图癫痫样活动。

4.脑电监测方法

(1)定量脑电图(qEEG)：EEG的定量化分析目前主要包括频域分析、时域分析和双谱分析。频域分析是以功率谱分析为主，包含了频谱分析、振幅积分分析和周期分析。时域分析主要是直接提取波形特征，瞬态波形识别。双谱分析包含了信号的位相信息以及频域中各种成分的相关信息。在分析测定EEG的频率和振幅的基础上，双谱分析还同时包括EEG的位相和谐波在内的非线性成分，真正包含了信号的全部信息。

(2)qEEG的计算机分析方法脑电地形图

①是脑电图的一种定量数字化新发展，它应用图形技术来表达大脑的电生理信息，代替了脑电图的曲线图，它能直观而醒目地利用彩色平面图形和左右侧位图形等三维或多维形式来反映大脑的神经活动，显示脑部器质性和功能性变化，使功能性变化和形态性变化有机地结合起来，对病变的部位、范围及程度能较好地显示，在病变未形成病灶或体积不够大而CT和MRI未能显影时，只要有功能变化，脑电地形图即可显示异常，故对大脑病变可起到超前诊断的作用，并可观察器质性病变对其周围正常脑组织功能的影响等，是一种目前最理想的神经电生理学的成像技术。

②脑电功率谱：关键在于把时域信号转化成频域信息，即把幅度随时间变化的脑电波变换为脑电功率随频率变化的谱图。就其物理定义而言，功率谱乃是EEG每一频率成分的功率分布的反映。可以直观地观察到脑电节律δ、θ、α、β的分布与变化情况。功率谱分析在EEG中是基本的分析内容，是各种频域分析的基础。

③双谱分析：双谱分析在功率谱的基础上又加上脑电相关函数谱的分析，既测定EEG的线性成分(频率和功率)，又分析EEG成分波之间的非线性关系(位相和谐波)。通过分析各频

率中高阶谐波的相互关系，进行 EEG 信号频率间位相耦合的定量测定。

双谱的变量是通过多变量数学回归方程计算产生的双频谱指数(BIS)一个单一变量的概率函数。范围从 0～100，指数由小到大，表达相应的深度镇静水平和大脑清醒程度。

(3)qEEG 监测的特点

①简便、无创伤地床旁连续性监测。

②直观、量化地反映脑功能状态。

③能在可逆阶段检测出中枢神经系统的异常和功能障碍，多数情况下早于临床体征的出现。

④不受患者意识障碍与麻醉状态的影响。

⑤预测中枢神经系统的功能改变和转归，特别是昏迷患者。

5.围手术期脑电图监测的应用和意义

(1)EEG 与脑代谢紧密相连：在脑组织 ATP 水平下降及细胞膜功能衰竭之前，EEG 就表现出明显的异常。如脑缺氧时早期最容易察觉的组织变化是糖酵解速度加快，或乳酸含量增加。EEG 开始出现异常与组织乳酸含量升高相关，而此时 ATP 浓度尚保持正常。异常 EEG 的改善也与乳酸含量正常化相关。

(2)EEG 对脑缺血(氧)十分敏感：EEG 反映脑氧供需之间的平衡。

①在脑氧耗受到影响之前，脑可以耐受一定程度(大约 50%)的脑血流减少。

②当脑皮质的氧供减少到一定阈值时，即脑血流降至 20～25mL/(100g · min)时，EEG 活动开始变慢。

③随着脑缺血的加重，EEG 波幅减小，在脑皮质发生不可逆损害之前，EEG 已变成等电位。这说明在 EEG 出现缺血性异常之后，尚存在脑损伤的治疗时机。

(3)EEG 与脑在头皮的局部定位相关：国际 10/20 系统电极安置法使头皮电极与脑的解剖分布之间建立了相应的关系。因此从头皮检测到的异常 EEG 具有病灶定位意义。

①脑肿瘤、脑梗死的定位。

②检测新出现的局部脑损伤区(栓塞、出血、血肿等)，EEG 变化与急性梗死区域大小和梗死的严重性相关。

③观察由于治疗、代谢或感染等所致的局部脑血流、脑功能的改变。

(4)EEG 是监测大脑癫痫放电的最好方法 L 无抽搐样发作性癫痫在急性脑梗死、颅内血肿、顽固性癫痫、脑外伤、颅内感染、脑肿瘤和代谢性昏迷患者中具有很高的发病率，而且预后差。用动态 EEG 对无抽搐样发作性癫痫进行诊断具有无可比拟的优越性，可以及时发现病情变化及时处理。

(三)脑血流

1.脑血流与脑血流量监测

(1)脑血流生理基础

①脑血流量

a.CBF 约 750～1000mL/min，占心排出量的 15%～20%。

b.CBF 的分布并不均匀，平均为 54(45～60)mL/(100g·min)。灰质的血流量较白质高。在静止状态下，脑灰质的血流量为 76±10mL/(100g·min)，而白质仅为 20±4mL/(100g·min)。灰质中又以大脑皮质的血流量最高，平均约 80mL/(100g·min)。而脑皮质的血流量又以中央区或中央前后回最高，为 138±12mL/(100g·min)。

②脑缺血时脑血流量的阈值：临界 CBF 的概念是以丧失脑电和代谢功能为界。

a.脑电活动衰竭的 CBF 阈值一般认为是在 16～17mL/(100g·min)。CBF 大于 24mL/(100g·min)时，人脑无 EEG 缺血表现。

b.脑水肿形成的 CBF 阈值在 20mL/(100g·min)。

③脑血流的调节：脑血流(CBF)主要取决于脑灌注压(CPP)和脑血管阻力(CVR)，其关系公式如下：

CBF＝CPP/CVR

CPP＝平均动脉压－平均颅内压

脑灌注压增高超过正常 30%～40%，或降低 30%～50%，CBF 可保持不变。也就是说平均动脉压在8～20kPa(60～150mmHg)范围内 CBF 依靠其自身的自动调节机制而维持稳定。超过此范围，CBF 将被动地随脑灌注压而变化。

(2)脑血流的测定方法

①热扩散脑血流量监测

a.基于热量在组织中的扩散率主要取决于组织的热传导特性和该区域血流量的原理，设计了热扩散检测脑血流的方法。因为组织的热传导特性是不变的，因此热扩散的变化能够反映血流量的变化，并且能有 CBF 的常规单位 mL/(100g·min)定量表示。

b.探针由一个薄壁导管两侧分别加上 1 个电热调节器组成，两个电热调节器之间的间距为 5mm。将点击定位于皮质。近端或负极电热调节器主要测量大脑温度，而远端或正极电热调节器设定的温度要比近端电热调节器测得温度高 2℃。这一维持 2℃温差所需的能量与脑血流量直接相关。

c.该技术的灵敏性在高碳酸血症、过度换气和心搏骤停的绵羊模型中得到很好的证实，可以测定大范围的脑血流值。但临床实际过程中，探针位置有时会移动，需要定期进行校准。为避免电极过热引起的脑损伤，因此将电热调节器测量大脑温度达到 39.1℃，就自动停止工作。因为发热在脑部疾病中常见，因此该技术不能在发热条件下工作将大大限制其临床应用。

②脑组织氧分压监测：脑组氧分压监测最早由 Clark 提出，其原理是利用一种对氧分子敏感的点击来测定局部脑组织的氧分压。氧分子通过可穿透性膜扩散至电解质溶液中，产生的电流和氧分压呈正相关关系。目前可用的电极能长时间持续稳定地记录信号。此种氧分压电极也放置在大脑皮层下白质。

③阻抗法：阻抗血流图用来测量 CBF 是根据组织内的血液对电的阻抗最小，血供多少可增加或减少组织阻抗。但是阻抗血流图主要反映的是脑血容量的变化，只能在较少程度上反

映血流率，不能定量估价 CBF。

④核素清除法

a.静脉内注射或吸入核素[133] Xe，通过头部闪烁探测器测定放射性示踪剂从组织中的清除率，得出时间-放射性强度变化曲线，即清除曲线。[133] Xe 的清除直接取决于 CBF，可根据曲线计算求出 CBF。根据探测器的数目，这种方法能提供 4cm 的空间分辨率，对于正常脑组织，可以根据血管早期流出的放射性强度推算出不同深度的血流变化，其往往代表大脑皮层灰质的高灌注区域，而血管后期流出的放射性则来源于深层皮质的低灌注区。需要同时测定呼出气 133Xe 曲线，因此用于肺部疾患患者会产生误差。

b.由于探测系统的固定所限，上述方法只能得到两个象限（即平面的）局部脑血流的分布图形。采用先进的单光子发射计算机断层扫描（SPECT，简称 ECT），利用电子计算机辅助的旋转型探测系统，可以测得许多断层图像上的 rCBF。

c.这种方法的缺点是患者要暴露于放射性元素，且还需要一些很笨重的探测器设备，所以有可能会干扰一些颅内手术进行。只能测定某个时间段内脑血流量而不能连续监测。

⑤颈静脉球氧饱和度

a.通过检测流出脏器的混合静脉血的氧饱和度能推算出脏器的摄氧量。就大脑而言，测定颈静脉球氧饱和度能够推测大脑氧摄取度，推算脑部氧供需之间的变化。

b.为了监测颈静脉球静脉血氧饱和度，将纤维光学导管逆行放置在颈内静脉球部。纤维光学束能够发射近红外光源，然后记录反射回导管的光源，这种技术成为“反射式血氧计测量法”。该技术关键是将纤维光学导管放置在颈静脉球体顶端，这样才能最大限度地降低颅外静脉血混合。大脑局灶部位发生的血液灌注不足可能不会使颈静脉球血氧饱和度低至正常范围的 55%～75%。因为颈静脉球血氧饱和度代表整个大脑氧供需之间的平衡。

⑥经颅多普勒法。

⑦激光多普勒法。

2.经颅多普勒超声技术

经颅多普勒超声（TCD）是将脉冲多普勒技术与低发射频率相结合，从而使超声波能够穿透颅骨较薄的部位进入颅内，进行颅内动脉血流参数测定。其特点是可以无创伤、连续、动态地监测脑血流动力学，为临床监测脑血流提供了简便易行的方法。TCD 通过颞窗可连续监测大脑中动脉、大脑前动脉、前交通动脉以及大脑后动脉和后交通动脉等血流变化。还能经枕骨大孔、眼睑闭合处和靠近下颌角的位置进行基底动脉、眼动脉和颈内动脉的超声检测。TCD 一个重要局限性来源于大部分检测需要通过颞骨完成，约 10%～20%的患者可能会因为颞骨的厚度影响完全扫描。

(1)TCD 脑血流速与脑血流量的关系：TCD 所测得脑血流速（常用 Vmean）能反映 CBF 变化的许多生理特性，如反映 CBF 的局部变化、CBF 的自动调节及 CBF 对 CO_2 的反应性等。

①Vmean 与局部脑血流量：TCD 通过测定每一条脑动脉的变化来观察局部脑灌注情况。Vmean 不代表平均流量，它是峰血流速度的平均值，即频谱外层曲线或血管中心的最大血流

速度的均值。

②Vmean与脑血流自动调节

a.脑血流自动调节能力保证平均动脉压(MAP)在一个很大范围内变动(8～20kPa)而CBF保持不变。此自动调节机制在一定程度上也可在Vmean上反映出来。当MAP下降不低于11kPa(83mmHg)时,Vmean可保持不变。Vmean随MAP的降低而下降是发生在CBF受到影响之前。一旦出现先兆晕厥,Vmean已降低50%,此时CBF将<20mL/(100g·min),EEG出现病理性改变提示脑缺血。

b.颈动脉内膜切除术后,由于突然解除颈动脉的严重狭窄,可导致脑自动调节丧失。CBF测定和TCD都证实脑灌注过度。CBF自动调节能力的重建约要1～2周以后。

③Vmean与脑血流的CO_2反应性

a.CO_2是强力的脑血管床扩张剂,但对直径>1mm的脑血管相对无反应。$PaCO_2$从2.6kPa～8kPa,CBF的反应基本是线性的。

b.运动试验时,$PaCO_2$不变,大脑中动脉和前动脉Vmean的升高是稳定的,过度通气$PaCO_2$下降时,Vmean将减少。

c.颈动脉严重狭窄侧支循环不好的患者,Vmean对CO_2的反应性显著降低,甚至同侧Vmean可成为负反应;侧支循环满意的患者,保留对称的CO_2反应性。

(2)TCD脑血流监测在围手术期的应用

①颈动脉内膜切除术

a.TCD监测除术前有助于病变的定位诊断,确定狭窄的程度、范围和侧支循环状况外,主要监测术中暂时阻断颈动脉时脑缺血的危险。TCD对CBF已受限的患者仍能准确监测脑灌注状态。

b.颈动脉阻断时,大脑中动脉的Vmean与EEG变化、颈内动脉(阻断后)远端血压和CBF之间存在相关性。大脑中动脉Vmean低于为30cm/s意味着CBF<20mL/(100g·min),预示患者将发生脑缺血改变。

c.颈动脉内膜切除术后,患者出现术侧的头痛,同侧大脑中动脉的Vmean与MAP呈平行变化(压力依赖型)。这是由于长期脑低灌注的突然解除,脑自动调节丧失;TCD监测证实脑过度灌注,此状况要持续2周。

②体外循环:体外循环期间TCD连续监测大脑中动脉的价值在于:

a.及时发现由于流量、灌注压力、温度等因素改变所致的CBF和脑灌注的改变,采取措施防止术中脑低灌注的情况发生,避免脑缺血损害。

b.监测出通过血管的微气栓或栓子。

c.监测主动脉内球囊反搏时患者的脑动脉血流,判断反搏增加脑血流的效果。

③脑血管病外科

a.TCD可无创伤性诊断脑血管狭窄和栓塞、脑血管畸形、大的动脉瘤、脑血管痉挛等。

b.术前判断患者Willis环侧支循环情况,脑血管舒缩反应贮备能力,提供影像学检查所不能得到的脑血流动力学资料。

c.术中控制性降压时的 CBF 监测和 CBF 自动调节功能的监测。

d.介入栓塞治疗脑动静脉畸形和动脉瘤。利于引导管的进入途径，提供栓塞后动脉供血和侧支循环情况，连续监测有无脑血管痉挛发生。

④麻醉药对 CBF 的影响：麻醉药通过直接或间接对脑血管的影响改变 CBF，TCD 无创伤连续监测技术为临床研究麻醉药对 CBF 的影响提供了重要手段。

⑤心肺复苏与颅内循环停止（脑死亡）：心肺复苏时满意的心脑血流是复苏成功的重要因素。TCD 技术为连续监测和研究心肺脑复苏期间的 CBF、脑灌注和脑血流动力学提供了一个重要的手段。

3.激光多普勒脑血流监测（LDF）

（1）LDF 的测量原理：LDF 的测量原理基于 Doppler 效应。LDF 采用红外线激光二极管发射单色的内聚激光，波长常为 780nm 左右，对生物组织的影响极低，不会产生损害。LDF 激光通过光导纤维照射被检组织表面，同时可收集被照射组织的散射光，传递至光敏探测器。

所收集的散射光由两部分组成：激光照射静止组织时产生的散射光（参考光）其频率无改变；激光照射到运动的组织（如红细胞）时发生多普勒效应（频移）产生的散射光（移动光），其频率发生改变。光敏探测器再将光学信号转变为电信号，经微处理器对此电信号进行分析即可反映被检测组织血流量的变化。LDF 通过记录激光照射下血细胞因运动而产生的散射光的频移，从而推算被检测组织的血流量。

探头所吸收的光子绝大部分来源于红细胞的反射，由于激光光束在组织中的穿透力约为 1mm，其散射的体积约在 $1mm^3$，故 LDF 可反映微循环中流动红细胞在一定容积内的浓度（CMBC）及血流流速，从而得出单位容积中的脑血流量（PU）。因此，LDF 测量主要反映单位时间内局部皮质脑血流的变化。

（2）激光多普勒脑血流监测的优缺点

①优点

a.无创伤性持续监测脑微循环血流量。

b.监测较大范围内的血流动力学变化。

c.瞬时测量时间为 0.1 秒，可以迅速反馈血流变化，符合多部位重复测量的需要。

d.适用于床边监护，神经外科术中监测及动物实验的皮质脑血流监测。

e.常用于监测脑血管自动调节功能及脑血管对 CO_2 浓度变化的反应性。

②缺点

a.不能反映血流量的绝对值大小，多用百分率表示血流量的相对变化情况。

b.LDF 发射的激光不能穿透颅骨，测量时需暴露脑组织。

c.只能测量激光照射范围内的血流量变化，无法反映脑组织局部病理性改变。

d.对探头移动很敏感，测量时需相对固定探头。

e.受可见血管影响，测量时应避开大血管。

第二章　内分泌科麻醉

第一节　糖尿病患者麻醉

近年来糖尿病已成为围术期常见的伴发症。有研究认为，糖尿病慢性并发症及对器官功能的影响较糖尿病本身的病程和血糖控制的程度，对患者围术期发病率和病死率的影响更大，因此麻醉医师应重点评估和治疗糖尿病相关靶器官疾病（心血管功能障碍、自主神经病变、肾功能障碍、关节胶原组织异常、感染等），以期改善患者的预后。

一、糖尿病诊断标准和分型

（一）糖尿病诊断标准

2010 年美国糖尿病学会（ADA）糖尿病诊断标准：

1.糖化血红蛋白 AIC≥6.5％。

2.空腹血糖 FPG≥7.0mmol/L。空腹定义为至少 8h 内无热量摄入。

3.口服糖耐量试验，2h 血糖≥11.1mmol/L。

4.在有典型的高血糖或高血糖危象症状的患者，随机血糖≥11.1mmol/L，无明确高血糖症状的患者，检验结果应重复确认。

糖尿病可分为原发性和继发性糖尿病。

（二）糖尿病分类

1.原发性糖尿病

原发性糖尿病通常由于遗传基因等异常，引起胰岛素分泌相对或绝对减少，或胰岛素受体敏感性下降，组织利用葡萄糖障碍。临床分型包括：

Ⅰ型：胰岛素依赖性糖尿病（IDDM），发病机制有自身免疫机制参与，常有抗胰岛细胞抗体存在，胰岛 β 细胞不能正常分泌胰岛素，导致机体胰岛素绝对缺乏。IDDM 通常在儿童期发病，患者消瘦，有酮症酸中毒倾向，需要补充外源性胰岛素进行治疗。

Ⅱ型：非胰岛素依赖性糖尿病（NIDDM），一般认为发病非免疫机制介导，NIDDM 患者胰岛 β 细胞能够分泌胰岛素，多数患者由于高血糖的刺激作用，血浆胰岛素水平高于正常人，但此类患者细胞的胰岛素受体敏感性降低，组织不能有效利用葡萄糖。NIDDM 通常成人起病，患者多数肥胖，不易发生酮症酸中毒，容易发生高血糖性高渗性非酮症昏迷。体育锻炼、饮食控制及口服降糖药治疗有效。

2.继发性糖尿病

糖尿病是其他系统性疾病或综合征的表现之一，包括胰腺疾病、内分泌激素异常、药物或化学试剂诱发、遗传综合征、胰岛素受体异常、妊娠合并糖尿病等。

二、糖尿病主要病理生理

(一)代谢紊乱

糖尿病由胰岛素绝对或相对不足引起，胰岛素缺乏导致机体失去促合成和抗分解作用。糖尿病代谢紊乱主要包括糖、脂肪、蛋白质代谢紊乱。

1.糖代谢紊乱

高血糖是糖尿病患者最常见的表现。糖尿病患者糖利用障碍导致高血糖、糖尿、组织脱水、血浆渗透压增高。由于应激反应时儿茶酚胺、皮质醇、胰高血糖素均可明显升高，进一步对抗和抑制胰岛素的释放和作用，所以围术期血糖控制更加困难。血糖严重升高以及机体脱水可导致高渗性非酮症昏迷，多见于NIDDM患者，尤其是老年患者，其口渴反应差，容易发生脱水。高渗性非酮症昏迷患者有严重高血糖、血浆高渗透压，可表现为癫痫、昏迷，由于血液浓缩静脉血栓发生率增高，常无酮症酸中毒的表现。

低血糖也是糖尿病患者常见的并发症。糖尿病患者体内糖原储备差，术前禁食、术中应用胰岛素而补糖不足是低血糖的常见原因。糖尿病手术患者若肾功能减退，胰岛素和口服降糖药的代谢和排泄受到影响，作用时间延长，也容易诱发术中低血糖。患者术中低血糖引起的交感神经兴奋表现常被误认为麻醉过浅，低血糖引起的神经症状容易被麻醉药物的作用掩盖，贻误治疗。

2.脂肪代谢紊乱

没有足够的胰岛素阻止脂肪酸代谢，脂肪大量分解而氧化不全，会引起丙酮酸、乙酰醋酸、β羟丁酸聚积，严重者发生酮症酸中毒。表现为代谢性酸中毒、高血糖、脱水、低钾、骨骼肌无力等。脱水多由于渗透性利尿和呕吐所致，低钾常发生于酸中毒纠正后，骨骼肌无力系纠正酸中毒后的低磷血症所致。

3.蛋白质代谢障碍

分解代谢增强，表现为负氮平衡，尿氮排出增加，同时加重脱水。

(二)继发性改变

长期高血糖可造成组织细胞损害，产生一系列并发症，但并发症的原因尚不完全清楚，可能与高血糖引起的山梨醇产生过多和蛋白、胶原糖化有关。常见的并发症包括：

1.血管病变

动脉硬化和微血管病变，引起高血压、冠心病、脑血管病、下肢坏疽等。糖尿病患者血糖增高使肝脏合成巨球蛋白增多，增加血液的黏稠度，并生成一些有害的大分子如山梨醇，导致细胞肿胀而阻碍微循环血流。血管病变和血液黏稠度增高均可损害重要器官的血流自身调节功能。

2.肾小球病变

可出现肾功能不全,最终导致肾衰竭。

3.自主神经病变

糖尿病并发高血压的患者50%有糖尿病自主神经病变:限制心脏对血管内容量变化的代偿功能,可导致静息心动过速、心率变异性减小,还可发生无痛性心肌缺血,并使患者处于心血管系统不稳定状态(例如诱导后低血压),甚至心源性猝死。胃肠道自主神经病变可引起胃轻瘫,胃排空减慢和胃内容物潴留,麻醉期间反流误吸危险增加。

4.感染

糖尿病患者白细胞趋化作用减弱、粒细胞吞噬活性受损,容易发生继发感染。糖尿病患者中有2/3会出现围术期感染,感染是术后死亡的常见原因之一。

三、糖尿病患者麻醉前准备

(一)术前血糖控制

1.围术期控制血糖的必要性

(1)血糖控制不佳,IDDM患者易导致酮症酸中毒。

(2)血糖控制不佳,NIDDM患者高血糖使血浆渗透压升高,可造成脱水、血容量减少、细胞内脱水、出现神经精神症状、甚至高渗性昏迷。

(3)围术期有发生低血糖的可能,而且全麻状态下,低血糖症状会被麻醉作用掩盖,围术期严重低血糖可造成生命危险。

(4)血糖大于11.1mmol/L会促进糖基化反应,产生异常蛋白,从而降低组织的弹性和延缓伤口的愈合。组织弹性降低可导致关节强直,寰枕关节固定造成插管困难。

(5)高血糖破坏了白细胞的吞噬性、调理性、趋化性,另外高血糖环境利于细菌生长,因此糖尿病患者围术期感染发生率增高。

(6)血糖水平对广泛性颅内缺血后神经系统的恢复有重要影响,发生卒中时高血糖患者神经系统的短期和长期预后较差,但局灶性脑缺血时的情况可能不完全相似。

(7)有研究发现,体外循环心脏手术患者心肺转流期间低体温和应激反应会使胰岛素作用降低,血糖明显升高,复温以前给予胰岛素降血糖的作用有限,此时正性肌力药物无法维持有效的心室搏动,造成脱机困难和心肌缺血的危险性增加。体外循环心脏手术患者如心脏复跳后,大剂量正性肌力药物无法维持循环,但心脏的充盈压、节律、血气和电解质正常时,需考虑高血糖可能,静脉给予胰岛素后,心肌收缩力可明显恢复,有助于迅速脱离体外循环。

2.糖尿病患者术前血糖控制目标和药物准备

择期手术前应尽量使血糖达到良好控制,如术前检查发现糖化血红蛋白AIC>9%,或空腹血糖>10.0mmol/L,糖耐量试验2小时血糖>13.0mmol/L,择期手术应推迟。

由于担心围术期低血糖的风险和危害,麻醉医生通常希望将患者的血糖控制在轻度升高状态。但有研究认为严格的血糖控制可明显延缓微血管病变,对合并妊娠糖尿病的妊娠妇女更有好处,也能改善体外循环心脏手术患者和中枢神经系统缺血患者的预后。

单纯饮食控制或口服降糖药控制血糖的糖尿病患者,行小手术可维持原来的治疗,不需要特殊处理,但行中、大手术或有感染等明显应激时,应考虑改用胰岛素治疗。二甲双胍应在术前停用。服用磺脲类降糖药者,术前3天应停用长效磺脲类药物(格列本脲、氯磺丙脲),改用短效磺脲类药物。值得注意的是,短效磺脲类药物在老年患者中也会引起低血糖反应。何时停用口服降糖药尚有争议,一般主张在术晨停用药物。

术前已经常规使用胰岛素的糖尿病患者,行小手术可维持原治疗。但行中、大型手术或有感染等明显应激时,因长效胰岛素可能导致延迟性低血糖,故应在术前几天停用,改用胰岛素或中效胰岛素代替。有研究认为术前晚中效胰岛素应停用,以防止空腹低血糖,但应激可引起胰岛素不敏感,手术前一天晚上停用胰岛素可能导致术晨高血糖,酮体增加。

(二)术前评估

无论急诊手术或择期手术,术前应详细了解患者的糖尿病类型,有否低血糖、酮症酸中毒和高渗性非酮症昏迷的病史,糖尿病慢性并发症状况,术前使用胰岛素的剂型、剂量或口服降糖药的种类、剂量及最后一次用药时间,过去麻醉和手术史。

评估糖尿病慢性并发症情况和器官代偿功能,包括肾功能不全、感觉神经和自主神经病变、冠状动脉和外周动脉粥样硬化、缺血性心脏病等。糖尿病慢性并发症对麻醉处理影响很大,明显增加麻醉风险。统计表明有严重肾功能不全、心衰或自主神经病变的患者行冠脉搭桥手术,糖尿病患者的危险性比非糖尿病患者增加5～10倍,而无心、肾、神经病变时仅为非糖尿病患者的1～1.5倍。

糖尿病患者发生自主神经功能紊乱可达50%。自主神经病变导致的胃麻痹可引起误吸,在术前应用甲氧氯普胺可使胃加速排空。自主神经病变使心率变异性发生改变,心脏对调节自主神经功能的药物,例如麻黄碱、阿托品的作用不敏感。由于自主神经病变,糖尿病患者可能发生隐匿性冠心病,冠状动脉狭窄明显但无心绞痛等症状,围术期心律失常、心搏骤停可能也与此有关。

寰枕关节强直或脱位也是糖尿病患者慢性组织损害的表现,可能影响到颈部活动,导致气管插管困难。患者表现为颈部疼痛,X线检查可明确诊断。糖尿病患者术前必须常规检查颞下颌关节和颈椎活动度来判断插管的困难程度。

糖尿病患者因创伤或感染而需要急诊手术时,常有明显的代谢紊乱,如酮症酸中毒,通常不允许有足够的时间去纠正代谢紊乱。即使用很短时间纠正水和电解质紊乱,但试图完全消除酮症酸中毒,然后再开始手术是不可能的,也没有必要为了完全纠正酮症酸中毒而延期急诊手术。代谢紊乱可使术中发生心律失常、低血压等,应迅速补充容量和胰岛素治疗,治疗电解质紊乱,纠正酸中毒,围术期风险会相应减少。

(三)术前用药

患者在手术和麻醉前精神过度紧张,可导致血浆儿茶酚胺升高,引起反应性血糖升高,术前给予镇静药可减轻应激反应。老年人或心功能差的患者应减量使用地西泮、苯巴比妥钠,吗啡易致血糖升高并有致吐作用应避免使用，使用阿托品或东莨菪碱可降低迷走神经张力，但不宜用于并发青光眼的患者。

四、糖尿病患者的麻醉处理

糖尿病患者的麻醉选择和实施非常重要，血糖浓度的监测和糖尿病慢性并发症的诊断治疗也同样重要。术中必须要有快速血糖浓度监测，尿糖监测不够精确，但导尿标本可作酮体测定。

（一）麻醉选择

根据糖尿病病情和并发症严重程度，结合手术部位、类型、手术操作和创伤对机体的影响，尽可能选用对代谢影响较小的麻醉方法。

椎管内麻醉的优点是能阻断手术时交感兴奋，保持胰岛素释放，有利于血糖调控，但必须注意操作时应有严格无菌要求，防止感染。对有周围神经病变，末梢感觉异常的糖尿病患者，操作尤应细致，麻醉药浓度不宜过高，以免损伤神经组织。对伴有动脉硬化、高血压的糖尿病患者，麻醉药应分次逐渐追加，与非糖尿病患者相比，糖尿病患者椎管内麻醉麻醉药的起效时间可能延迟，阻滞平面可能较广，血压下降的程度也较大。

合并周围神经病变患者选择神经阻滞麻醉时，注意避免操作引发的神经损伤，局麻药应适当降低浓度，不应加用肾上腺素以免神经滋养血管过度收缩，局部缺血造成神经缺血水肿损伤。

目前常用的全身麻醉药对葡萄糖的利用无明显干扰，异氟烷和恩氟烷对血糖无影响，氧化亚氮在充分供氧时对血糖也无影响，静脉麻醉药硫喷妥钠、丙泊酚，镇痛药芬太尼及肌肉松弛药阿曲库铵、维库溴铵等没有增高血糖的报道，均可安全使用。

（二）术中胰岛素的应用

胰岛素的主要作用是预防高血糖和抑制脂肪分解代谢，避免酮体大量生成。

胰岛素依赖性糖尿病（IDDM）和非胰岛素依赖性糖尿病（NIDDM）在病因和病理生理学有很大不同。IDDM 患者因胰岛素的绝对缺乏，术中必需应用胰岛素。NIDDM 患者血糖控制较好的，施行小手术术中可不用胰岛素治疗，但要严密监测血糖变化，如果行中、大型手术术中仍需使用胰岛素。NIDDM 患者常伴胰岛素抵抗，手术应激会增加胰岛素抵抗，多数患者虽然本身有高胰岛素血症，术中仍需大剂量胰岛素来防止高血糖，应用胰岛素的效果不如 IDDM 患者。

1.胰岛素皮下注射

胰岛素的吸收受许多因素的影响，研究发现手术对皮下注射胰岛素的吸收没有影响。

2.胰岛素间断静注

方法简单且不需要特殊装置，有报道认为用这一方法控制血糖的效果比皮下注射胰岛素好，但胰岛素间歇静注不符合生理要求，会使血糖不稳定，高血糖或低血糖的发生率增加，酮症的发生率也会升高。

3.GIK 液

GIK 液是葡萄糖、胰岛素和氯化钾按一定的比例配制而成，无论输液速度的快慢，液体中胰岛素和葡萄糖的比例是不变的，可避免单一胰岛素或葡萄糖过多输入而造成的严重低血糖或高血糖，使用较方便，适用于大多数患者。缺点是手术应激强度、持续时间、麻醉类型、药物种类和体温等会影响每单位胰岛素代谢葡萄糖的量，术中血糖有波动，因此 GIK 液中胰岛素和葡萄糖配制比例应在术中不断按血糖监测结果而调整。配制 GIK 液一般每克葡萄糖需胰岛素 0.32u，手术开始时常用的 GIK 液配制方法是在 10% 葡萄糖 500mL 中加胰岛素 16u 和氯化钾 10mmol/L。术中监测患者血糖维持在 5～10mmol/L 时，不需要增减胰岛素用量，监测血糖大于 10mmol/L，应增加胰岛素 4u，监测血糖小于 5mmol/L，则应减少胰岛素 4u。

4.可变速的胰岛素滴注

为了避免 GIK 液的缺点，胰岛素和葡萄糖分两路静脉输入。可根据患者血糖监测结果，随时调整胰岛素的剂量，这一方法设备要求较高，需开放两路静脉，有两个输液泵，而且要求持续血糖监测，一旦一路静脉输液被阻断，就会发生可危及生命的严重高血糖或低血糖风险。

糖尿病患者术中胰岛素的需要量：1 克葡萄糖，在正常体重的患者需胰岛素 0.25～0.40u；肥胖、肝病、激素治疗或脓毒症的患者需胰岛素 0.4～0.8u；体外循环心脏手术的患者需 0.8～1.2u。另外，胰岛素的需要量随手术创伤增大而增加，胰岛素的效能随年龄增加而减小，老年人的胰岛素需要量较大，因此胰岛素的剂量应个体化。

围术期胰岛素的连续静脉输注方案：①将 10u 胰岛素加入 100mL 生理盐水中(0.1u/mL)；②最初静脉内注入 0.5～1u，然后维持输注率 0.5～1u/h；③测定血糖浓度(每 30 分钟)和调节胰岛素输注速率；④血糖低于 4.5mmol/L(80mg/dL)停止 30 分钟，使用 50% 葡萄糖 20mL，30 分钟内重复测定血糖浓度；⑤血糖4.5～6.7mmol/L(80～120mg/dL)减少胰岛素 0.3u/h；⑥血糖 6,7～10.0mmol/L(120～180mg/dL)胰岛素输注速率不变；⑦血糖 10.0～12.2mmol/L(180～220mg/dL)增加胰岛素 0.3u/h；⑧血糖大于 12.2mmol/L(220mg/dL)增加胰岛素0.5u/h。

(三)术中补充葡萄糖

以往认为，糖尿病患者术中应补充足够的葡萄糖以提供基础能量，防止低血糖，术中如不补充葡萄糖，机体就会分解脂肪、蛋白质。脂肪分解，易发生酮症，手术患者游离脂肪酸水平升高会增加心肌氧耗。但最近的研究表明，非糖尿病患者即使行中、小手术，围术期血糖也会有所增高，糖尿病患者血糖增高更加明显，术中给予含糖液体，血糖会进一步增高。糖尿病患者存在胰岛素绝对缺乏或者胰岛素抵抗，所以要让机体能够利用血糖，并且防治蛋白质和脂肪的分解，应给予胰岛素治疗，根据血糖监测的结果，判断是否给予葡萄糖，避免发生低血糖，而不是常规给予含糖液体。

(四)术中补钾

体内仅 2% 的钾离子在细胞外，血钾正常并不表明体内钾平衡。一些代谢因素会影响血钾,如酸中毒会导致钾离子从细胞内转移至细胞外,一个发生酸中毒的糖尿病患者可能血钾正常甚至偏高,但补充液体和胰岛素后会发生严重的低钾血症,故治疗时应同时补钾。肾功能正常的糖尿病患者血钾正常时,补液中氯化钾浓度可为10mmol/L,治疗过程中应复查血糖和电解质。

(五)术中补液

乳酸林格液用于糖尿病患者有争议。有研究发现,NIDDM患者术中不补液,平均血糖升高2.2mmol/L,而输入乳酸林格液平均血糖升高3.5mmol/L。围术期用乳酸林格液的糖尿病患者脂肪分解和酮体形成增加,术中需更多的胰岛素治疗。故糖尿病患者手术中是否使用乳酸林格液还有待进一步研究。

(六)术中和围术期监测

术中严密监测血糖,目前手术室中常用微量法葡萄糖测定,可以很方便及时迅速得到监测结果,毛细血管血糖值略高于静脉血糖值。应注意监测方法准确性,床边血糖监测和实验室血糖监测要进行比较,FDA规定二者差值应＜±20%。贫血、低温或组织灌注不足可能会影响指端毛细血管测定血糖的准确性。

糖尿病患者术中可突然发生心动过缓和低血压,严重时可致心搏骤停,可能与心脏自主神经病变有关,因此术前有体位性低血压、静息心动过速的患者更应加强循环功能监测。

五、糖尿病围术期急性并发症防治

(一)低血糖症

糖尿病患者手术时容易发生低血糖症。正常人禁食后,血糖可能低于2.8mmol/L(50mg/dL)而无任何症状,但糖尿病患者即使血糖高于这个水平,也可能发生症状。在清醒患者,低血糖症常表现为交感兴奋症状和中枢神经系统症状,交感兴奋症状包括心慌、出汗、饥饿、无力、手抖、视物模糊、面色苍白等,中枢神经系统症状包括轻度头痛、头晕、定向力下降、吐词不清、精神失常、意识障碍,严重者可发生昏迷,持续时间长且严重的低血糖可导致中枢神经系统不可逆损害。在全麻患者交感兴奋症状常被误认为麻醉过浅,中枢神经系统症状也被麻醉药的作用掩盖,麻醉手术过程中如发生不能解释的交感兴奋症状,尤其是有糖尿病病史的患者,应警惕低血糖症的可能。

伴有肾功能不全的糖尿病患者手术时,低血糖时有发生,这是由于肾脏功能差使胰岛素或口服降糖药的代谢排泄减慢,作用时间延长,因此必须注意术前1～2d口服降糖药的使用情况,以及使用胰岛素的次数和总量,避免过量。

治疗:一旦诊断低血糖症,可给予50%葡萄糖15～20mL静注,血糖即可上升,症状好转。也可使用胰高血糖素皮下、肌肉或静脉注射,由于其作用时间较短,可能会再次出现低血糖,注射后仍要给患者补充葡萄糖。

(二)糖尿病酮症酸中毒

1.病因

糖尿病患者由于胰岛素缺乏和胰高血糖素等对抗胰岛素的激素分泌增加,脂肪分解产生大量游离脂肪酸,游离脂肪酸代谢和运转受到影响,转而生成酮体。糖尿病酮症酸中毒多发生在1型糖尿病患者停用胰岛素后,也可因手术、感染、创伤等应激反应诱发。虽然1型糖尿病更易于发生酮症,但75%的酮症酸中毒患者系老年2型糖尿病患者。

2.临床表现

糖尿病酮症酸中毒的表现主要包括高血糖以及酮症症状,高血糖引起血浆渗透压增高、渗透性利尿、脱水、电解质紊乱等;酮症也可引起渗透性利尿和酸中毒。酮症酸中毒的发生通常需要数天的时间,患者病情逐渐加重,厌食、恶心呕吐、尿量增多,呼吸深大有酮味(烂苹果味),严重者出现血容量不足、循环衰竭、昏迷。pH小于7.0可导致中枢麻痹,肌无力,高渗利尿使总钾减少,酸中毒时钾离子由细胞内转移至细胞膜外,使血清钾浓度可能正常或稍高,当给予补液及小剂量胰岛素治疗后,代谢性酸中毒得以纠正,细胞外钾离子迅速转入细胞内,血清钾浓度急剧下降。低磷血症时有发生,由于组织分解代谢增加,损伤细胞的摄取能力,尿磷排出增多,严重时影响骨骼肌收缩能力,损害通气功能。实验室检查见血糖增高、血酮增高、尿酮阳性、血气呈代谢性酸中毒表现。

3.治疗

包括补充血容量、胰岛素治疗、纠正电解质紊乱和酸中毒。

(1)补充血容量:呕吐和利尿造成的全身性脱水严重者可达100mL/kg,应快速静脉补液,可用生理盐水快速静脉滴注1000mL或更多。扩容可增加组织灌注,纠正和防止组织缺氧,降低血糖和胰高血糖素水平,但不能逆转酸中毒。生理盐水、乳酸林格液和0.45%盐水均可应用,直到血糖低于13.9mmol/L(250mg/dL),再改用5%葡萄糖加胰岛素液体。

(2)胰岛素应用:不使用胰岛素,糖尿病酮症酸中毒不可能纠正。重度酸中毒胰岛素40U静脉注射,继之40~50U皮下注射或静脉维持,轻度酸中毒胰岛素20~40U皮下注射。虽然长期以来一直主张应用胰岛素50U/h以上直到血酮体恢复正常,但小剂量胰岛素治疗方案同样有效,并减少了低钾血症发生的程度,也无继发性低血糖的危险。0.1U/kg胰岛素静脉注射后,继以每小时0.1U/kg胰岛素静脉持续滴注。部分患者可能对胰岛素存在抵抗,应加大剂量,若在2h内血糖下降不足2.8~5.6mmol/L,胰岛素用量加倍,再2小时血糖下降仍不足2.8~5.6mmol/L,胰岛素用量再加倍。胰岛素用量足够时大多数患者血糖下降速度可达每小时3.3~4.2mmol/L,人体中胰岛素结合位点数目是有限的,最大血糖下降速率也是相对固定的(每小时4.2~5.6mmol/L)。血糖的过分快速下降也应该避免,以免脑水肿的发生。胰岛素治疗应持续到高血糖、酮症、酸中毒纠正之后。

(3)碱性药物:酮症酸中毒的改善较慢,与酮体代谢较慢有关。糖尿病酮症酸中毒的患者对酸血症的耐受程度较好,一般不用碱性药物,使用胰岛素后酮体代谢可产生碳酸氢钠,使pH得到部分纠正。严重酸中毒如pH小于7.1,HCO_3^-小于10mmol/L,可用碳酸氢钠纠治,纠正酸中毒后应复查血气。

(4)纠正电解质紊乱:酮症酸中毒患者体内钾、磷、镁等离子总量均减少,即使治疗前血钾正常甚至增高,钾缺乏仍可达 3～10mmol/kg,用胰岛素后可出现血钾快速下降。应在有足够尿量时开始补钾,开始速度按 20～40mmol/h 进行,1～2 小时监测血钾一次.根据测定血钾水平调整补钾剂量和速度。胰岛素治疗后,磷和镁的缺乏将更加明显,但常无明显的临床症状。胰岛素发挥作用之前对高钾和正常血钾患者补钾是危险的,常规补钾和镁并未证实能改善患者预后。

(三)高血糖性高渗性非酮症昏迷

1.病因

血糖极度增高时,高血糖渗透性利尿导致机体严重失水,甚至昏迷。高渗性非酮症昏迷血糖可超过 40～50mmol/L,为酮症酸中毒时的 2 倍。血浆渗透压可达 370～380mmol/L,尿糖强阳性,尿酮体阴性。

2.临床表现

高血糖性高渗性非酮症昏迷多发生于老年 2 型糖尿病患者,在围术期出现明显的高血糖和严重脱水,这些患者通常会有足够的内源性胰岛素来防止酮症,即使血糖水平高达 44.4～55.6mmol/L(800～1000mg/dL)也不致发生酮症酸中毒。老年患者口渴感觉迟钝,补液不足,容易发展到脱水,明显的高渗状态引起的脑细胞脱水导致昏迷发作,这个综合征的特征是严重脱水和神经系统两组症状和体征,神经系统方面表现为进行性意识障碍、神志模糊、癫痫发作、抽搐和昏迷,可伴低血容量性休克。

3.治疗

(1)大量静脉补液:明确系高渗性昏迷时先补充生理盐水,1～2h 内可给 2000～3000mL,随后给予低渗溶液,如 0.45%氯化钠溶液,可在中心静脉压指导下确定补液量。迅速补充 0.45%低渗生理盐水或先等渗液后低渗液,即可纠正高渗状态,但脑细胞从细胞内脱水转变为水肿也有危险,所以低渗液体的应用速度不可过快。治疗过程中,应密切观察患者意识的变化。

(2)胰岛素控制血糖,胰岛素的剂量和用法与糖尿病酮症酸中毒相似,但血糖不宜降得过低,低血压患者胰岛素静注首量不超过 20U。

第二节 皮质醇增多症患者麻醉

肾上腺由皮质和髓质组成,分泌多种激素,在调节新陈代谢、水电解质平衡,以及维持神经和心血管功能方面起着重要作用。肾上腺肿瘤可发生在皮质或髓质,并产生相应的激素,从而引起不同的病理生理改变,肾上腺皮质肿瘤和髓质肿瘤手术对麻醉有着不同的特殊要求。

一、肾上腺的主要生理功能

肾上腺髓质分泌肾上腺素、去甲肾上腺素和多巴胺，肾上腺皮质产生和分泌皮质激素（化学名称甾体激素或类固醇）已有40余种，皮质激素可大致分为三类：

（一）糖皮质激素

调节糖和蛋白质代谢的激素-糖皮质激素。以皮质醇为代表，临床常用的为可的松。促进氨基酸脱氨变为糖，即促进糖原异生作用，维持血糖的浓度。缺少时，可引起低血糖。过多时，糖原异生作用增强，可破坏蛋白质或阻止其合成，使人体皮下脂肪过度增加，血糖升高，皮肤变薄出现紫纹，肌无力，骨质疏松。此外，糖皮质激素对各种物质代谢都有影响，它与胰岛素、生长素、肾上腺髓质激素等一起来调节机体的物质代谢和能量供应，使体内的生理活动彼此协调和平衡。

（二）盐皮质激素

调节盐和水代谢的激素-盐皮质激素以醛固酮为代表，临床应用者为醋酸去氧皮质酮。使肾曲管吸收钠和氯而排出钾和磷，缺乏这种激素，则血浆中钠的浓度降低，因而水分丢失，血液浓缩，同时血钾增高。这种激素过多可导致血钠增高而钾降低。盐皮质激素对糖、蛋白质的代谢作用较轻。盐皮质激素的产生和分泌在生理状态下主要受肾素-血管紧张素系统的调节，其次是血钾、促肾上腺皮质激素等的影响。

（三）性激素

肾上腺皮质还分泌较弱的雄性激素如胶氢表雄酮、雄烯二酮和微量的睾酮，对男女少年可促成其最早的第二性征如腋毛、阴毛的出现，以及下丘脑-垂体-性腺轴的成熟，从而使其青春期健康发育。肾上腺皮质还分泌微量的雌激素，但在肾上腺肿瘤患者，因其含量增加，可使男性患者出现阳痿、不育，女性患者出现月经失调。

皮质类固醇在人体内通过下丘脑-垂体-肾上腺轴的调控能及神经体液反馈系统的作用，在平时其分泌随着昼夜时辰的不同而呈现节律的变化。以此能维持人体新陈代谢、生长发育、生理活动正常有序地顺利进行；而当遇到意外的紧急情况时，即当人的躯体和精神突然受到某种强烈刺激，以及难产、大手术、大出血等，皮质醇水平可上升数倍乃至十余倍，同时通过负反馈的调节机制，促进脑垂体促肾上腺皮质激素的释放，增强人体的应激能力。

肾上腺皮质疾病有皮质醇增多症、皮质醇减少症、醛固酮增多症和肾上腺性征异常症。肾上腺髓质疾病为嗜铬细胞瘤，其他还有肾上腺腺瘤。

二、皮质醇增多症的病情特点

皮质醇增多症又称库欣综合征。肾上腺皮质增生、功能亢进、以及肾上腺肿瘤等引起内源性皮质激素，主要是皮质醇分泌过多。临床表现主要是由于长期血皮质醇浓度升高所引起的蛋白质、脂肪、糖、电解质代谢严重紊乱，同时干扰了多种其他内分泌激素分泌，而且机体对感染抵抗力降低所引起。此外，促肾上腺皮质激素（ACTH）分泌过多，以及其他肾上腺皮质激素的过量分泌也会引起相应的临床表现。

（一）糖代谢紊乱

约半数 Cushing 综合征患者有糖耐量减低，约 20％伴糖尿病。高皮质醇血症使糖异生作用增强，并可对抗胰岛素降血糖的作用，易发展成临床糖尿病（类固醇性糖尿病）。

（二）蛋白质代谢异常

Cushing 综合征患者蛋白质分解加速，合成减少，因此机体长期处于负氮平衡状态，导致肌肉萎缩无力，以近端肌受累更为明显。皮肤变薄，皮下毛细血管清晰可见，皮肤弹力纤维断裂，形成宽大紫纹，加之皮肤毛细血管脆性增加，容易出现皮下青紫瘀斑，伤口不易愈合。患者多合并有骨质疏松，可致腰背疼痛，脊椎畸形、身材变矮。

（三）脂肪代谢异常

典型的向心性肥胖是指面部和躯干部脂肪沉积增多，由于面部和颈部脂肪堆积显得颈部变粗缩短，但四肢（包括臀部）正常或消瘦。满月脸、水牛背、悬垂腹和锁骨上窝脂肪垫是 Cushing 综合征的较特征性临床表现。

（四）高血压、低钾血症与碱中毒

皮质醇有潴钠排钾作用。Cushing 综合征患者高水平的血皮质醇是高血压、低钾血症的主要原因，加上有时去氧皮质酮及皮质酮等弱盐皮质激素的分泌增多，使机体总钠量明显增加，血容量扩张，血压上升并有轻度水肿。尿钾排泄量增加，导致低钾血症和高尿钾，同时伴有氢离子的排泄增多而致代谢性碱中毒。Cushing 综合征的高血压一般为轻到中度，低钾血症性碱中毒程度也较轻。但异源性促肾上腺皮质激素（ACTH）综合征及肾上腺皮质癌患者由于皮质醇分泌显著增多，同时弱盐皮质激素分泌也增加，因而低钾血症性碱中毒的程度常较严重。如高血压长期得不到良好控制，常有动脉硬化和肾小动脉硬化，则 Cushing 综合征治愈后血压也很难降至正常。长期高血压可以并发左心室肥厚、心力衰竭和脑血管意外等。

（五）生长发育障碍

过量皮质醇抑制儿童生长激素（GH）的分泌及作用，抑制性腺发育，因而对生长发育有严重影响。少儿时期发病的 Cushing 综合征患者，生长停滞，青春期延迟，与同龄儿童比身材肥胖矮小。Cushing 综合征生长发育障碍的原因可能与下列因素有关：①过量皮质醇抑制腺垂体分泌 GH；②直接影响性腺以及抑制促性腺激素分泌而抑制性腺发育。

（六）骨质疏松

长期慢性过量的糖皮质激素（GC）具有降低骨胶原转换作用。因此，继发性骨质疏松是 Cushing 综合征常见的并发症。主要表现为腰背痛，易发生病理性骨折，骨折的好发部位是肋骨和胸腰椎，可以引起脊柱后凸畸形和身材变矮。

（七）性腺功能紊乱

Cushing 综合征患者性腺功能均明显减退。由于高皮质醇血症不仅直接影响性腺，还对下丘脑-垂体的促性腺激素分泌有抑制作用。女性表现为月经紊乱，继发闭经，极少有正常排卵，难以受孕。在男性患者，睾酮生成减少，故主要表现为性功能减退、阳痿、阴茎萎缩、睾丸变软缩小。

（八）造血与血液功能改变

皮质醇刺激骨髓造血，红细胞计数和血红蛋白含量升高，加之患者皮肤变薄，故呈多血质外貌。大量皮质醇使白细胞总数及中性粒细胞增多，但促进淋巴细胞凋亡，淋巴细胞和嗜酸性粒细胞的再分布，这两种细胞在外周血中绝对值和白细胞分类中的百分率均减少。血液高凝状态可能与下列因素有关：①红细胞增多；②血管内皮细胞代谢增强；③血液中Ⅷ因子及VWF 浓度升高，易形成血栓。

（九）感染

大量的皮质醇抑制机体的免疫功能，机体的中性粒细胞向血管外炎症区域的移行能力减弱，自然杀伤细胞数目减少，功能受抑制，患者容易合并各种感染如皮肤毛囊炎、牙周炎、结核活动播散、泌尿系感染、甲癣、体癣等。感染不易局限，可发展为丹毒、丘疹样皮肤改变和败血症等，机会性感染增加。

（十）精神障碍

约有半数 Cushing 综合征患者伴有精神状态改变。轻者可表现为欣快感、失眠、注意力不集中、情绪不稳定，少数可以表现为抑郁与躁狂交替发生。另还有少数出现类似躁狂抑郁或精神分裂症样表现或认知障碍。Cushing 综合征精神症状发生原因可能与下列因素有关：①由于 GC 调节情感、认知和成瘾行为；②患者海马有可逆性损害；③过早出现大脑皮层萎缩。

三、麻醉要求和术前准备

（一）麻醉要求

1.维持患者血流动力学稳定，根据需要及时应用糖皮质激素，避免和预防肾上腺功能不全和肾上腺皮质危象。

2.硬膜外阻滞患者，应充分给氧，保障呼吸道通畅。

3.注意控制血糖和维持水、电解质平衡。

（二）术前准备

1.控制血糖和高血压：继发性糖尿病，术前应根据血糖水平，采取控制饮食，必要时用胰岛素控制血糖。如有高血压，应予以药物控制。

2.纠正水和电解质紊乱：对伴有盐皮质激素过多的患者常有水钠潴留和低钾血症，应用保钾利尿药，促进水钠排出和保钾，同时有利于血压的控制，必要时根据血钾水平补钾。

3.应用皮质激素：一般术前不需补充皮质激素。一侧肾上腺腺瘤或癌肿切除患者，因常有对侧肾上腺萎缩，或双侧肾上腺切除患者，术中及术后肾上腺皮质激素分泌不能满足需要，为预防术后发生肾上腺皮质功能危象，应在术前、术中及术后补充糖皮质激素。有主张术前 3～

4d 开始补充，每天肌注甲泼尼龙 40mg 或氢化可的松 100mg 静滴。

4.术前用药镇静、催眠及镇痛药应减量，一般用正常量的 1/3～1/2。肥胖患者不宜用吗啡类镇痛药，以免引起呼吸抑制或呼吸暂停。

四、麻醉选择

（一）全身麻醉

便于维持和调控循环功能。除依托咪酯有抑制肾上腺皮质功能外，其他常用静脉及吸入麻醉药对肾上腺皮质功能均无明显影响，但患者对各种全麻药及肌松药的需要量均减少。腹腔镜手术应选用全麻。

（二）硬膜外阻滞

对肾上腺皮质功能影响小，基本可满足手术需要。由于手术部位较深，常有牵拉反应及不适，需静脉辅助用药。患者肥胖引起硬膜外穿刺困难，合并有心血管疾病的患者循环功能不易维持稳定，肥胖患者呼吸道不易保持通畅等，主张用全麻或全麻复合硬膜外阻滞更为安全有效。

五、术中管理和注意事项

（一）术中管理

1.血压调控

升压药效果不明显时，应疑为急性肾上腺皮质功能不全危象。除一般抗休克治疗外，特异性应用糖皮质激素，如氢化可的松 100～300mg 或甲泼尼龙 40～80mg 静滴。如出现严重低血压休克，需增加激素用量，并给予升压药支持循环功能。此外，部分皮质醇增多症患者术前易并发高血压，术中探查、挤压肾上腺时，会使血压进一步升高，应维持一定的麻醉深度，必要时用降压药物控制血压。

2.充分估计麻醉难度

气管插管或硬膜外穿刺的困难，全麻需做好困难气管插管相应的准备，如纤支镜等，避免硬膜外反复穿刺，以免损伤。

3.加强呼吸管理

向心性肥胖和肌萎缩无力患者常合并呼吸功能不全。硬膜外阻滞患者术中应充分给氧，全麻患者应注意术后呼吸抑制及苏醒延迟。肾上腺术中易损伤胸膜而出现气胸，硬膜外阻滞患者应面罩加压吸氧，肺膨胀后缝合胸膜，并注意是否仍有气胸及肺压缩情况对呼吸造成的影响。

4.控制血糖

皮质醇增多症患者常引起继发性糖尿病，术中血糖如低于 16.7mmol/L(300mg/dL)，可不予特殊处理，肾上腺切除后血糖会下降。部分患者肾上腺切除后如未及时补充皮质激素和葡萄糖时,可发生低血糖,甚至引起患者苏醒延迟。术中应根据需要监测血糖浓度。

5.纠正电解质紊乱

患者常有低钾血症,术前未纠正,术中应继续补钾。

(二)注意事项

1.术前注意纠正电解质紊乱和调控血糖。

2.严密监测循环功能,刺激、挤压肾上腺会出现血压的升高。肾上腺切除后,尤其是双侧肾上腺切除,肾上腺皮质激素水平剧烈下降,引起血压剧降。用肾上腺皮质激素和去甲肾上腺素纠正血压,并适当补充血容量。肾上腺皮质激素需应用至术后1～2周或更长时间。

3.患者肥胖,颈部短粗,麻醉诱导及气管拔管后易出现呼吸道梗阻。

4.患者有骨质疏松,可发生病理性骨折,皮肤菲薄有出血倾向,应注意皮肤保护和肢体固定。

5.患者抗感染能力差,应注意无菌操作,并应用抗生素。

第三章　神经外科手术麻醉

第一节　常见神经外科手术的麻醉

一、垂体腺瘤

(一)麻醉前估计

(1)根据精神状态、症状和血浆激素水平,估计患者对麻醉用药和手术的耐受力。

(2)根据患者特有的外貌特征(如 GH 腺瘤患者的厚嘴唇、高宽鼻子、下颌骨前伸宽大、舌体肥厚、声门增厚及声门下狭窄、肢端肥大;ACTH 腺瘤的库欣综合征体型),估计气管插管的难易程度,备妥相应的插管用具。

(3)详细了解各种类型腺瘤本身所致的并发症,恰当评估,备妥治疗药物(如 GH 瘤伴高血糖者应备胰岛素)。

(4)垂体腺瘤手术患者对麻醉用药无特殊要求,但尽可能选用不增加循环负担的药物,用药量多数偏小;TSH 腺瘤患者如果甲亢症状未能很好控制,麻醉诱导及手术强刺激易引起循环系统激惹,麻醉用药量偏大。

(二)气管插管

一般都可在快速诱导下完成气管插管。对 GH 腺瘤独特体征患者,有时可遇到气管插管困难,应选用大号口咽通气管和喉镜。对于估计困难插管的患者建议采用下列插管措施:①施行清醒气管插管;②静脉注射羟丁酸钠待入睡后,施行咽喉、气管表面麻醉,完成插管;③采用纤维光导喉镜或气管镜完成插管;④GH 腺瘤患者声门及声门下可能存在肥厚狭窄,气管导管应选稍小一号尺寸,以防声门、气管壁损伤。

(三)呼吸管理

(1)常规机械通气,通气量 10mL/(kg·min)。术中随时监测动态血气分析,随时调整呼吸参数。

(2)术中均应选用带套囊的气管导管。术毕拔管指征:意识完全清醒配合,通气量接近术前水平,$P_{ET}CO_2<35mmHg$,$SpO_2>95\%$,肌力恢复,不存在呼吸道梗阻隐患,吞咽反射良好。

(四)注意事项

(1)由于垂体腺瘤对 ACTH 细胞的挤压,术前 ACTH 水平已明显降低,手术开始时可先给地塞米松 10mg，以后根据循环状况和手术进展再适量增用。

(2)不少垂体腺瘤患者术前合并糖代谢紊乱，血糖和尿糖均增高，但术后可下降，术中除减少糖输入量外，应动态监测血糖和尿糖变化，及时调整。

二、颅脑外伤患者的麻醉

严重的颅脑外伤，由于颅内血肿或脑肿胀压迫可形成脑疝，或同时并有脑干损伤时，患者都有不同程度的昏迷和气道阻塞，还可出现血压升高、心动过缓及呼吸减慢三联症，CT 扫描可见血肿部位及范围，另外中线结构也可不同程度移位。

(1)此刻除及时解决气道通畅外，要注意瞳孔大小的变化，是否双侧等大，应紧急准备开颅探查，术中打开颅骨时，血压可以突然下降，甚至测不出，尤其有矢状窦撕裂的患者，故应及早作好输血准备。

(2)此类患者全麻应避免应用增加脑血流、脑血容量及颅内压的药物。

(3)要注意其他并存症，如发现高热应及时降温，出现张力性气胸时应及时穿刺抽气或做闭式引流。

(4)应注意是否合并脊髓损伤高位截瘫的发生，出现应激性溃疡时应注意胃出血、心内膜出血、胃穿孔、肺出血等体征，应及时处理。

三、脑血管疾病的麻醉

脑血管病的病死率高、后遗症多，在我国是人口死亡的第一位，发病年龄多数在中年后，通常分出血性和缺血性两大类，前者主要是高血压性脑出血、颅内动静脉瘤和脑动脉畸形；后者主要是脑血栓形成和脑栓塞。外科治疗原则是：对血肿引起脑受压者，紧急清除血肿并止血；因动脉瘤或动脉畸形破裂出血者，予以切除或夹闭，以防再次出血而危及生命。对缺血性脑血管病可根据病情施行动脉内膜切除术、人工搭桥术或颅外-颅内动脉吻合术。

(一)脑出血

1.脑出血

最常见的病因是高血压动脉硬化，出血部位多在壳核、丘脑、脑桥和小脑，以壳核最多发，占 40%左右。出血多者，积聚成大血肿或破入脑室或侵入脑干，后果严重，死亡率很高。

2.麻醉处理

意识障碍不严重，患者尚能合作者，可考虑局麻加神经安定镇痛麻醉，但多数患者已不能合作，在 CT 造影过程即需给予镇静剂，全身麻醉仍是较佳的选择，必须注意以下几点：

(1)由于急诊手术，麻醉前无充裕时间准备和了解过去史，应着重了解主要脏器功能及服药史，力争检查心肺功能，44 岁以上患者要急查心电图。

(2)多数患者伴有高血压史，或长期服用 α、β-受体阻滞剂，麻醉诱导应慎重用药，减少对心血管功能抑制，减少喉镜刺激引起颅内压(ICP)升高和心血管反应。宜选用快速静脉诱导插管；对血压过高者先适当降压后再插管；首选静脉复合麻醉。对术前已昏迷且饱食患者，采用保留自主呼吸下的插管为妥。

(3)术中尽量避免血压过度波动，对高血压患者尤为重要。对中枢损害、颅压较高的患者，应防止血压过剧下降，因可降低颅内灌注压及脑自动调节功能。

(4)对病情较重的患者，术中应控制血压下降不低于麻醉前水平的30%。对高热患者宜采用快速气管内插管，选用非去极化类肌松药，以防肌颤加重高热；在较深麻醉下进行头部降温至鼻温34℃，防止寒战反应，体温每下降1℃，ICP可下降约20mmHg。

(二)脑动脉瘤

(1)脑动脉瘤的85%～90%发生在脑底动脉环的前半部；发生在后半部、椎-基底动脉系者占3%～15%；多因出血、瘤体压迫、动脉痉挛或栓塞而出现症状，容易致残或死亡，幸存者也易再次出血。

(2)根据瘤体大小可归为四类：①直径小于0.5cm者为小动脉瘤，占15.5%；②直径等于或大于0.5cm及小于1.5cm者为一般动脉瘤；③等于或大于1.5cm或小于2.5cm者为大型动脉瘤；④等于或大于2.5cm者为巨型动脉瘤，占7.8%。34%动脉瘤破裂患者可并发蛛网膜下隙出血。

(3)Hunt及Hess将脑动脉瘤分成五级见表3-1。若伴有严重全身疾患如高血压、糖尿病、严重动脉硬化、慢性肺部疾患及动脉造影示严重血管痉挛者，其评级需降一级。

表3-1 Hunt及Hess脑动脉瘤分级

分级	症状
Ⅰ级	无症状，或轻微头痛及轻度颈强直
Ⅱ级	中度及重度头痛，颈强直，有神经麻痹，无其他神经功能缺失
Ⅲ级	倦睡，意识模糊，或轻微灶性神经功能缺失
Ⅳ级	木僵，中度至重度偏侧不全麻痹，可能有早期去脑强直及自主神经系统功能障碍
Ⅴ级	深昏迷，去脑强直，濒死状态

(4)手术时机：尚有争议，有蛛网膜下隙出血(SAH)后48小时至8天内进行(早期手术)，或出血后8天至3周后进行(延期手术)两种。

(5)手术方式有：①动脉瘤颈夹闭或结扎术，为首选手术方式；②载瘤动脉夹闭及动脉瘤孤立术；③动脉瘤包裹术；④开颅动脉瘤栓塞，使瘤腔永久性闭塞，有铜丝导入法、磁凝固法、射频术和氟氩激光凝固等法；⑤经外周血管栓塞动脉瘤术。

(6)麻醉处理：麻醉处理的首要问题是防止麻醉诱导及手术过程中动脉瘤破裂，其次为预防脑血管痉挛和颅内压增高。

①麻醉注意事项：在麻醉诱导过程发生动脉瘤破裂率约为1%～4%，一旦发生，死亡率高达50%；在手术过程的发生率为5%～19%，多发生在分离动脉瘤、夹闭瘤带、持夹钳脱离、剪开硬膜ICP降至大气压水平、过度脑回缩引起反射性颅内高压时。因此，在整个麻醉过程中应注意以下问题：

a.避免增高动脉瘤的跨壁压(TMP):TMP＝MAP－ICP。正常 TMP＝脑灌注压(CPP),为 85mmHg。瘤越大,壁越薄,应力就越大。围手术期中不论 MAP 增高(浅麻醉,通气障碍等),还是 ICP 过度降低(如脑室引流、过度通气、脑过度回缩),都将增加动脉瘤的跨壁压和壁应力,动脉瘤破裂的危险性增高。

b.维持适当低的 MAP 或收缩压:由于收缩压与动脉流速成正比,流速快可形成湍流而损害瘤壁。因此,需施行降压维持 MAP 50mmHg 以上,以防止动脉瘤破裂,但要考虑脑血管自动调节的范围,防止 CBF 长期低于正常值的 5%,否则将出现脑功能障碍。对于已存在脑血管痉挛和颅高压的患者,MAP 的低限还应适当提高,以增加安全性。

②麻醉要点

a.术前准备如同脑出血患者,根据 Hunt and Hess 分级标准,颅内动脉瘤中约 55%患者属Ⅰ～Ⅱ级,Ⅲ级占 30%,Ⅳ级占 10%,Ⅴ级占 5%。患者情绪紧张者应加用镇静剂,剂量较大。已中度意识障碍、偏瘫、早期去脑强直和神经障碍者,必须先积极内科治疗,以降颅压和解除脑血管痉挛,防止呛咳和便秘,控制血压在接近正常范围。

b.术前 ECG 异常的患者,力求弄清病因。

c.麻醉过程力求平稳,严禁清醒插管及呛咳、屏气和呼吸道梗阻,尽可能减少气管插管心血管应激反应,4%利多卡因或 2%丁卡因喷雾表麻,然后施行气管插管可基本避免插管升压反应。此外,麻醉中易出现血压波动的阶段有摆体位、切皮和开颅、检查并游离动脉瘤、缝皮和苏醒期,应加深麻醉和镇痛,追加小剂量 β-受体阻断药,插管前利多卡因 1.5mg/kg 静脉注射,维持适宜麻醉深度。

d.头皮浸润的局麻药中禁忌加用肾上腺素,以免分离钳夹动脉瘤前的动脉瘤及母动脉透壁压力不稳定。在开颅过程采用过度通气,维持 $PaCO_2$ 在 4kPa(30mmHg)左右。

e.为便于分离动脉瘤,在接近母动脉前开始控制性低血压,可用三磷腺苷(ATP)及硝普钠或佩尔地平降压。异氟烷控制性降压停药后,血压渐回升,无反跳性高血压和外周血管阻力升高,故可列为常用的降压方法。

f.对高热或阻断脑主要血管需时较长者,或应用体外循环时,可以采用低温,尽量避免复温过程出现寒战。

g.在液体管理上近年来主张在动脉瘤夹闭后,应积极扩容(3H 法)以保持 CVP＞5cmH$_2$O、Hct30%～35%为宜。

(三)颅内血管畸形

(1)颅内血管畸形是指脑血管发育障碍引起的脑局部血管数量和结构异常,并对正常的脑血流产生影响。

(2)Russell 将颅内血管畸形分为四类:动静脉畸形、海绵状血管瘤、毛细血管扩张及静脉畸形。手术治疗颅内血管畸形能杜绝再出血,并阻止脑盗血,从而改善脑组织血供。畸形在重要功能中枢者不宜手术,可用血管内栓塞术,超选择导管及 IBC 塑胶注入治疗。

(3)手术种类甚多,目前以血管畸形切除术最为理想,手术原则与颅内动脉瘤手术相同,但需要广泛的手术剥离，操作时间较长，出血量极大。

(4)麻醉处理：选用全麻，按需施行中度控制性降压，并使用血液回收仪。

①目前多已采用吸入异氟烷降压；对年老、体弱、心功能差的患者可用硝酸甘油降压，速率为 0.02～0.04mg/(kg·h)。

②尼莫地平对脑血管有选择性扩张作用，对心肌抑制轻，用药后可增加心排出量，停止降压后无反跳现象，对预防术后心脑血管痉挛尤其有效，在脑血管手术中已被列为首选预防药。

③动静脉瘘致血流短路特点

a.长期可形成静脉动脉化和动脉静脉化改变，继发引起心脏肥大、脉搏增快、循环时间缩短、血容量增多，血管畸形处脑组织更缺氧，约有 14%～30%患者出现智力障碍。所以，术中必须充分吸氧，维持脑灌注压，降低颅内压，以减少颅内盗血现象。

b.由于畸形血管周围的脑组织已处于缺氧状态，故慎用过度通气。

c.畸形血管周围一旦被切除要严密观察防止发生"正常灌注压恢复综合征"引发的出血、脑水肿。

(四)颈动脉内膜剥脱术的麻醉

颈动脉内膜剥脱术的麻醉甚为复杂而棘手，患者面临脑缺血危险，且多数合并多系统疾病，因此，正确处理麻醉对患者的预后至关重要。

1.术前估计

颈动脉内膜剥脱术的最主要目的是预防卒中，同时减轻临床症状，增进生活质量和延长寿命。然而脑血管疾病、冠心病患者、术前有高血压(BP＞180/110mmHg)、糖尿病患者施行颈动脉内膜剥脱术，围手术期的病残率和死亡率明显升高。手术指征包括：短暂性脑缺血发作、无症状性颈动脉杂音、既往脑卒中患者出现新症状时。手术禁忌证为急性严重脑卒中、迅速进展性卒中、恢复迅速的卒中以及近期有心肌梗死或心衰的患者。

2.麻醉前准备与估计

(1)多次测定不同体位双上臂血压，清醒静息状态下的血压，仔细评估心血管状态，以确定患者在通常情况下的血压范围，以此确定术中和术后可以耐受的血压范围。若术前双上臂血压存在差异，术中和术后应以较高的上臂血压值作为依据，可更好反映脑灌注压。

(2)长期应用抗高血压药的患者，术前不应停用。如果术前病情不允许缓慢控制高血压，则术中不能施行快速降低高血压措施，因容易诱发脑缺血发作，可在术后进行合理治疗。

(3)术前血气分析以确定静息情况下的 $PaCO_2$，据此作为麻醉中维持适宜 $PaCO_2$ 的范围。

(4)不主张大剂量术前药，尤其是阿片类药，可用小剂量镇静催眠药。

3.麻醉处理

(1)麻醉选择：与局麻相比，全身麻醉能更好控制影响脑血流(CBF)和脑氧耗($CMRO_2$)的因素。全麻药的选择根据术中和术后能维持满意的脑灌注压，颈动脉阻断期能降低脑缺血区的代谢率以及术后即刻对患者的神经功能反应能做出全面的评估。一般需联合应用才能达到上述特殊目的。

(2)麻醉诱导及维持:诱导可以应用硫喷妥钠或异丙酚,能快速降低 $CMRO_2$;麻醉维持应用低浓度异氟烷、麻醉性镇痛药和中效非去极化肌松药联用施行平衡麻醉,可维持较浅麻醉,血流动力学较稳定,监测灵敏度较好。

(3)在颈动脉阻断中,如果监测证实脑灌注不满意,或置入分流存在困难,或置入分流不能纠正时,可用足量硫喷妥钠维持整个颈动脉阻断期的麻醉,保持 EEG 处于抑制状态,必要时用正性肌力药及血管收缩药对心血管功能进行支持。

4.注意事项

(1)维持 $PaCO_2$ 正常或稍低。高 $PaCO_2$ 具有脑内窃血、增强交感神经活性、增加心肌氧需和诱发心律失常副作用。可施行低 $PaCO_2$ 和中度低血压以降低 CBF。

(2)预防和正确治疗低血压则仍是十分必要的。

(3)常规在颈动脉窦附近施行局麻药浸润,可有效预防手术刺激所致的突发性低血压和心动过缓。

(4)一定程度的血液稀释对脑缺血有利。

(5)当准备阻断颈动脉时,肝素抗凝,在完成颈动脉内膜剥脱后与缝合伤口前,使用鱼精蛋白部分逆转肝素的作用,一般不需要完全拮抗,部分抗凝可减少术后血栓形成的概率。

(6)术中常规监测心电图、食管听诊器、体温、SpO_2、$PETCO_2$ 及桡动脉直接血压和血气分析,以便及时发现突发性血压剧烈波动。

5.术后并发症

术后最常见的并发症是血流动力学不稳定、呼吸功能不全和卒中,应及时寻找原因进行处理。

四、颅内肿瘤的麻醉

(一)颅内肿瘤患者的病理生理

颅内肿瘤按部位可粗略分为大脑半球肿瘤、小脑肿瘤和脑干肿瘤,后两者位于颅后窝,又统称为颅后窝肿瘤。病理报告以神经胶质瘤、脑膜瘤多见,余为转移瘤、结核瘤等。患者可能患病数年无临床症状,随着占位病变体积的增大出现颅压升高的症状,伴视力、嗅觉障碍、偏瘫、失语等。与麻醉有关的颅内肿瘤的病理生理变化主要是肿瘤占位引起的颅压增高,颅内压是指颅内容物对颅腔壁产生的压力,临床上一般通过测量脑脊液压力了解颅压的变化情况,颅内压力正常是维持脑功能正常运转所必需的。

1.颅压的调节

颅内容物主要有脑组织、脑脊液和血液三种成分,正常情况下,其中一种成分增加,其他两种成分则相应减少,机体通过自动调节维持颅压在一定限度之内(成人 5~15mmHg,儿童 4~7.5mmHg)的正常平衡状态。颅内肿瘤引起颅内容物的增加,早期可通过自动调节维持正常的颅压,随着颅内肿瘤体积增大,超过代偿限度颅内压即增高。有时颅内肿瘤(如颅后窝病变)体积虽然很小,但也可引起颅内压增高,这主要是因为肿瘤位置引起脑脊液回流受阻,脑积水所致。

2.脑脊液对颅压的调节、作用

由脉络丛生成的脑脊液时刻在进行着新陈代谢变化，包括生成、循环和吸收。颅内压的变动可受脑脊液分泌、循环、吸收的影响，在颅内压的调节中起重要作用。当颅压增高时，脑脊液回吸收增加，而且一部分脑脊液受挤压流入脊髓蛛网膜下隙，使颅内容物总体积减小，有利于颅压降低。

3.脑血流对颅压的调节

颅压的变化直接影响脑血流，颅压增高，脑血流减少，而脑静脉系统的血液受挤压而排出增多，脑血容量减少，因而颅压可以降低。正常情况下脑血流的调节主要通过动脉血管口径的变化来实现的，其影响因素有二氧化碳分压、动脉血酸碱度、温度等。临床上通常采用过度通气来降低二氧化碳分压，以使脑血管收缩，脑血流减少，达到降低颅压的作用，为手术提供良好的手术野。

颅压的调节有一定的限度，在这个限度之内，颅内对容积的增加有一定的代偿力，这种代偿力表现在脑脊液被挤压至脊髓蛛网膜下隙，脑部血液减少与脑组织受压向压力低处转移，以达到机体承受的病理平衡，故这个限度的极限称之为临界点。超过临界点即失代偿，这时颅内容物微小的增加，可使颅内压急剧增加，加重脑移位与脑疝，发生中枢衰竭。

（二）麻醉处理要点

1.术前准备

颅内肿瘤手术一般都是择期手术，有足够的时间进行术前准备。麻醉医师所要做的是麻醉前认真访视患者，了解病史，包括既往史、手术史等，特别是与麻醉有关的心、肺合并症，肝、肾功能情况。

2.麻醉前用药

成人一般在麻醉前30分钟肌内注射苯巴比妥0.1g，东莨菪碱0.3mg。

3.术中监测

术中监测见颅脑外伤患者麻醉处理要点中的术中监测，此不再赘述。

4.麻醉方法

颅内肿瘤患者麻醉方法有局部麻醉、局部麻醉加神经安定镇痛术、全身麻醉。随着时代的进步，人们对麻醉的要求也越来越高，一方面，患者要求术中舒适而无恐惧，另一方面，随着显微手术的不断开展，手术医师要求良好的手术野，因此，目前所有的颅内肿瘤患者均在全身麻醉下进行手术。麻醉诱导目前可选用的药物很多，如咪达唑仑、丙泊酚、依托咪酯、羟丁酸钠等；肌松药可选择阿曲库铵、维库溴铵、哌库溴铵等；麻醉性镇痛药可选芬太尼、舒芬太尼、吗啡等。

5.麻醉维持

见颅脑外伤患者麻醉处理要点中的麻醉维持。

6.术中管理

颅内肿瘤患者术前常用脱水剂，因而术前常常血容量不足，术中还要丢失一部分血液，特别是手术较大时,有效循环血容量不足将更为明显,术中液体管理非常重要,最好监测中心静脉压,以指导输液。液体种类根据患者具体情况选用晶体液和胶体液,晶体液以乳酸钠林格液为主,不用含糖液,胶体液有聚明胶肽(血代)、血定安、万汶等。对体质较好的患者,可采用大量输血补液,尿量保持 30mL/h 即可。以免肿瘤切除后,正常脑组织解除压迫,出现脑组织严重水肿,加重脑损害。呼吸管理见颅脑外伤患者麻醉处理中的术中管理。

7.麻醉恢复期

麻醉恢复期的管理要求与颅脑外伤患者相同。

(三)麻醉注意事项

此类患者由于术前使用脱水剂,往往伴有电解质紊乱,所以术前一定要化验电解质,以利于术中选择液体种类,保持电解质平衡。

颅内高压的处理非常重要,处理不妥死亡率很高。在麻醉诱导后应立即静脉注射 20%甘露醇 1g/kg,最好在剪开脑膜前输完,并配合过度通气,保持一定的麻醉深度,最大限度地降低颅压,以利手术的进行。

对出血多的手术,如脑膜瘤多沿大静脉窦发展,极易侵犯静脉窦,血运非常丰富,麻醉前一定要有充分的估计,多开放几条静脉通路,以备能快速输液输血。术中在分离肿瘤前进行控制性降压,注意降压的幅度,根据需要动脉压若降至 60mmHg 以下时,切不可时间过长。麻醉力求平稳,无缺氧及二氧化碳蓄积。

颅后窝肿瘤手术麻醉比较复杂,手术体位常有坐位、俯卧位、侧卧位。坐位时术中易发生气体栓塞,为预防气体栓塞,术中禁用 NO_2 与过度通气及控制性降压,可采用呼气末正压通气。下肢用弹力绷带,防止淤积性血栓形成。变动体位时要慢,避免血流动力学急剧改变。常规监测 $P_{ET}CO_2$、SPO_2、心电图 EEG、中心静脉压(CVP),必要时置右房导管及超声多普勒气体监测仪或食管超声心动图可动态反映心内的气泡;一旦检出气泡立即通知术者关闭空气来源、右房抽气、左侧垂头足高位、加快输液,必要时给心肌变力性药物支持。

脑干是颅后窝内极为关键的结构,手术期间生命中枢受到刺激易出现呼吸节律和心率变化,因此,对机械通气的患者应加以注意。对保留自主呼吸的患者,应密切注意呼吸节律的变化,出现异常及时通知手术医师,以减轻对脑干的牵拉刺激。还应该注意的是脑干手术时应保证手术野安静,避免麻醉减浅出现呛咳,最为稳妥的方式是应用肌松药,进行机械通气。

第二节　特殊神经外科手术麻醉

一、颅内动脉瘤

颅内动脉瘤系指脑动脉壁的异常膨出部分,病因多为先天性畸形,其次是感染和动脉硬化。是引起自发性蛛网膜下腔出血(SAH)的最常见原因。大多数患者(30%~50%)在 SAH 后容易发生低血容量,且程度与临床分级和颅内高压程度相关;另外,SAH 患者可能存在中枢性盐丢失综合征，术前应尽可能纠正，治疗包括输注等渗或高渗盐水以改善脑灌注。

患者手术治疗前，对一般情况较好的患者可在严密监测下静脉给予小剂量镇痛药（芬太尼25～50μg）或苯二氮䓬类药物（咪达唑仑1～2mg）。一般情况较差的患者不给予术前给药。麻醉诱导期的关键问题是预防动脉瘤破裂，诱导过程要保持平稳，抑制气管插管时的呛咳反射及其引起的高血压，保证足够的脑灌注压，降低动脉瘤跨壁压的变化。除了氯胺酮和氯琥珀胆碱不宜使用外（因为有可能引起短暂突然升高的颅内压），其他常用静脉麻醉药都可以应用。麻醉维持一般常联合应用丙泊酚、麻醉性镇痛药、非去极化肌松药和（或）＜1MAC的吸入麻醉药。维持一定的麻醉深度，调控血压，降低脑组织张力。手术期间，在显微镜进行动脉瘤操作期间，用硝普钠、艾司洛尔、尼卡地平、异氟烷进行控制性降压，可降低动脉瘤壁张力，有利于手术操作，降低动脉瘤破裂的机会，术中应维持麻醉平稳。

麻醉苏醒期应特别注意避免呛咳、屏气、二氧化碳升高和高血压。一般情况较好的患者手术结束后可在复苏室拔除气管导管。在拔管时要特别预防血压升高，较常用的方法为气管拔管前静注利多卡因1～2mg/kg和（或）艾司洛尔0.5～1mg/kg及尼卡地平0.5mg。颅内动脉瘤手术后脑血管痉挛的发生率很高，术毕不要急于催醒，避免刺激引起的呛咳、高血压及高碳酸血症等不良反应，尽量维持苏醒过程平稳，减少术后并发症。

二、动静脉畸形

颅内动静脉畸形（AVM）是一种先天性非肿瘤性的血管异常。其发病部位在幕上远比幕下为多。AVM的最大危险性是出血、癫痫和神经功能缺损。

AVM麻醉多选用全麻。由于AVM切除术中可能出血较多，尤其是供血丰富的巨大AVM，所以在手术开始前要放置好各种监测管道和仪器。开放两条外周静脉，保证输液通畅；放置中心静脉导管，监测CVP；动脉置管监测血压；留置尿管监测尿量；必要时放置漂浮导管监测PCWP和心输出量；也可采用无创法测定心输出量；监测鼻咽温度和凝血功能。

麻醉诱导和维持与颅内动脉瘤相似。手术过程中麻醉管理要点包括：①AVM切除或栓塞前要保持血流动力学平稳，防止破裂出血；②AVM切除中要严密监测出血量，给予控制性降压，减少出血，及时补充血容量，纠正水、电解质和凝血功能的紊乱；③AVM切除或栓塞后，周围脑组织供血恢复，会出现充血、水肿，甚至出血，称为正常灌注压突破综合征（NPPBS）。直径大于4cm的AVM的发生率为19％～37％。NPPBS的治疗包括适当降低血压、降低颅内压、术中和术后给予巴比妥类药物和亚低温等。

三、颅后窝手术

颅后窝手术的术野暴露困难、手术精细复杂、患者体位特殊及易发生呼吸循环功能紊乱等，因此，对麻醉要求较高。麻醉的原则包括：①维持血流动力学平稳；②避免颅内压增高；③维持脑灌注和脑氧合；④确保术野静止不动；⑤易于外科手术显露肿瘤；⑥易于神经电生理监测脑功能和神经功能；⑦及时补充血容量，积极预防和治疗凝血功能障碍；⑧麻醉苏醒平稳、安全、快速，便于术后早期神经功能评估；⑨术后加强通气道管理。

麻醉诱导应力求迅速平稳，既要对心血管功能抑制较轻，又应避免呛咳、屏气等升高颅压的因素。常用药物为丙泊酚、芬太尼(或舒芬太尼)和罗库溴铵。气管插管时应避免暴力托枕部及头过度后仰，否则有延髓过度受压的危险。诱导后手术前可应用长效局麻药(如0.5%罗哌卡因)进行头皮神经阻滞和(或)切口浸润，可减少上头架、术中、术后阿片类药物用量，有助于维持循环稳定。

颅后窝手术常用的体位包括侧卧位和俯卧位。无论选择哪种体位均应保证颅内静脉回流、避免神经和组织压伤、对呼吸影响小。俯卧位时应特别注意有效通气量的监测。手术时为了更好地暴露术野，通常会拉伸或扭曲颈部，这样会使气管内导管进入主支气管或者使气管内导管在咽后部打折，因此术中必须注意对气道的管理，一定要在体位固定好后再次确认导管位置及是否通畅，术中应加强气道压力和呼末 CO_2 监测。

手术中麻醉维持的原则是通过降低脑氧代谢($CMRO_2$)、脑血流(CBF)来降低脑部张力，维持最佳的颅内环境。低浓度(0.5～0.8MAC)吸入麻醉药与小剂量静脉镇静催眠药及镇痛药复合，可以取长补短，常用于颅后窝手术的麻醉。手术操作对脑干和脑神经的刺激极易引起循环和呼吸的突然变化。如果停止牵拉即可复原，一般不需要使用抗心律失常药。必要时可应用格隆溴铵、阿托品和麻黄碱对症处理。术中严重的高血压通常见于手术刺激脑神经时。手术过程中可采用控制性降压以减少术野出血。

四、经鼻蝶垂体瘤切除术

大部分在显微镜下进行，术野要求清晰，麻醉应维持一定深度，防止术中呛咳引起出血。宜选择短效、速效的麻醉药物，便于术毕患者咳嗽吞咽反射及早恢复，彻底清醒。术后患者鼻孔被纱条填塞，需经口呼吸。术毕发生脑脊液鼻漏可能一是术中损伤了鞍膈，二是拔管前患者剧烈咳嗽致手术区填塞物脱落。因此，术毕应在深麻醉下清理气道，拔管时尽量减少吸引，避免剧烈呛咳或用力。

五、现代立体定向手术

麻醉地点常要在病房-手术室-CT室-手术室变换，这给麻醉监测和管理带来一定困难。选择全麻的主要原因是尽量减少患者体动所致的定位不准确。

六、脑膜瘤切除术

脑膜瘤切除术时常常出血比较多，尤其是涉及大的血管时，术前的评估和准备尤为重要。术中应行直接动脉测压，并建立足够的血管通路，监测CVP、ECG、HR、$P_{ET}CO_2$ 和尿量。术前适当的血液稀释结合术中控制性降压，维持MAP在55～60mmHg之间(原有高血压者，控制在术前血压的70%为宜)。开颅前快速静滴20%甘露醇0.5～1g/kg，使ICP降低。麻醉维持的目标是维持血流动力学稳定，维持脑灌注压，避免升高ICP；通过降低 $CMRO_2$，CBF来降低脑部张力;配合神经功能监测,避免麻醉过深影响监测敏感度。麻醉苏醒期应尽量维持颅内或颅外稳态,避免诱发脑出血和影响 ICP,CBF 的因素,如咳嗽、呼吸对抗、高血压等。

七、颈动脉内膜剥脱术

颈动脉内膜剥脱术(CEA)不仅因存在脑缺血的危险性,且大多为高龄常伴有高血压、冠心病、糖尿病和肾功能不全等疾病,因此术前仔细评估患者情况和术中正确处理十分重要。由于患者术前常服用多种药物如抗血小板、抗高血压、脑血管扩张药,因此术前要了解患者用药类型、品种、剂量以及与麻醉之间可能发生的药物相互作用,原则上各种治疗用药均应持续至术日晨,不要随便停药,可按情况适当减量,以保持病情稳定。

一般在颈动脉狭窄≥70%并有明显症状时进行手术。可在颈丛神经阻滞下完成,浅丛和深丛均需阻滞,切口表面再用局部浸润麻醉,以保证切皮无痛。术中适当给少量镇静、镇痛药。颈丛神经阻滞的优点是患者清醒,是最好的神经功能评定指标。但由于头后仰及体位等不适,需要患者合作,有时镇痛不全,患者烦躁不安,颈短、肥胖呼吸道不易保持通畅,可采用全身麻醉复合颈丛神经阻滞,减少全麻药用量,循环稳定,术毕清醒早,有利于神经功能评定。

全身麻醉是颈动脉内膜剥脱术常用的麻醉方法。目前多采用小剂量咪达唑仑、芬太尼、丙泊酚和罗库溴铵诱导,可降低脑代谢、脑组织的氧耗,同时可降低脑血流和颅内压,对脑缺血可能有保护作用。为缓和气管插管时的应激反应可加用艾司洛尔 0.5mg/kg,可改善因气管插管应激反应引起的血压升高、心率增快以及心肌收缩性的改变。麻醉维持目前大多认为可采用静吸复合麻醉,吸入麻醉药可选用异氟烷或七氟烷,浓度小于1MAC,结合小剂量丙泊酚、麻醉性镇痛药和中短效肌松药以保证血流动力学稳定。由于血管硬化及手术刺激颈动脉压力感受器,术中应严密监测,避免缺氧和二氧化碳潴留,维持血压接近术前水平。

当颈动脉阻断时,血液供应到同侧大脑皮层主要取决于通过 Willis 环的侧支血流,若侧支循环血流不足就会引起脑缺血和神经功能障碍。为预防缺血,有主张常规在颈动脉内膜剥脱区远近端暂时性放置分流导管。但至今对患者是否使用分流保护措施意见尚不一致。选择性地按需采用分流术,主要依据监测脑电图、诱发电位和颈动脉阻断后远心端动脉压力而作决定。

八、颅脑和颈椎外伤手术

术前应仔细评估患者的神志、肢体感觉及活动度、瞳孔对光反射及头颅 CT 和 MRI 检查结果、是否存在气道困难、是否已有误吸;昏迷患者需评估 Glasgow 昏迷评分(表 3-2),当评分≤7 分时提示损伤严重或预后不良。

表 3-2 Glasgow 昏迷评分

检查项目	反应	评分
睁眼反应	自动睁眼	4

续表

检查项目	反应	评分
	对呼唤有反应	3
	对疼痛有反应	2
	无反应	1
言语对答	正常	5
	时有混淆	4
	不确切	3
	不理解	2
	无反应	1
运动反应	能听指挥	5
	能觉出疼痛部位	4
	对痛有收缩动作	3
	对痛有伸展动作	2
	无反应	1

麻醉处理应以恢复并维持循环和呼吸稳定、降低和控制颅内高压和维持脑氧供需平衡为目标。全麻主张采用对呼吸、循环影响较小的静吸复合全麻,保证充分供氧。麻醉深度以浅到中度为宜。高血压是颅脑外伤患者因 ICP 增高,机体为维持脑灌注压而产生的代偿反应,术中一旦打开颅骨瓣减压,可使血压骤降。

(一)颅脑外伤患者麻醉

1.对于保持自主呼吸的脑外伤患者,术前一般不给镇静药,仅用阿托品或东莨菪碱等。对躁动难以控制的患者可适当给予镇静药,但应警惕呼吸抑制。

2.严重脑外伤常合并颈椎损伤,可影响呼吸功能,必须保证在颈椎曲线原位不变的条件下进行紧急气管内插管。

3.对所有颅脑外伤患者均应视为"饱胃",麻醉前应插胃管,并尽可能清除胃内容物,诱导插管期应防止误吸。插管后清除气道内分泌物。对于病情危重、反应极差或呼吸微弱甚至停止的患者,可直接或表面麻醉后行气管内插管。

4.麻醉中应维持液体平衡,及时纠正电解质和酸碱紊乱。

5.患者术前意识存在,呼吸正常,术毕患者清醒者可考虑拔除气管导管。对于术毕尚未清醒、意识抑制较深和颅内创伤严重的患者,宜保留气管插管或作气管切开,便于术后呼吸管理。

(二)颈脊髓手术麻醉

1.急性颈髓损伤手术麻醉,首先要注意颈部固定与保护,防止骨折移位后加重脊髓损伤。诱导后需选用合适的插管方式,保证颈部相对固定,可考虑纤支镜插管,或逆行插管;如插管条件欠佳,可行气管切开。

2.急性脊髓损伤禁用琥珀胆碱，常用静吸复合麻醉，有利血流动力学稳定和术毕尽快苏醒。

3.术中应补充容量，维持血流动力学稳定，必要时可用升压药维持平均动脉压在80～100mmHg，避免高血糖症，以保证脊髓血液的充分供应、避免加重神经组织缺血性损伤。

4.在高位颈髓尤其是C_4节段以上脊髓损伤患者，术后往往需采用机械通气支持呼吸。

九、脑功能区手术

需要术中唤醒，最常使用的方法是清醒镇静麻醉和全凭静脉麻醉(TIVA)。

清醒镇静麻醉在切口局部浸润麻醉和(或)头部神经阻滞的基础上应用镇静/镇痛药物，不仅减轻患者的恐惧、焦虑及术中疼痛，还能消除对伤害性刺激的记忆，从而提高患者的舒适度和接受程度，并且患者术中可遵医嘱作出反应，配合手术。常用的镇静/镇痛药物有氟哌利多、咪达唑仑、丙泊酚、芬太尼、右旋美托嘧啶。静脉靶控输注(TCI)是目前镇静镇痛的主要方法之一。丙泊酚用于唤醒手术的清醒镇静麻醉时血浆靶浓度为1～2μg/mL。

对于不能耐受清醒镇静唤醒麻醉的患者可采用全凭静脉麻醉。以丙泊酚和瑞芬太尼TCI输注的全凭静脉麻醉是目前唤醒麻醉的主要方法之一。

第三节 神经外科围麻醉期并发症

一、出血性休克

一般闭合性脑损伤、颅内肿瘤患者极少出现低血压休克，但颅脑外伤合并严重的其他损伤如肝、脾破裂、大骨折等常会出现低血容量性休克，应在积极治疗原发病的基础上，及时输液、输血。急诊患者术前尽可能纠正血容量。补液总体原则：尽量维持正常的血容量，并形成一个恰当的血浆高渗状态。常用等张晶体液及胶体液，慎用低张液。同时避免血容量过多，以免引起高血压和脑水肿。目标导向液体治疗有利于患者的预后。

二、心律失常

1.心动过速

术前失血，应用甘露醇降颅压等治疗导致患者处于低血容量状态，常伴有心动过速。气管插管、头架固定、切皮、剧颅骨等刺激可引起剧烈的交感神经反应，导致血压升高、心率加快。麻醉过程中应维持适当的血容量、足够的麻醉深度，艾司洛尔0.5～1.0mg/mg可有效预防心动过速。

2.心动过缓

研究报道在对其他哺乳动物的研究中发现三叉神经尾侧脊束核可以接受三叉神经、迷走神经等的传入纤维，该核的传出纤维除了投射至丘脑的腹后内侧核等部位以外，还可投射至迷走神经背核，根据解剖结构神经外科手术可能引发心动过缓。因此在三叉神经手术中，热刺激、剪切三叉神经根导致的神经冲动会按照三叉神经感觉根，三叉神经脊束核-迷走神经背核-迷走神经-心肌的通路进行传导，进而引起三叉神经反射，造成窦性心动过缓。所以，术中要严密监测，以便及时采取措施，可暂停手术操作，减少牵拉，静脉注射阿托品 0.5mg 来提升心率。

三、神经源性肺水肿

神经源性肺水肿(NPE)指继发于中枢神经系统损伤所致的突发性颅内压增高引起的急性肺水肿，而无原发性心、肺、肾等疾病，是颅内疾病的严重并发症。尤以颅脑外伤和急性脑血管意外后多见。与呼吸窘迫综合征(ARDS)临床表现相似，有以下特点：①发病急，常在原发病后较短时间内出现。②病情进展迅速，常难以控制，死亡率高。③肺水肿的严重程度与原发病密切相关。④由于患者存在颅内疾病，意识不清，有时咳嗽反射消失，造成肺水肿的早期症状如呼吸窘迫、被迫呛咳、咳痰、烦躁和焦虑不安等，不能主诉或被观察到，而在出现大量泡沫痰、血性痰、两肺大量啰音、低氧发绀时才被诊断，因此早期诊断困难。同时由于上述原因也造成 NPE 实际发生率要高于临床检出率。⑤有时严重肺水肿可掩盖原发病，易造成误诊。特别是有意识障碍的蛛网膜下腔出血。因此肺水肿伴意识障碍者，应考虑到 NPE 可能，必要时行头颅 CT、MRI 或腰穿检查。

主要诊断依据为：①患者出现意识障碍、恶心呕吐、瞳孔改变、视乳头水肿等颅内压增高症状。②颅脑损伤后突然出现呼吸窘迫、发绀、和(或)粉红色泡沫痰。③两肺布满湿啰音。④早期胸片轻度间质性改变，晚期大片云雾状阴影。⑤发病过程中无过量、过速输液，也无原发心、肺疾病。⑥血气分析：动脉血氧分压＜60mmHg，动脉血二氧化碳分压＞50mmHg。

NPE 的治疗应包括原发病与肺水肿两方面。应早期同时积极处理颅内高压和肺水肿。①病因治疗：迅速有效降低颅内压。快速滴注 20%甘露醇，对有手术指征的脑出血可行微创颅内血肿清除术或外科开颅血肿清除术。蛛网膜下腔出血可作腰穿行脑脊液净化治疗。②肺水肿治疗：保持呼吸道通畅，及时吸痰，必要时行气管切开；高浓度面罩吸氧，予强心苷如毛花苷丙增加心肌收缩力；必要时予硝普钠、酚妥拉明等血管扩张剂控制血压，改善微循环，降低肺循环负荷。也可应用东莨菪碱及氨茶碱；皮质激素可有效降低毛细血管通透性。减少渗出，减轻肺水肿；给予有效抗生素防止肺部感染，调节水电解质平衡，加强护理是抢救成功与否的关键因素之一。

四、其他

1.肺栓塞

颅脑手术创伤大，麻醉手术时间长，术后卧床时间较长，导致周围静脉扩张，静脉血液流速减慢；麻醉及手术创伤导致组织因子释放，激活外源性凝血系统，出现高凝状态；术后为减轻脑水肿所致颅高压症状，常使用脱水药物，止血药物使用时间长，术前术中输血，部分颅脑肿瘤术后可出现尿崩症等均导致血液处于高凝状态，所以神经外科手术患者术后静脉血栓发生率高，随之肺栓塞风险大大增加。但是否应该预防性抗凝治疗存在争议。

2.术后恶心、呕吐

神经外科手术后PONV发生率较高。频繁的恶心呕吐可导致水、电解质紊乱，颅内压升高，增加误吸、颅内血肿和出血的风险，因此有效地预防术后恶心呕吐十分重要。可使用5-HT_3受体拮抗剂，如格拉司琼(3mg)、雷莫司琼(0.3mg)，或多巴胺2型(D2)受体拮抗剂如氟哌利多(0.625～1mg)，或激素类药物如地塞米松(5～10mg)预防恶心呕吐。

第四章　心血管手术麻醉

第一节　先天性心脏病手术的麻醉

一、先天性心脏病的病理生理特点

先天性心脏病病变类型多，每一种疾病往往有不同程度的分流或者肺血管的病变。根据解剖上的变异和肺血管病变的特点，大多数病变可归纳为以下四类病变中的一种：①导致肺血增多的疾病；②导致肺血减少的疾病；③导致血流梗阻的疾病；④肺-体循环未交换的病变如大动脉转位等。前两类病变的疾病都存在异常分流，既包括单纯性分流，也包括复杂性分流。分流的方向取决于分流通路的大小和两侧的相对阻力，同时决定了患者的临床表现。而第三类疾病则通常因为瓣膜或者大血管解剖的变异等不产生分流。第四类由于肺循环和体循环静脉回流的血液混合，可出现体循环的低氧血症；根据肺血流病变是否存在梗阻，肺血流的病变有增多和减少之分。

二、麻醉前评估和准备

（一）麻醉前评估

1.明确先天性心脏病的病理生理及其对机体的影响。

2.了解超声多普勒和心导管检查的有关资料。

3.实验室资料发绀型患儿可出现红细胞增多，凝血功能影响，血小板减少或血小板功能障碍。新生儿有出血倾向，维生素 K_1 或新鲜冰冻血浆有助于纠正凝血功能。

（二）麻醉前准备

1.控制心衰、缓解缺氧，调整全身状况到最佳状态。β受体阻滞剂和抗心律失常药应持续至麻醉开始，甚至术中也应继续使用。

2.准备必要的麻醉设备，小儿可采用环路系统麻醉装置，10kg 以下婴儿可采用 Mapleson D 回路。

3.准备必要的血管活性药物，对重症者应提前备用，并熟悉剂量和用法。

（三）麻醉前用药

1.6kg 以下可不用术前药。

2.6kg 以上术前 30 分钟口服咪达唑仑糖浆 0.5mg/kg(最大剂量 15mg);或采用右美托咪定 1μg/kg 总量滴鼻。

(四)麻醉监测

1.心电图

心电图监测同时观察肢导联和胸导联,有利于对心肌缺血的监测。经食管心电图与标准肢导联相比,P 波更明显,有利于监测心律及传导系统功能情况,但由于 S-T 段改变不明显,故在监测心肌缺血方面意义较小。

2.血压

无创动脉压测定宜采用宽度适宜的袖带;直接动脉压测定经皮桡动脉穿刺置管。①穿刺方法及连接:常规选择左侧桡动脉,22G 或 24G 留置针,用硬质管连接至换能器。②留管时间:留管时间与血栓发生率有关。只要病情稳定,应及早拔除留置的套管。③肝素液:建议采用的浓度为 0.002%(10mg/500mL)。

3.中心静脉压监测

①颈内静脉穿刺置管(中路高位):患儿体位头低 15°~20°;针干与皮肤交角 20°~30°;穿刺方向指向同侧腹股沟中点或略外侧;穿刺深度一般不超过 4cm,穿刺成功后依据患儿年龄选择置入 4~7F 双腔中心静脉导管,深度约为身长的 1/10(cm)-1cm。②颈外静脉穿刺置管术:颈外静脉置管后测得的压力与右房压密切相关(r=0.926)。颈外静脉压比中心静脉压平均高 2~4mmHg;③推荐行超声引导下中心静脉穿刺,若无必要避免行股静脉穿刺,因其导管相关性感染、血栓发生率较高;若颈内静脉穿刺困难,也可行超声引导下锁骨下静脉穿刺置管。

4.血氧饱和度

在分析血氧饱和度的临床意义时,应考虑到不同 pH 状态下它与血氧分压之间的关系。必须指出,低温及低血压状态下脉率-血氧饱和度仪是否有满意的血管容积波及其显示的脉率与心电图显示的心率是否基本一致是解释 SpO_2 是否可靠的前提。

5.呼气末二氧化碳

维持正常水平的呼气末二氧化碳对稳定血流动力学和麻醉平稳极为重要。对于肺缺血型的先天性心脏病,呼气末二氧化碳值要明显低于 $PaCO_2$,我们的体会是依病情程度不同,该差数大致介于 10~20mmHg,临床监测时应予以注意。

6.尿量

尿量达 1mL/(kg·h),反映肾功能良好以及液体平衡适当。

7.温度

①非体外循环手术,维持手术室环境温度在 27~30℃(早产儿)或 24℃(婴幼儿);②体外循环手术采用一般低温者,室温维持于 23~25℃,对深低温者,室温应保持 16~18℃。变温毯水温在降温期间应控制在 4℃,升温期间控制在 38~42℃;③所有输注的液体和血制品均应加温,甚至吸入气也应加温湿化;④麻醉期间应连续监测患儿直肠温度、食管温度以及鼓膜温度。直肠,鼓膜温差要求小于 6℃,温差增大往往提示冠脉灌注不足或头部、下肢静脉血回流减少。

8.经食管超声心动图(TEE)

可对手术过程提供最充分且直接的评估，必要时可指导手术过程的修改，目前已经能用于2.8～3.5kg 的患儿。经颅多普勒(TCD)能测定脑血流速度，发现脑内微栓。近红外光谱(NIRS)可实时监测脑组织氧合作用。

三、小儿先天性心脏病的麻醉处理

(一)麻醉处理原则及用药

1.麻醉诱导和维持

常用静脉快速诱导气管插管。对右向左分流的患儿，应防止静脉管道中出现气泡，否则这些气泡将更迅速地进入体循环，可能产生严重并发症。阿片类药物复合静脉麻醉药及非去极化肌松药分次缓注可顺利完成气管插管。

麻醉维持采用适当浓度的吸入全麻药复合阿片类药物、镇静药和肌松药，在良好的呼吸、循环管理条件下使患儿平稳地度过麻醉和手术。

2.麻醉药的选择

(1)吸入麻醉药：①异氟烷：异氟烷的血/气分配系数低，对循环抑制作用弱，抑制程度次序是异氟烷＜恩氟烷＜氟烷)，适用于心血管手术。异氟烷所致的血压降低主要是由 SVR 降低引起，而对心肌抑制较轻。不会诱发心律失常。对肺循环的影响小；②七氟烷：七氟烷具有血/气分配系数低(0.63)的特点，诱导和苏醒迅速。对呼吸道刺激性小，又有特殊的芳香味，特别适用于小儿麻醉。心肌无显著抑制，抑制交感神经，表现为心率减慢。对冠状动脉有扩张作用，可降低冠状血管阻力，增加心肌血流；③地氟烷：血气分配系数为 0.42，对气道有刺激性，临床上较少单独用于诱导苏醒更快。对循环系统的影响与异氟烷相似，其对心肌抑制、血管扩张及血压下降作用比异氟烷小。不增加心肌对儿茶酚胺的敏感性，但深麻醉下可出现心律失常。地氟烷维持麻醉时应注意浓度调节幅度不可过大，否则血压常有剧烈波动，适用于需要术后早期拔管的先天性心脏病患儿；④氧化亚氮(N_2O)：N_2O 用于先天性心脏病患者存在争议。氧化亚氮有负性肌力作用，应用于先心患儿可引起明显的心肌抑制，故不宜用于心功能差的患儿。体外循环转流结束后初阶段，在使用 N_2O 时应特别注意它对循环功能的抑制作用，必要时暂停吸入。不主张用于先天性心脏病麻醉。

(2)静脉麻醉药：①咪达唑仑：可增强其他麻醉药的镇痛作用，是心血管手术麻醉中重要的辅助用药。常用于麻醉诱导(0.1～0.2mg/kg)，与阿片类药物合用时应注意 SVR 下降可能导致血压下降；②依托咪酯：对心血管系统无明显抑制作用，能维持血流动力学稳定，对 PVR 无影响，适用于心脏手术的麻醉诱导，常用剂量为 0.2～0.3mg/kg 缓慢注射。镇痛和肌松作用差，预先静注芬太尼 0.1μg/kg，可减轻或消除诱导期可能出现的肌肉抽搐、强直和局部疼痛。可抑制肾上腺皮质功能，干扰正常应激反应，故不宜长期使用；③氯胺酮：镇痛作用良好，可兴奋血管收缩中枢，使血压升高、心率加快、心排出量增加，心肌氧耗增加。增加 SVR，减少右向左分流，从而使发绀病儿的动脉血氧饱和度有所改善。起效快，麻醉诱导剂量为 2mg/kg。冠状动脉畸形、严重主动脉狭窄、左心发育不良伴主动脉闭锁以及升主动脉发育不全等患儿，由于冠状动脉供血相对不足，有引起室颤的危险；④丙泊酚：对循环的抑制作用主要表现为血管扩张所致的血压下降以及心动过缓和结性心律发生率增加，故只能用于心功能良好的患儿。通常，心脏手术麻醉诱导量为1～2mg/kg缓慢静注，术中静脉持续输注剂量为4～8mg/(kg·h)。

(3)镇痛药：大剂量芬太尼(25～75μg/kg)应用于新生儿及婴儿先天性心脏病麻醉，可抑制内分泌及应激反应，术中血流动力学稳定。新生儿用较小剂量的芬太尼(10μg/kg)也能获得有效的麻醉，但长时间手术仍需用较大剂量。如果与维库溴铵合用，应注意可能发生的心动过缓。CPB开始前应追加剂量。舒芬太尼有类似芬太尼的药理作用，常用的诱导剂量为2～4μg/kg，维持量为0.2～0.5μg/(kg·min)。阿芬太尼作用时间短，在单次静注20μg/kg后，按1μg/(kg·min)静滴维持，血流动力学稳定，减少机体应激反应。瑞芬太尼为超短效阿片类药，镇痛效价与芬太尼相似，药物可控性好，剂量范围较大，常用剂量为1μg/(kg·min)，缺点在于手术结束停止输注后镇痛效应很快消失，因此必须在手术后改用镇痛剂量输注或在缝皮前30min左右给予镇痛剂量的长效阿片类药物。

(4)肌松药：维库溴铵心血管作用稳定，与芬太尼或丙泊酚合用可发生明显的心动过缓。麻醉诱导剂量通常分别为0.5mg/kg和0.1mg/kg，术中静脉持续输注剂量分别为0.4mg/(kg·h)和80μg/(kg·h)。罗库溴铵的起效时间接近琥珀胆碱，对循环影响小，无明显的组胺释放，因此适用于心脏手术的麻醉诱导和维持。小儿单次静注0.6～0.9mg/kg后1～1.5分钟起效，静脉持续输注用量为6～8μg/((kg·min)。顺阿曲库铵无组铵释放，不依肝肾功能，可用于小儿心脏手术。

(二)几种先天性心脏病手术的麻醉管理

1.房间隔缺损

(1)房间隔缺损患儿手术时，主动脉插管与上下腔静脉插管时容易出现血压低及心律失常，应注意及时补充血容量，或经体外循环主动脉插管动脉输血维持血压，必要时应告知外科医师暂停手术操作。

(2)停机后注意较大的房间隔缺损患者一般存在左室偏小以及肺动脉高压的问题。其预防措施是在停机前给予正性肌力药物与血管扩张药充分强心扩血管。

(3)合并肺动脉高压的患儿可以使用硝酸酯类、前列腺素E_1、NO或前列环素吸入治疗。

(4)原发孔型房间隔缺损的患儿常合并二尖瓣裂，必要时缝合恢复其完整性；同时应注意走行于下方的房室传导系统，避免出现房室传导阻滞。

(5)房间隔缺损的患儿，左向右分流使的右心容量较高，外科手术解除分流因素后，右心房容量会急剧下降，倘若以CVP目标值的标准补充血容量，会出现容量超负荷的可能，因此应直视心脏充盈情况判断容量负荷较佳。

2.室间隔缺损

(1)室间隔缺损的患儿大多数在体外循环下行完成修补手术，气管插管后应注意避免过度通气，低碳酸血症和高氧分压会扩张肺血管，降低肺血管的阻力，加重室间隔缺损的分流量，引起血流动力学的不稳定。

(2)对于室间隔缺损的患者来说，心室间血流自由交通，左心室与右心室均得到了充分的锻炼，如果术中心肌保护效果好，停机后可以使用血管扩张药降低心脏的后负荷以及降低肺动脉压力。

(3)-般不需要使用正性肌力药物支持心功能，或仅使用小剂量多巴胺支持，必要时磷酸二酯酶抑制剂。由于其独特的扩张肺血管作用，对于出现右心功能不全的患儿更有益。

3.动脉导管未闭

较粗大或窗型动脉导管未闭患儿需要在体外循环下手术，动脉导管较细、导管较长的患儿一般不需要体外循环，在控制性降压的情况下经左第四肋间后外侧切口直接缝扎动脉导管即可。术中在吸入强效吸入麻醉药物基础上使用硝普钠控制性降压，钳夹动脉导管时需要将收缩压降至 70～80mmHg。

4.主动脉弓缩窄

(1)主动脉弓缩窄手术可以不使用体外循环，在控制性降压下高位阻断近心端主动脉弓、左锁骨下动脉以及远端胸主动脉。

(2)用体外循环时，小儿一般采用深低温停循环，成人一般采用深低温上下身分别插管灌注的方法，以保证术中重要脏器的血流灌注。

(3)右侧桡动脉置管监测血压，主动脉阻断会引起上半身血压升高，此时降压应格外小心，避免因脊髓灌注不足出现术后截瘫；主动脉开放后应积极控制患者的血压，小心血压反常性升高，足够的镇痛有助于血压的控制。

5.法洛四联症

(1)法洛四联症患儿肺动脉漏斗部狭窄程度决定了其生理变化，总的表现是肺血流量减少，体循环血流量增多。

(2)当体循环阻力降低或漏斗部痉挛时，体、肺循环阻力失衡，右向左分流增加诱发缺氧发作，可使用去氧肾上腺素升高外周阻力，减少分流，增加回心血量，减轻漏斗部的痉挛，从而减轻缺氧症状。

(3)术前评估应根据发绀的程度综合评估，通常法洛四联症的患儿长期慢性缺氧，出现红细胞增多，血液黏滞度增加，术前应补充足够的水分。

(4)麻醉期间必须保持气道通畅，避免因气道梗阻诱发缺氧事件的发生；在深麻醉的同时要维持较高的外周阻力和较低的肺血管阻力，既能减少右向左分流又能增加肺血流量，改善氧合。

(5)法洛四联症患儿应注意麻醉后外周血管阻力降低或右室流出道痉挛导致右向左分流增加与 SpO_2 降低，以及停机后由于左心发育不良与肺血突然增加导致急性左心衰与肺水肿，或术前肺血管发育不全、术中右心保护不良、右室切口过大影响右心室收缩功能，导致停机后急性右心衰竭或全心衰竭。

6.大动脉转位

(1)完全性大动脉转位患儿体循环和肺循环相互独立,呈并列关系,血氧饱和度的维持依赖于心房、心室以及肺动脉与主动脉水平产生的体肺循环血混合程度。因此转机前麻醉维持应保证足够的体肺循环血混合及维持适当的肺血流。

(2)大动脉转位的患儿术前已开始持续输注前列腺素 E,输注不能中断,同时要避免使用对心肌功能抑制的药物。心肺转流时期增加的肺血管阻力可增加右心负荷,注意右心功能不全的出现。

第二节 心脏瓣膜手术的麻醉

一、心脏瓣膜病的病理生理特点

在我国,心脏瓣膜病主要由风湿性心脏病引起,近年老年性瓣膜疾病显著增多。由于心脏瓣膜病变术前病程长,心功能差,加之各患者的受损瓣膜类别、性质及严重程度可有显著不同,故对血流动力学的影响也很不一致。因此麻醉医师需要全面了解心脏瓣膜疾病的病理生理特点及引起的血流动力学改变,从而根据具体情况选用麻醉药、血管活性药以及围术期管理,才能维持平稳的麻醉和良好的患者预后。

(一)左心正常压力,容量环

依据单次心动周期,压力一容量环可分成 4 个不同时相。①舒张期充盈:此期常以舒张末压力.容量之间的关系为代表(EDPVR)。②等容收缩:此期心室内容积不变,称为等容收缩或等长收缩;③左室射血期:心脏射出的每搏容量相当于舒张末容量减收缩末容量,即 SV=EDV－ESV。④等容舒张期:为主动脉瓣关闭至二尖瓣开放,再次心动周期开始。常用作分析左心室功能。

(二)心脏瓣膜病的病理生理特点

1.二尖瓣狭窄

正常二尖瓣瓣口面积为 4～6cm^2,当瓣口面积减少至 2.5cm^2 时,中等程度的活动会出现临床症状。瓣口面积 2.0～1.5cm^2 为轻度狭窄,1.5～1.0cm^2 为中度狭窄,<1.0cm^2 为重度狭窄。二尖瓣狭窄会引起左房压增加,左房扩大,肺静脉压增加,肺血流瘀滞,导致右心排血受阻,肺动脉压力增加,右室压增加,从而引起右房扩大。由于左室容量负荷减少,左室收缩功能减低,左室容积变小。长期心房扩大导致心房纤维化,心房传导束受损,发生心房纤颤,血流速度减慢导致心房血栓形成,血栓脱落可以引起全身栓塞症状。在二尖瓣狭窄的患者,左房收缩占左室充盈的 30%,因而出现心房颤动时会引起心排出量的显著下降。二尖瓣重度狭窄患者,左房压的不断升高,处于诱发充血性心力衰竭的边缘,心排量也急剧下降。反应性肺血管阻力增加引起右室扩张和右室衰竭,扩张的右室可引起室间隔的左移,使左室容积进一步减小,心排量进一步降低。

二尖瓣狭窄典型的压力-容量环：二尖瓣狭窄典型的压力-容量环与正常相近。通常舒张末压降低，左心室前负荷和每搏心输出量降低，收缩压峰值较正常为低。

2.二尖瓣关闭不全

二尖瓣关闭不全包括急性和慢性两种类型，根据反流量的多少分为轻度、中度和重度反流三种。急性二尖瓣关闭不全多由于腱索断裂、乳头肌功能不全或乳头肌断裂所致，导致左房容量明显的超负荷。急性增加的左房压作用于肺循环，引起肺淤血、肺水肿和右心室功能衰竭。慢性二尖瓣关闭不全病程进展缓慢，左房扩张的同时左室会出现离心性肥厚；左房扩张大多会引起房颤，持续性的左房扩张因牵张二尖瓣环会导致反流量进一步加大，最终出现肺高压，肺淤血和右心室衰竭。二尖瓣反流患者，左室收缩时向两个方向射血，左室射血分数增加，部分血液射入低压的肺循环。当射血分数低于 50%时提示左室收缩功能严重受损。

二尖瓣关闭不全压力-容量环：左心室舒张末压仅在左心室舒张末容量显著增加时才升高，表示左心室顺应性显著增加，左心室等容收缩期几乎完全消失，因为左心室开始收缩，早期主动脉瓣尚未开放就立即射血(反流)入左心室。

3.主动脉瓣狭窄

主动脉瓣跨瓣压差＜25mmHg 时为轻度狭窄，25～50mmHg 为中度狭窄，＞50mmHg为重度狭窄。主动脉瓣狭窄时左室后负荷增加，左室收缩期压力负荷增加，导致心肌纤维肥厚，左室向心性肥厚，心脏重量增加，心肌氧耗增加，而心肌毛细血管并不增加，左室压增加及肥厚心肌纤维的挤压，使壁内心肌血管血流量减少，而左室收缩压增加与外周动脉舒张压降低严重影响冠脉的血流供应。

主动脉瓣狭窄压力-容量环表现为舒张压容量曲线升高、陡峭，反映心室顺应性降低，收缩时压力极显著升高。早期由于心肌收缩性保持正常，因此每搏量改变不大。

4.主动脉瓣关闭不全

急性主动脉瓣关闭不全常导致左心室容量负荷增加，从而引起舒张期左室急性扩张，左室舒张末期压力上升，二尖瓣提前关闭致每搏量和前向血流减少。慢性主动脉瓣关闭不全引起左室容量负荷的增加和离心性左心室肥厚，左心室舒张末期容积增加缓慢，左心室舒张末期压力仍可相对正常；随着病情的不断发展，冠脉的灌注最终会减低，导致不可逆性左室心肌受损和功能失常，心排出量也会进一步降低。

主动脉瓣关闭不全压力-容量环：急性主动脉瓣关闭不全心室舒张末充盈压显著升高，每搏容量、射血分数均下降。

二、麻醉前评估和准备

(一)心理准备

瓣膜病患者病程不一、病情严重程度不同、家庭背景，甚至经济条件等因素导致术前精神状态、心理准备等有巨大差异，术前医护人员应根据不同情况区别对待。无论瓣膜成形术或瓣膜置换术都使患者经受创伤和痛苦；置换机械瓣的患者还需要终身抗凝，给患者带来不便。这些都应在术前给患者从积极方面解释清楚，给予鼓励，使之建立信心，精神安定，术前充分休息，做到在平静的心态下接受手术。

（二）术前治疗

术前比较完善处理与瓣膜置换术患者围术期并发症、预后等直接相关，应特别重视术前处理，选择良好的手术时机。

1.除急性心力衰竭或内科久治无效的患者以外，术前都应加强营养，改善全身情况和应用强心利尿药，以使血压、心率维持在满意状态后再接受手术。

2.术前重视呼吸道感染或局灶感染的积极防治，必要时延期手术。

3.长期使用利尿药者可能发生电解质紊乱，特别是低钾血症，术前应予调整至接近正常水平。

4.重症患者在术前 3～5d 起应静脉输注极化液（含葡萄糖、胰岛素和氯化钾）以提高心功能和手术耐受力。

5.治疗药物可根据病情酌情使用，如洋地黄或正性肌力药及利尿药可用到手术前日，以控制心率、血压和改善心功能。但应注意，不同类型的瓣膜病有其各自的禁用药，如 β 阻滞药能减慢心率，用于主动脉瓣或二尖瓣关闭不全患者，可能反而增加反流量而加重左心负荷；心动过缓可能促使主动脉瓣狭窄患者心搏骤停。二尖瓣狭窄合并心房纤颤，要防止心率加快，不应使用阿托品。主动脉瓣狭窄患者不宜使用降低前负荷（如硝酸甘油）及降低后负荷（钙通道阻滞药）的药物以防心搏骤停。

6.术前合并严重病窦综合征、窦性心动过缓或严重传导阻滞的患者，为预防麻醉期骤发心脏停搏，麻醉前应先经静脉安置临时心室起搏器。

7.对药物治疗无效的病情危重或重症心力衰竭患者，在施行抢救手术前应先安置主动脉内球囊反搏（IABP），并联合应用正性肌力药和血管扩张药，以改善心功能和维持血压。

（三）麻醉前用药

瓣膜置换术患者多数病程长、病变重、对手术存在不同程度的顾虑，因此除了充分的精神准备外，必要的手术前用药绝不可少，一般以适中为佳。常用哌替啶 1mg/kg 和东莨菪碱 0.3mg 作为成人换瓣患者术前用药，达到解除焦虑、镇静、遗忘和防止恶心、呕吐等有益的效果，而无显著呼吸和循环抑制。为达此目标用几种药物联合就比单独用药更佳。除抢救手术或特殊情况外，应常规应用麻醉前用药，包括术前晚镇静安眠药。手术日晨最好使患者处于嗜睡状态，以消除手术恐惧。麻醉前用药不足的患者其交感神经处于兴奋状态，可导致心动过速等心律失常，同时后负荷增加和左心负担加重，严重者可诱发急性肺水肿和心绞痛，从而失去手术机会。一般麻醉前可用吗啡 0.2mg/kg，东莨菪碱 0.3mg；如若患者心率仍快，麻醉后可再给东莨菪碱。

（四）麻醉监测

瓣膜置换术期间监测应按体外循环心内直视手术监测常规，如 ECG、有创动脉压、中心静脉压，无创脉率血氧饱和度、体温、尿量、血气分析和电解质等。ECG 除监测心率与节律外，可同时监测心肌缺血表现即ST段改变,对麻醉、手术对循环影响、血流动力学处理效果等有重要意义。通过对动脉压及其波型分析,结合患者实际情况,并参照中心静脉压的高低,就可对患者情况作出符合实际的判断。瓣膜置换术患者,术前左室功能良好,用中心静脉压作为心脏前负荷的监测指标,虽然左、右心室有差别,特别对左室监测会失实,但毕竟简单、方便,且对右心功能不全监测有肯定价值,中心静脉压监测是瓣膜置换术患者监测常规。肺动脉、肺小动脉楔压监测则按患者需要选用。肺小动脉楔压在监测左心室前负荷较中心静脉压更为直接和可靠,但有些瓣膜患者左心室舒张末压、左房压和肺毛细管楔压之间的一致性有差异;肺动脉高压和肺血管硬化也会使监测结果失实。因此,在监测时应根据病情合理判断。麻醉、手术、体位等均可影响监测值,观察动态变化更有意义。左房压监测作为左心室前负荷指标,术中经房间沟插入细导管潜行经胸壁切口引出用于术后监测左房压,结合中心静脉压与动脉压及其波形监测和分析,就可较正确地监测左右心室前负荷,从而指导容量负荷治疗,对于术后需用扩血管药物的患者尤其有价值。由于操作简单、方便,可供术后连续监测2～3d,一般只要预防气体进入导管,并在拔出外科引流管之前先拔出此导管,极少发生出血或其他并发症。经食管超声心动图(TEE)监测在瓣膜置换术期间有特殊价值,近年已广泛应用。麻醉诱导后置入食管超声,确认瓣膜疾病,判断瓣膜狭窄或关闭不全程度、心室心房腔大小、活动度等有重要意义。在瓣膜置换后瓣膜功能、心脏活动情况,特别是瓣膜成形术的效果有特别意义。也可用于监测换瓣患者瓣周漏。目前认为麻醉期间必要的常规监测决不可少,并应该依据患者的情况,外科手术的类别,术中血流动力学干扰的程度而增减。切忌主次不分,将精力集中于烦琐的操作,因此而忽略了临床判断、分析和紧急处理。

三、麻醉和围术期管理

(一)麻醉处理原则

对瓣膜病患者选择麻醉药物应作全面衡量,通常考虑以下几方面问题:①对心肌收缩力是抑制还是促进。②对心率是加快还是减慢。某些病例因心率适度加快而可增加心输出量;心率减慢对心力衰竭、心动过速或以瓣膜狭窄为主的病例可能起到有利作用,但对以关闭不全为主的瓣膜病则可增加反流量而降低舒张压,增加心室容量和压力,使冠状动脉供血减少。③是否扰乱窦性心律或兴奋异位节律点,心律失常可使心肌收缩力及心室舒张末期容量改变,脑血流及冠状血流出现变化。④对前负荷的影响,如大剂量吗啡因组胺释放使血管扩张,前负荷减轻,对以关闭不全为主的瓣膜病则可能引起低血压;对以狭窄为主的瓣膜病也应维持一定的前负荷,否则也可因左室充盈不足而减少心排出量。⑤用血管收缩药增加后负荷,对以关闭不全为主的瓣膜病可引起反流增加和冠脉血流减少,从而可加重病情,此时用血管扩张药降低后负荷则有利于血压的维持。⑥对心肌氧耗的影响,如氯胺酮可兴奋循环,促进心脏收缩及血压升高,但增加心肌氧耗,选用前应衡量其利弊。

心脏瓣膜置换术的麻醉要求,力求使各种药物对心血管功能减损降至最低限度为原则。

对气管内插管和外科操作无强烈、过度的应激反应，改善心脏的负荷状况，保持血流动力学的相对稳定，并按药效和病情随时加以调整，复合全麻的用药配合得当、品种和用量适宜、注药速度掌握合理。目前仍以芬太尼、舒芬太尼作为复合全麻主药，配合适当的镇静用药，并按需吸入低浓度的卤族全麻药，以维护心血管系统功能。

（二）几种常见瓣膜病手术的麻醉管理

1.二尖瓣狭窄

①围术期避免使用导致心动过速、肺血管阻力增加、前负荷下降或者心肌收缩力降低的药物；适当的补充血容量，严密监测血流动力学的变化。②对于术前已存在的房颤，药物控制持续用至术前；对于新出现的房颤，尝试电复律，以期恢复窦性心律。原有房颤出现室性心动过速者，应立即药物控制，避免血流动力学恶化。③避免使用加重肺动脉高压的药物，围术期肺动脉漂浮导管监测有益，但是应注意肺动脉破裂的风险。④术中 TEE 有助于探查二尖瓣成形或者置换情况，判断有无反流和瓣周漏，评估心肌收缩力和容量负荷情况。⑤围术期努力避免心室率过快。一般转前维持心室率 60～80 次/分较合适。停机后，心室率维持在 90～110 次/分左右较合适。⑥停机前应充分强心扩血管，增强心肌收缩力，降低后负荷，同时注意输血输液的速度，避免心脏过胀，在维持血流动力学稳定的情况下，使心脏处于相对欠容的状态。停机后注意控制血压，一般维持收缩压 100～120mmHg 为宜。

2.二尖瓣关闭不全

①患者在转机前注意勿让心率过慢，一般维持心室率 90～100 次/分为宜。维持较低的体循环阻力，减少二尖瓣反流，但应维持心室的收缩力。②围术期使用 TEE 评估左室的功能，同时监测心脏的容量负荷，指导液体输注。对于二尖瓣成形或者置换后是否伴有瓣周漏和监测跨瓣的压力梯度有重要的意义。③停机后一般需要使用小剂量的多巴胺与硝酸甘油或硝普钠强心扩血管支持治疗，停机后需要适当补充血容量。但围术期反流的严重程度，左室的射血分数，肺高压的程度和升主动脉的阻断时间是选择血管活性药物需要考虑的因素。

3.主动脉瓣狭窄

①在体外循环转机前应维持心室率勿过慢或过快，以免心室压力过大，加重心内膜下心肌缺血。一般维持 70～90 次/分为宜。②麻醉诱导前，应做好随时因血流动力学的剧烈变化需要紧急转机的准备。麻醉诱导时，应避免使用负性肌力药和血管扩张药，否则会显著减低心脏的前后负荷和心肌收缩力，引起血流动力学剧烈波动，严重者危及生命。③围术期可使用强效的 α 肾上腺素受体激动剂如去氧肾上腺素，处理血压的降低，维持血流动力学的稳定。④使用肺动脉漂浮导管监测肺动脉压，外周阻力，评估心排量和心脏指数的变化，指导治疗。⑤主动脉瓣狭窄患者一般由于左室压力负荷过重，术中需要加强心肌保护，心脏复跳后舒张压不能过低，以保证心脏舒张期灌注。⑥结合 TEE 评估心脏左室的收缩功能，心脏的前后负荷，测量瓣环的大小，术后评估有无瓣周漏和反流量的大小；指导停机前心腔排气，避免大量气体进入冠脉引起心室颤动等恶性心律失常，引起血流动力学的剧烈波动。

4.主动脉瓣关闭不全

①患者在体外循环转机前应注意心率不要过慢，一般心率维持 80～100 次/分为宜。②麻醉诱导后外周阻力适当下降有助于增加有效心排出量，但应注意勿使舒张压过低，降低心脏舒张期供血，必要时应加快输液或使用小量去氧肾上腺素提升舒张压。③使用肺动脉漂浮导管检测围术期患者的心排量和心脏指数，有助于指导临床用药。停机后有助于指导临床药物治疗和液体输注，维持最佳的前负荷和心肌的收缩功能。④TEE 监测技术有助于评估术前左室功能和主动脉瓣反流量的大小，测量瓣环大小和瓣膜置换后监测有无瓣周漏、反流量和跨瓣压力梯度。⑤左室大的患者术后一般需要正性肌力药物支持，必要时使用硝酸甘油类药物扩张冠状动脉，预防心肌缺血。

第三节　冠心病手术的麻醉

一、缺血性心脏病的病理生理

当心肌能量需求增加，冠脉血流的调节不能满足心肌代谢的需求，出现氧供和氧需失衡时，便会出现心肌缺血。缺血性心脏病即冠心病属于心肌缺血的一种，从病理生理的角度分析，缺血性心脏病是由于冠状动脉粥样硬化导致冠状动脉狭窄或者闭塞，冠脉的血流量不能满足心肌代谢的需求，导致心肌缺血缺氧，急剧的、暂时的缺血缺氧引起心绞痛，严重的、持续的心肌缺血可引起心肌坏死即心肌梗死。

麻醉医师熟悉冠状循环解剖，有助于了解麻醉手术期间心肌缺血和梗死的范围及程度，以及病变的部位和手术步骤。冠状循环包括冠状动脉供血和冠状静脉回流。冠状动脉起始于主动脉根部的左、右主动脉窦，沿房室沟分左、右行走，分别提供左、右心的灌注。左冠状动脉主干在前室间沟处分为两支。沿前室间沟向下者称左前降支(LAD)；沿左房室沟到达左室后壁者称左回旋支(LCX)，LAD 提供左心室前壁、室间隔前 2/3、心尖以及部分右室前壁和希氏束的血供。LCX 为左室外侧壁、前壁、后壁(下壁)的一部分和左心房供血。右冠状动脉(RCA)沿右房室沟前行，发出右房支，约 59%窦房结动脉来自 RCA；RCA 在后十字交叉附近分支，向下沿后室间沟行走的一支为后降支(PDA)，提供左心室膈面血供。

满足心肌氧供需平衡是整个麻醉管理的目标。而心肌氧供的决定因素包括：动脉血氧含量和冠脉血流。动脉血氧含量＝血红蛋白×1.34×氧饱和度%＋0.003×氧分压。凡影响血红蛋白含量、动脉血氧饱和度和氧分压的因素，都可以影响动脉血氧含量。决定心肌耗氧的因素有：①心率：实际上心率加快时，心肌氧耗超过心率增快的倍数；②心肌收缩性：反映了心脏的泵功能，心肌收缩增强，氧耗也增加。但至今尚无方法定时测定心肌收缩性，以计算心肌氧耗；⑧室壁张力：与收缩时心腔内压(后负荷)、心腔大小(前负荷)乘积成正比，而与室壁厚度成反比。

二、麻醉前的评估与准备

(一)患者的一般情况

1.年龄和性别

年龄是该类手术的显著危险因素,随着年龄的增加,心血管手术患者的并发症和死亡率会增加;综合分析不同年龄段患者发现,女性患者手术并发症和死亡率是男性患者的两倍多。

2.运动耐量

运动耐量可以反映患者整体的功能状态,是一种简单而且敏感的评价心血管风险的指标。

3.并存疾病和外科手术的相关问题

患者如果合并严重其他系统疾病如合并重度阻塞性、限制性或者混合型呼吸功能障碍等,手术并发症发生的风险就会增加;外科手术本身的复杂程度或者再次手术等也是影响围术期并发症和预后的重要的危险因素。

(二)术前心功能评估

冠心病外科治疗的患者术前应全面地进行心脏功能的评估。除了是否有心绞痛或心肌梗死的病史,以及是否存在左心或右心功能衰竭的症状和体征之外,还应通过实验室和辅助检查全面的判断心血管功能。

1.心电图和运动试验

采用动态心电描记和记录装置,以及连续测定 ST 段变化趋势,可提高术前患者心肌缺血的检出率。通过 ECG 还可发现心肌梗死的部位,估价严重程度;估计左、右心室肥厚和左、右心房扩大;检测心律失常等。但正常心电图不能排除冠心病的存在。术前进行运动试验,有助于胸痛的诊断,估价冠心病严重程度,以及估计治疗心绞痛的疗效等。对于不能进行运动试验的患者,可做多巴酚丁胺负荷试验。

2.X 线检查

普通 X 胸片后前位和侧位片,两侧肺门充血,提示收缩功能不全。冠心病患者的心胸比例＞50%,心阴影增大,提示心功能差,射血分数下降。而心胸比例＜50%,表明射血分数可正常或下降。

3.超声心动图检查

围术期经胸超声心动图检查不仅有助于定量和评估患者瓣膜病变情况、肺动脉高压的严重程度以及了解节段性室壁的运动情况,也能够评估心室的整体功能和评估心脏的射血分数;此外,还能发现心脏解剖结构的异常,如房室间隔缺损、室壁瘤、SAM 征及有无附壁血栓等。术中应用经食管超声心动图(TEE)实时动态了解心脏围术期的情况。

4.心导管检查和心血管造影

心导管检查目前仍然是心脏手术诊断心脏病变情况和确定冠状动脉病变的金标准。心导管检查可以评估冠状动脉血管有无解剖异常及血管狭窄的严重程度,评价左室壁的整体和局部功能如左室舒张末压、左室射血分数、二尖瓣反流、舒张容积指数及节段性室壁的运动情况等,和对急慢性瓣膜病变严重程度的评估。心血管造影有助于详细地了解冠状动脉血管及其分支血管的病变情况。

5.其他的辅助检查

如放射性核素显像技术有助于评价心肌灌注和存活区域,但不能提供心脏病变的解剖情况;平板运动试验常作为原因不明的胸部疼痛的初步检查,也可用于测定功能耐量以及评价术前缺血和心律失常对预后的影响。

(三)术前用药

术前访视患者除按全麻常规要求外,针对心脏手术患者的特点,冠心病患者术前需进行良好的医患沟通,根据患者的心肺功能耐受情况给予较大剂量的术前药物以充分镇静,可以避免严重不良事件发生。但对使用术前用药的患者应密切观察,注意患者呼吸和循环的稳定。

术前不需要停止服用β受体阻断药。β受体阻断药可减轻血流动力学对手术的反应,降低与心率增快有关的心肌缺血发病率。术前突然停止用药可发生心肌缺血、高血压,以及因β受体密度增加而继发心动过速。但服用长效的β受体阻断药患者出血和低血容量时,反射性心率增快常不明显,不能作为判断的指标。

术前服用钙通道拮抗剂者不必停药。但许多抗高血压药物均可降低房室传导,引起心动过缓和心肌抑制,尤其是合并β受体阻断药时,可能发生严重的心脏阻滞,应予以高度警惕。

服用ACEI抑制剂患者术中容易发生严重低血压,服用利尿剂患者容易发生电解质紊乱以及各种心律失常。脑血管病患者术中、术后需要维持较高的脑灌注压。

洋地黄类药物应在术前24小时停药。如心衰合并快室率房颤,则洋地黄可持续给药直至手术日晨。但CPB后洋地黄中毒的问题必须加以重视,及时纠正低钾血症,避免血钙增高和酸碱失衡。

抗心律失常药物一般应持续用药至手术日晨。

抗凝药物如华法林应在术前3～5天停药,改为小剂量肝素静脉点滴或低分子肝素皮下注射,普通肝素术前6小时停药,低分子肝素术前12小时停药。或监测INR,保持在1.5左右。急诊手术或INR大于1.8时,可用凝血酶原复合物或新鲜冰冻血浆逆转其抗凝作用。

抗血小板药如阿司匹林、氯吡格雷术前5天停药。急诊手术可输注血小板改善凝血功能。

三、冠脉搭桥术麻醉和围术期管理

冠脉搭桥术有不停跳冠脉搭桥和体外循环下冠脉搭桥手术。其麻醉处理原则为维持血流动力学稳定,维持心肌氧供需平衡,维持或增加心肌血液供应,减少心肌氧耗,维持血容量、水、电解质与酸碱平衡,保护心、脑、肺、肾等重要脏器功能。

(一)体外循环(On-pump)下冠脉搭桥手术麻醉管理

1.麻醉监测

入手术室后,即以ECG监测,术中通常仅有Ⅱ和V_5导联。连接指端氧饱和度,应面罩或鼻导管吸氧。常规作桡动脉穿刺置管,直接动脉测压,同时抽动脉血进行血气分析。经颈内静脉或锁骨下静脉，置管测 CVP，并经静脉输液、给药。对于左心室收缩功能减退，大面积室壁收缩低下，局部室壁无收缩或反常运动，存在室壁瘤，或新出现的心肌梗死或重度 3 支冠状动脉疾病，以及大面积心肌病变，肺动脉高压的患者建议放置漂浮导管监测肺动脉压力。在放置 PAC 过程中应严密监测 ECG、MAP 等，及时处理心律失常、心肌缺血、血压波动等。

2.麻醉诱导

患者左心室收缩功能差诱导方法主要以静脉为主，避免吸入强效全麻药。依托咪酯诱导量(0.3mg/kg)不影响心率和心排出量，适用于心功能差的患者，但气管插管时不能防止心率和血压升高。其他静脉全麻药如异丙酚、咪达唑仑等，均有不同程度地抑制心肌收缩力，降低 SVR 和 MAP，以及 HR 增快，故心功能差的患者不宜选用。但异丙酚若采用靶控输注(TCI)方法诱导，血流动力学稳定性好，常用剂量为 2～2.5ug/mL。对于高龄、体弱和心功能低下者血浆 TCI 较安全，反之，选用效应室 TCI 更为合理。右美托咪定是高选择性 α_2 肾上腺素能受体激动剂，具有强效镇静作用，及抗焦虑和镇痛作用，有利于术中控制心率和血压，对缺血性心脏病手术更为合适。诱导前使用可降低气管插管时的血流动力学波动，对于严重心动过缓、Ⅱ度以上房室传导阻滞、低血压和容量不足者慎用右美托咪定。舒芬太尼在心脏手术麻醉中的应用日益广泛，其具有镇痛作用强，时效长，血浆浓度稳定，无蓄积等优点。常用量为 1～4μg/kg 缓慢静注。肌松剂罗库溴铵在临床麻醉中已广泛使用，尤其适合于心功能差的患者作气管插管术；若患者左室收缩功能尚佳(EF 大于 40％)患者常伴有高血压，常用的静脉麻醉药是咪达唑仑和异丙酚，辅用右美托咪定。同样可以选用异丙酚效应室 TCI、右美托咪定持续注射联合的方式。舒芬太尼的用量可根据患者的具体情况选择。诱导初尚可静滴硝酸甘油(用微泵控制滴速)，以预防血压升高，又避免深麻醉抑制循环作用；左冠状动脉主干疾病及危重患者需要依赖较高的交感张力维持血流动力学稳定。因此，诱导时应避免突然降低交感张力。诱导静脉麻醉的用药剂量更应按患者对药物的心血管反应加以调整，患者的个体差异很大，切忌使用快速诱导法，或按药物常规剂量给药。必要时，可用小剂量多巴胺或去甲肾上腺素持续泵注，或术前放置 IABP，改善冠脉灌注压。

3.麻醉维持

麻醉维持方法通常采用静吸复合麻醉。现在常用的吸入麻醉剂如七氟烷、地氟烷、异氟烷等，都有不同程度的心肌保护作用，而七氟烷因不增加交感兴奋性，更适合于 CABG 术。有临床和实验研究证实术中七氟烷持续吸入保护心肌的作用更佳。右美托咪定的药物作用特点，使其可以在麻醉维持期持续静脉注射，从而减少静脉麻醉药用量，有助于体外转流中维持血流动力学稳定。应熟悉 CABG 手术程序，通常在切皮、锯胸骨、分离主动脉根部、游离上下腔静脉、置胸导管和缝合胸骨等操作时刺激较大。心功能差、左冠状动脉疾病及其相当的冠心病患者，应避免吸入高浓度全麻药。在强刺激操作前，可先静注舒芬太尼 0.25～0.5ug/kg。体外循环转流前和转流中，也应适当追加肌松药、静脉全麻药等，以维持转流中足够的麻醉深度，避免发生术中知晓。若有麻醉深度监测则更佳。体外转流后到手术结束前，仍应维持合适的麻醉深度，继续使用异丙酚、小剂量吸入全麻药，按需追加舒芬太尼以及非去极化肌松药，防止浅麻醉引起体动、心率增快和血压升高。

4.CPB 后处理

转流后继续维持循环稳定，预防心动过速、高血压等，以避免各种原因诱发心肌缺血。通常采取以下措施：①保持患者完善的镇痛和镇静。②充分给氧，维持良好通气。③加强各项监测。④维持循环平稳。⑤预防感染，防止术后高热。⑥预防和治疗术后并发症。

（二）不停跳（Off-pump）冠脉搭桥术麻醉管理

1.麻醉诱导

原则与 On-pump CABG 术相同。

2.麻醉监测

进行 CABG 手术时，暂时钳闭冠状动脉分支难免造成心肌局部缺血。在冠状动脉分支重度狭窄患者，由于心肌局部侧支循环较丰富，足以代偿以免发生心肌缺血；当冠状动脉分支狭窄程度不严重时，因局部侧支循环不够丰富而不能代偿时，可诱发心肌缺血，常表现心律失常、低血压或急性循环虚脱，因此，加强监测十分重要。除常规心电图外，有条件的可选择漂浮导管和经食管超声心动图。

缺血性预处理指吻合血管前以机械或药物造成短时间的冠状动脉缺血的状态，如钳闭冠状动脉、吸入全麻药或阿片类药物等，预处理可减少缺血再灌注损伤。目前药物预处理的临床研究正在深入的进行，已有越来越多的证据表明吸入全麻药对心肌具有明显的保护作用，可以减少再灌注后心肌的损伤。

为预防血管吻合口血块凝集，即使在非体外情况下也应部分或全部肝素化，可按肝素 1mg/kg 静注给药，ACT 数值应大于 300 秒，根据术中结果追加剂量。

在探查病变血管、放置固定器时，心脏的位置发生扭转，心腔变形，以 LCX 或 OM 为最甚，其次是 PDA 和 PL，常需要给予血管后活性药和扩容，部分严重心脏抑制的患者需要正性肌力药支持，包括多巴胺、肾上腺素等。血管活性药物包括去氧肾上腺素和去甲肾上腺素。

对伴有心室舒张功能障碍，左心衰和肺动脉高压的患者，应注意保护心肌的收缩力，米力农具有正性肌力作用的同时可以改善心肌的顺应性，并可舒张肺动脉和体循环阻力血管，降低左右心的后负荷，对上述患者极为有利。

严重心脏抑制时可加用肾上腺素，安装临时起搏器。

OPCAB 术中对心肌的刺激无法避免，保持稳定的内环境和正常的电解质，可以降低心肌的应激性，减少心律失常的发生。低碳酸血症可使冠状动脉发生痉挛，血钾降低，可导致心肌缺血和心律失常。应维持 $PaCO_2$ 在 38～45mmHg，血钾 4～5mmol/L。

OPCAB 术的患者保温非常重要，过低的体温可能导致冠脉或移植血管痉挛，并影响凝血功能。围术期患者体温应保持在 36℃以上。

在非体外情况下行 CABG 手术，有可能因估计不足而发生意外如乳内动脉显露不够满意；冠状动脉分支病变估计不足；术中出现血流动力学严重不平稳等。为保证手术安全顺利地进行，需改行体外循环下 CABG 手术，故应备好体外循环。

第四节　心包手术的麻醉

一、心包的解剖和生理

(一)心包的解剖

心包为一浆膜纤维性囊,包被整个心脏与进出心脏的大血管根部,具有保护和润滑作用。心包内层为浆膜,是一薄的单层间皮上皮层,直接被覆在心表面,称为心包脏层。心包外层是纤维层,称为心包壁层,由坚韧的纤维结缔组织构成,在大血管根部心包脏层移行于大血管表面而后折移成心包壁层,此移行区称为心包折返。两层心包间形成心包腔,为一潜在腔隙,内含淡黄血浆超滤液20～50mL,压力约为3mmHg(0.4kPa),若心包积液或积血急性增加至50～100mL,即可压迫心脏引起心脏压塞症状。胸廓内动脉和膈动脉的心包分支提供心包血供。迷走神经、左喉返神经和食管丛及星状神经节、第一背神经节的交感纤维支配心包。膈神经在心脏一侧分布是一个重要的解剖关系,因为此处膈神经包含在心包内,心包切除术时其易被损伤。

(二)心包的生理特性

正常情况下心包具有机械的、膜的和韧带的功能。机械功能包括防止心脏的急速扩张,调节两心室间的舒张偶联及参与形成心室的压力-容量关系。膜功能指给连续运动的心脏提供润滑作用,并作为屏障防止感染的侵袭。心包的韧带附着可限制心脏位置的过分移动。

二、缩窄性心包炎

(一)病因

缩窄性心包炎多由急性心包炎发展而来,以往多见的病因是结核,但由于抗结核药物的有效治疗以及人民生活水平的提高,现在结核性心包炎的发病率已明显下降。大多数缩窄性心包炎病因并不明确。早期临床隐匿的病毒性心包炎、引流不彻底的化脓性心包炎、尿毒症性心包炎、结缔组织病心包炎等非结核性因素均可导致缩窄性心包炎。另外,心脏手术后及急性心肌梗死伴发心包积液也可导致缩窄性心包炎。

(二)病理生理

心脏和腔静脉入口处心包增厚甚至钙化是引起患者生理紊乱的主要因素。典型的缩窄性心包炎,心包纤维增厚、钙化,形成一个坚硬的外壳压迫心脏,限制了心脏的舒张期充盈,使静脉压升高,心脏每搏量受到明显影响,且几乎固定不变,所以心排血量的提高主要有赖于增快心率。快速大量输液对心排血量影响不大,射血分数通常正常,但偶有明显下降。左室舒张期末压虽然有所上升,但舒张末容量通常降低。由于心腔并不扩大,故心排血量下降与充血性心力衰竭时不同,后者下降显著。缩窄性心包炎患者的循环时间普遍延长,以循环总血容量增加来代偿循环功能障碍。

心包的增厚、僵硬和粘连使呼吸所致的胸腔内压力变化不能传至心包和心腔，因此，吸气时静脉和右心房压力下降不明显，部分患者吸气时静脉压反可增高，故回流到右心房的血液并无明显增多。左房和左室的压力曲线与右心相似。长期的心包缩窄使心脏活动受限，心肌发生失用性萎缩，致使术后心肌功能恢复受到影响。

静脉回流受阻产生大量胸腔积液、腹腔积液，结果使肺活量降低；心内压增高使肺血容量增多，血液淤滞在肺内，造成肺通气/血流比值异常。肝脏因阻塞性充血而肿大，使肝细胞缺氧、萎缩，甚至表现局限性出血和坏死，肝功能受损害。由于心排血量减少，肾血流量相应减少。

（三）临床表现与体征

急性化脓性心包炎患者发病后 1 年或数年才出现典型症状；结核性心包炎患者在发病 3～6 个月时心包就会有不同程度的增厚和粘连，6 个月后可发生缩窄而出现症状；急性非特异性心包炎和创伤患者可能在发病后 4～12 个月出现症状；心脏手术后所致的缩窄患者多在 2 周后出现症状。

临床表现主要为呼吸困难、腹胀、外周水肿、疲劳无力及咳嗽等。所有的患者都存在程度不同的呼吸困难，轻微体力活动即出现气促，严重者可表现为端坐呼吸，原因多是由于胸腔积液或者腹腔积液伴膈肌上升引起肺容量减少所致。腹胀是由肝大、腹腔积液及内脏淤血所致。肾血流量减少，体内水、钠潴留，产生周围水肿，多表现为踝部水肿。同时可存在心悸、疲劳无力、食欲缺乏及上腹部不适，咳嗽及心前区隐痛也较为常见。

患者常呈慢性病容，面部水肿，浅静脉充盈，颈静脉怒张。当缩窄严重影响右心室血液回流时，吸气时可见到颈静脉怒张明显。有时在心脏收缩期间可观察到心尖区及胸骨左侧区域呈回缩改变，而在舒张早期呈快速外向运动。多数患者可有舒张早期第三心音，这是由于舒张早期心室快速充盈所致。少数患者出现脾肿大。血压正常或偏低，表现为收缩压降低，静脉压升高，体、肺循环时间延长。心律一般为窦性心律，晚期患者可出现心房颤动、动脉压降低、脉压变小，但奇脉不明显。如胸腔积液量过多，肋间隙可增宽。

约半数患者心电图 P 波增宽且有切迹，QRS 综合波示低电压，T 波常倒置。X 线胸片显示心脏各房室无显著增大，房室搏动幅度减小，肺动脉不增宽，肺淤血不明显。心包钙化是鉴别心包缩窄与心肌病最可靠的征象。

（四）术前准备

缩窄性心包炎患者往往全身情况较差。由于大量的胸腔积液和腹腔积液，血浆蛋白尤其是白蛋白显著降低，患者应摄取高蛋白饮食以补充血浆蛋白，必要时可从静脉补充白蛋白、全血或血浆，以增加血浆胶体渗透压。对肝功能受损的患者，要适当补充维生素 K 以避免术中凝血功能障碍。术前低盐饮食和利尿药的使用往往导致电解质紊乱，应予以纠正，尤其要注意钾的补充。如胸腔积液、腹腔积液经药物治疗效果不明显时，为保证术后呼吸功能，可在术前 1～2 天抽吸胸腔积液和腹腔积液，但量不宜过多，速度也不宜过快，否则容易发生血压急剧下降。术前抽出胸腔积液、腹腔积液,除可改善通气功能外,还可防止心包缩窄解除后胸腔积液、腹腔积液大量回吸入体循环而诱发的急性心力衰竭。另外,对结核性心包炎应首先用抗结核药治疗,最好经 3～6 个月治疗待体温及血沉恢复正常后再行手术。若为化脓性心包炎,术前应抗炎治疗,以增强术后抗感染能力。术中可能发生严重出血或心室颤动,必要时需准备抢救性设备,如体外循环装置。应加强术中监测,监测项目包括有创动脉血压、中心静脉压、心电图、脉搏血氧饱和度、呼气末二氧化碳分压等。

通过积极的术前准备,应尽可能使患者达到以下要求:①循环、呼吸功能明显好转,如呼吸困难、端坐呼吸、水肿、胸腔积液及腹腔积液显著改善;②食欲明显增加;③心率不超过 120 次/分,实验室检查结果基本正常,体温正常及活动量显著增加;④每日尿量理想。

(五)缩窄性心包炎的麻醉

1.麻醉前准备和用药

缩窄性心包炎患者麻醉前用药以不引起呼吸、循环抑制为前提。一般麻醉前 30 分钟可用吗啡 0.1～0.2mg/kg 和东莨菪碱 0.2～0.3mg 肌内注射,以缓解患者的紧张情绪。如果患者呼吸、循环功能差,术前吗啡应减量或不给,以避免术前出现呼吸、循环功能的抑制。对腹内压偏高的腹腔积液患者,应预防诱导时出现误吸,可以预防性给予镇吐药,如甲氧氯普胺等。

2.麻醉诱导

缩窄性心包炎患者麻醉诱导首先考虑的是用药尽可能减轻对循环的抑制。血压偏低和代偿性心动过速的患者,循环代偿功能已十分脆弱,处理不当可能导致猝死。因此,必须在严密监测血压、心电图条件下施行缓慢诱导,并备好多巴胺、阿托品、肾上腺素等急救药。对危重病患者最好在建立有创动、静脉压监测后再实施麻醉诱导。诱导前应尽早给予面罩吸氧;诱导必须掌握对循环影响最小的剂量,遵守缓慢注药的原则,为避免血压严重下降和心动过缓,可采用依托咪酯、咪达唑仑或氯胺酮和小剂量芬太尼诱导;肌肉松弛药可以选用影响循环轻微而不减慢心率的药物,如泮库溴铵,也可选用影响血压、心率较轻的维库溴铵。缩窄性心包炎患者的体、肺循环时间延长,在诱导时麻醉药达到峰值的时间会延迟,因此,应避免在短时间内追加药物而导致麻醉过深引起循环抑制。对于腹腔积液的患者如腹压高,应按饱胃处理,准备好吸引器,可用起效快的非去极化肌肉松弛药罗库溴铵诱导,同时按压环状软骨,防止反流和误吸。

3.麻醉维持

麻醉维持应使用对循环影响轻微的药物。芬太尼不抑制心肌收缩力,一般不影响血压,但剂量较大时可引起心动过缓,可用阿托品拮抗。舒芬太尼和阿芬太尼的作用与芬太尼基本相同,只是舒芬太尼的镇痛作用更强,为芬太尼的 5～10 倍,作用持续时间约为其 2 倍,阿芬太尼的镇痛强度较芬太尼弱,为其 1/4,作用持续时间为其 1/3。两药对心血管系统的影响轻微,无组胺释放作用,但也可引起心动过缓。舒芬太尼的镇痛作用最强,心血管稳定性最显著,最适用于心血管手术麻醉。瑞芬太尼在体内被组织和血浆中非特异性酯酶迅速水解,代谢物经肾排出,清除率不受患者用药持续时间以及体重、性别或年龄的影响,也不依赖于肝、肾功能,只是对呼吸抑制效应更敏感。

氧化亚氮可轻度升高血压。氟烷和恩氟烷抑制心肌的收缩力，从而可引起血压下降。而地氟烷、异氟烷和七氟烷引起血压下降主要是降低全身血管阻力所致，并呈剂量依赖性。异氟烷对心功能的抑制作用小于恩氟烷及氟烷，心脏麻醉指数为5.7，大于恩氟烷(3.3)及氟烷(3.0)，在2MAC以内则较安全。小剂量异氟烷可引起心率增快，但心律稳定，对术前有室性心律失常的患者，麻醉维持期间并不增加心律失常的发生率，非常适合缩窄性心包炎手术的麻醉。术中使用0.3～1MAC值的异氟烷连续吸入并复合芬太尼维持麻醉时，不仅可以保证良好的术中镇静、遗忘、镇痛作用，而且不会出现心脏功能抑制，术中循环易于维持稳定。

丙泊酚对心血管系统有抑制作用，并呈明显的剂量依赖性。可使动脉压显著下降，动脉压的下降与心排血量、心指数、每搏指数和全身血管阻力的减少有密切关系，这是由于外周血管扩张与直接心脏抑制的双重作用所致。丙泊酚可抑制压力感受器反射，从而减弱对低血压引起的心动过速反应，这可能会干扰缩窄性心包炎患者的心脏代偿机制。对病情较重的患者，丙泊酚可能不适合麻醉的诱导和维持。

肌肉松弛药可用泮库溴铵、维库溴铵、罗库溴铵等，术后通常带气管导管回ICU继续治疗。

4.术中监测

心包剥脱术是心脏手术中的高危手术之一，除了常规监测血压、心电图、脉搏氧饱和度、潮气量、气道压等以外，有创性血流动力学监测非常必要，动脉穿刺置管能实时监测动脉压力，并间断抽血进行动脉血气分析。中心静脉穿刺置管可监测中心静脉压，了解心脏的前负荷以及通过对比手术前后的变化来评估上腔静脉入口松解的效果，同时可以方便术中快速输血、给药。

5.麻醉管理

机械通气潮气量应避免过大，以防止进一步阻碍回心血量而引起血压下降。血气分析可较准确地测定氧分压、二氧化碳分压、血氧饱和度和酸碱代谢的变化，便于指导对呼吸及循环的调控。

肺水肿是肺血管外液异常增加，超过了肺淋巴系统所能吸收的速度而造成间质水肿，进而进入肺泡，使呼吸道出现血性分泌物，可导致严重的生理紊乱。全身麻醉患者使用肌肉松弛药后常可掩盖呼吸系统症状。辅助呼吸时，气道阻力突然增加或机械通气时气道压突然增大到30mmHg(4.0kPa)以上、SpO_2下降至90%以下时，应怀疑有急性肺水肿，须立即处理。首先应间断正压给氧通气，纠正低氧血症及降低静脉血回流，使左室充盈压下降。如吸入纯氧后动脉血氧分压仍低于50mmHg(6.67kPa)，大量泡沫痰不断涌出时，应立即采用持续正压呼吸(CPPV)或采用呼气末正压通气(PEEP)，力争使动脉血氧分压维持正常。同时，应快速利尿，如静脉注射呋塞米；用扩血管药降低前、后负荷，如静脉滴入酚妥拉明、硝酸甘油或硝普钠；有低血压时还应静脉注入正性肌力药如多巴胺或肾上腺素。

由于增厚、钙化的心包经常和周围组织粘连在一起，在锯开胸骨安置胸骨牵开器时，心包可能因牵拉而绷紧，心脏充盈进一步受限，部分患者在牵拉胸骨时会使心脏移位，从而影响血液回流，导致血压下降。此时应及时提醒手术医师注意手术操作，同时积极处理低血压。

麻醉医师必须了解手术操作才能更好地进行循环管理。心包剥脱术时，心包切除的范围应视病变情况决定，力求将心脏彻底松解。缩窄性心包炎外科治疗的心包剥除范围多遵循先左后右，先剥流出道，后剥流入道，双侧心包剥除达膈神经水平，心尖充分游离，上、下腔静脉开口要充分松解。切除时要沿着心包纤维板与心包脏层面，勿损伤心肌和冠状动脉血管。分离时注意平行推进，避免局部分离过度。分离困难时不要勉强，确实无法切除者，可作"井"字形切开，以减少对心脏的束缚。在心包分离时局部心肌突出明显，常提示心肌有萎缩，此时要酌情处理。剥离的心包暂不要切除，以备心肌分离破裂时做覆盖修补。重症心功能不全的患者左房室沟处往往存在明显的缩窄环，严重地限制了心室的舒张期充盈，对此部分的解除也是保证手术效果好坏的关键。心包剥离过程中，手术刺激可诱发心律失常，如出现严重心律失常或发生连续性室性心律失常，应暂停手术操作，静脉给予利多卡因 0.5～1mg/kg，并立即检查血气和电解质有无异常，针对原因做相应处理。如发生心动过缓，往往伴有血压下降，可给予阿托品或泵入小剂量的多巴胺提升心率，增强心肌收缩力。如果术中出现心脏严重撕裂大出血且止血困难时，须在体外循环下止血，或者术中发生心室颤动、心搏骤停、胸内按压和除颤复苏困难时，也必须建立体外循环进行心脏复苏。

在行上、下腔静脉开口松解时，可以采用头高位，防止心包入口缩窄松解后，静脉回血骤增，已萎缩的心肌不能适应突然增加的容量而发生急性心力衰竭。随着心包的剥脱、心肌压迫的松解，如果心肌收缩无力，须及时给予毛花苷 C 0.2～0.4mg 强心，并给予利尿药以减少循环血容量减轻心脏负担。同时也可以持续输注小剂量的正性肌力药，如多巴胺、多巴酚丁胺、异丙肾上腺素、肾上腺素、米力农等。

一般情况下，缩窄性心包炎患者在行心包剥脱术时失血量不大，输血、输液量不宜过快，否则可因术后心脏受压解除、腔静脉回心血量骤增而引起心脏扩大，甚至诱发肺水肿、心力衰竭。在心包完全剥离前可以等量输血或输液，剥离后则应限制输血或输液量。如剥离心包时因心房、腔静脉破裂或心肌、冠状动脉损伤而大量出血时，则应酌情补充血容量。在心包剥脱术后，由于心脏舒张功能改善，心排血量增加，淤积在外周的血液回流量增加，外周水肿液体开始向血管内转移，在强心的同时给予利尿药，加快液体的排出，控制血容量，力求达到出量大于入量。

监测动脉血气，了解电解质和酸碱平衡状态。利尿药的使用可能会导致电解质紊乱，最常见的是低钾、低镁血症，应及时补充钾和镁，及时纠正酸碱平衡紊乱。

三、心脏压塞

（一）病因

心脏压塞可由心包积液、心脏创伤或心脏手术后出血引起。此外，病毒性、细菌性及真菌性感染，恶性肿瘤转移、特发性心包炎或尿毒症性心包炎等可发展成亚急性心包积液。

(二)病理生理

心脏压塞是由于心包内液体积聚、心包内压力持续增高限制了心脏舒张、充盈所致,而其引起的血流动力学变化则依赖于心包内液体积聚的量和速度。若心包内液体积聚是逐渐的,则增大的心包允许接纳的液体量可达 80～100mL,甚至即使液体量达到 1000mL 时,心包压力增加也可耐受;若心包内液体量急速增加,即使少量液体也能引起严重的心脏压塞。这是因为心包对急性扩张存在抵抗,但在慢性力作用下可逐渐伸展,能接受大量的液体。心脏压塞时心包内压持续增高,限制心室的舒张和充盈,进而导致两心室舒张压相等,中心静脉压和肺静脉压升高,每搏量减少。整个心动周期增高的心包压力持续作用于心脏,仅在心室射血时略减轻。心包内压在心室舒张期达最大值。

正常情况下静脉回流在心室射血开始时增加,在三尖瓣开放时静脉回流形成第二次高峰。心脏压塞时舒张期心脏容量和心包内压大于收缩期。舒张期心脏容量和心包内压达最大值,静脉回流受阻,心脏不能接受全身静脉血而充盈。由于心包内压迅速增加超过舒张早期心房压,心房排空受阻。

心脏压塞时心室充盈减少导致每搏量下降和心排血量减少。轻度压塞时通过交感神经反射使心率增快和心肌收缩力增强,初期可维持心排血量几乎接近正常,但此时肾血流明显减少,表现为血尿素氮水平升高和尿钠消失。严重压塞时,心肌氧供需平衡受到损害,冠状动脉血流因心动过速、低血压和冠状动脉阻力增加而减少,导致心内膜下灌注不足,心肌局部缺血,心功能进一步降低。心脏压塞多伴有心动过速,但压塞导致的死亡往往是因为严重的心动过缓所致。

吸气时由于胸内压下降,心包、右房、右室、肺动脉楔压及动脉压均轻度下降,右心充盈增加,前负荷亦增加。吸气时主动脉和外周动脉血流速度降低。这样,吸气时增加的右心排血暂时积存于肺部,左心充盈减少,导致心排血量降低、动脉压下降。

(三)临床表现和体征

对于近期有胸部外伤、心脏手术、心包疾病及肺部感染的病史,突然出现休克、充血性心力衰竭并伴有呼吸困难、心动过速、奇脉者,应高度怀疑心脏压塞。Beck 提出有两类“心脏压塞三联征”,即:①急性心脏压塞三联征:动脉压下降、静脉压升高和心脏搏动度小。②慢性心脏压塞三联征即静脉压升高、腹腔积液和心脏搏动度小。心脏压塞的患者可能不一定出现典型的 Beck 三联征体征。有些患者的 X 线胸片表现心影增大,但可能没有低血压。心脏压塞患者最常见的临床体征是颈静脉怒张,大部分患者可出现奇脉。

心脏压塞患者的心电图可显示 QRS 波低电压和 T 波倒置,大约 1/4 的患者可出现“心电交替”现象,即心电图波形的幅度、大小交替改变,均与心脏位置出现旋转和摆动有关。P 波、QRS 波和 T 波同时心电交替是心脏压塞特异性的心电图表现,但很少见到。超声心动图是诊断和排除心脏压塞的最可靠的检查方法。通过肺动脉导管测量心内压力,记录心包穿刺放液后改善的血流动力学参数可确诊心脏压塞。

（四）术前准备

心脏压塞最有效的治疗方法是清除心包内液体。对于外伤性心包积液，病情紧急，来不及进行特殊检查，应根据临床表现即刻行心包穿刺放液，既可明确诊断，又可对心包进行减压，为实施手术创造条件。

尽管急性心脏压塞的主要治疗方法是清除心包内液体，但在术前准备期间应采取积极的措施以维持心排血量，其中扩容是比较有效的方法。扩容后右房压提高可抵抗增高的心包内压，对于维持心排血量有一定效果。静脉输注异丙肾上腺素可维持心率，增加心室射血分数，在增加心排血量上比单纯扩容更为有效。血管扩张药如硝普钠可对抗外周血管阻力增加，但应维持足够的充盈压以避免低血压和心排血量下降。心脏压塞时由于动脉压下降而发生代谢性酸中毒，应进行动脉血气分析并给碳酸氢钠予以纠正。此外，心包内压增高导致心动过缓时，应给予适量阿托品治疗。

（五）心脏压塞的麻醉

心脏压塞患者的麻醉处理原则是在心脏压塞解除之前维持较高的交感张力，尽量维持心排血量；难点在麻醉诱导，往往在诱导时发生低血压及心搏骤停。因此，麻醉诱导应平稳，给予纯氧吸入，避免使用抑制心肌收缩力的药物，维持正常外周血管阻力和心率。避免呛咳和过度正压通气，否则可增加胸腔内压力使静脉回流量下降。因此，在开胸和心包积液引流之前，保持自主呼吸是有益的。也可采用高频通气，它对心排血量的影响较正压通气小。

麻醉诱导和维持应选用对循环抑制小的药物，如咪达唑仑、氯胺酮或芬太尼，采用慢诱导。诱导前应尽快建立有创血压监测及深静脉通道，充分输液以提高回心血量。泮库溴铵具有循环兴奋效应，适用于心脏压塞手术。

麻醉基本监测包括心电图、动脉直接测压、中心静脉压及脉搏血氧饱和度等。心脏压塞手术的麻醉危险性很大，术中随时可发生严重心律失常、心力衰竭，甚至心搏骤停，因此，一切复苏设备和药物都应准备妥当，如体外循环设备、肾上腺素等。

四、并发症和处理

手术结束后应保留气管导管入ICU继续行机械通气，维持正常血气水平，控制输血、输液量，继续强心、利尿，维护心脏功能，并防止电解质紊乱，应用止血药减少术后失血。

（一）一般处理

术后保留气管导管，支持呼吸，减少呼吸做功，保证氧供和二氧化碳排出，同时应严密监测血压、中心静脉压、末梢循环和尿量，有条件监测每搏量、心脏指数和SVR等。术后继续给予利尿药物，减轻水、钠潴留，在充分补钾的条件下，给予洋地黄制剂和正性肌力药物。注意保持引流管的通畅，对渗血多者，应依据血常规予适量输血。由于术前长期肝淤血肿大，凝血功能受影响，术后可能出血较多，需要静脉使用止血药如氨甲苯酸、血小板、新鲜冷冻血浆及各类凝血因子等。除常规应用抗生素外，对于结核性心包炎，术后应继续使用抗结核药物治疗。

(二)并发症及预防

1.低心排血量

缩窄性心包炎术后容易出现低心排血量,是常见的死亡原因。在心包剥脱过程中,由于心脏急性扩张,特别是右心室表面心包剥脱后,在体静脉高压的作用下,心室急剧快速充盈、膨胀,产生急性低心排血量,多表现为心率快、血压低及四肢皮肤冰冷等。因此,术中应限制液体输入,左心室缩窄解除后,立即在强心的同时,排出过多液体以减轻心脏负担。心包剥离后,心脏舒张及收缩功能大多能立即改善,术后静脉补液量不宜过多,并注意维持电解质及酸碱平衡。术后 12~48 小时内,应用多巴胺等正性肌力药物,如药物治疗效果较差、低心排血量不能纠正,可使用主动脉内球囊反搏。另外,心包切除范围不够,特别是硬化的脏层心包切除不充分,也是术后发生低心排血量的重要原因。术后出现低心排血量的患者病程均较长,术前有大量腹腔积液及外周水肿,心功能 3 或 4 级。为减少术后低心排血量的发生率,缩窄性心包炎一经确诊,应尽早行手术治疗。

2.心室颤动和心搏骤停

缩窄性心包炎患者发生低血压、缺氧和低血钾时,易致室性心律失常,术中应加强心电图、血压、脉搏血氧饱和度等监测。此外,胸骨锯开后,撑开器不可充分拉开,以免心包过度绷紧,进一步影响心脏充盈而致血压下降。心脏表面的机械性刺激,尤其分离心尖与膈面心包时,因心脏移动较多,更易发生心室颤动或心搏骤停。因此要求术者操作轻柔,避免过分牵拉及移动心脏。当出现频繁室性期前收缩时,应暂停分离,静脉输注 1%利多卡因 1~2mg/kg,必要时持续静脉滴注,也可将少量利多卡因滴在心脏表面。发生心搏骤停时,应即刻经颈内静脉注入盐酸肾上腺素,同时进行心脏按压和电击复律等。

3.膈神经损伤

手术中如损伤膈神经,可造成膈肌的不协调呼吸运动,严重影响气体交换,并且不利于呼吸道分泌物的排出。因此,在患者清醒后行气管拔管前要判断是否有不协调的胸腹式呼吸,避免出现拔管后呼吸抑制。

4.心肌破裂

心包炎患者病程长、心肌薄,心包粘连紧密,分离心包时易造成心肌破裂。应常规行动脉及中心静脉置管以监测动态血压、中心静脉压,保证输血、输液畅通。

第五章　急诊常见症状

第一节　发热

机体在致热源的作用下或各种原因引起体温调节中枢的功能障碍时，体温调节中枢的调定点上移而引起的体温升高超过正常范围，称为发热。正常人体温一般为36～37℃。

一、病因与发病机制

(1)感染性发热各种病原菌如细菌、病毒、真菌、支原体、衣原体、立克次体、寄生虫等引起的感染。

(2)非感染性发热包括结缔组织、内分泌与代谢疾病、恶性肿瘤、组织损伤、血液病、自主神经功能紊乱等。

二、分类

1.发热程度

临床将发热的程度(以口腔为例)分为：低热(37.4～38℃)、中等度热(38.1～39℃)、高热(39.1～41℃)、超高热(>41℃)。

2.病程

按病程分为急性发热和长期发热。急性发热是指发热在2～3周内，临床极为常见。长期发热一般指发热在4周以上，经常规检查未能查明病因者。

三、热型

准确掌握患者的热型，往往能够迅速指导病因的判断。常见热型主要有以下几类。

1.稽留热

体温持续39～40℃达数天或数周，24小时波动范围不超过1℃，多见于大叶性肺炎、伤寒、斑疹伤寒、乙脑、系统性红斑狼疮等。

2.弛张热

体温在39℃以上，24小时体温波动在2℃以上，体温最低时仍高于正常水平，多见于败血症、风湿热、脓毒血症、重症结核及恶性组织细胞病。

3.间歇热

高热期与低热期交替的出现，体温正常后 1～2 天再次高热，反复发作，多见于疟疾、急性肾盂肾炎、局限性化脓性感染等。

4.回归热

体温急剧升高至 39℃或以上，持续数天后又骤然下降至正常水平，高热期与无热期各持续若干天，见于回归热、霍奇金病、周期热等。

5.波状热

体温逐渐升高至 39℃或以上，数天后逐渐下降至正常水平，隔数天后又再次逐渐升高，如此反复，常见于布氏菌病、恶性淋巴瘤、腹膜炎等。

6.不规则热

发热持续时间、体温波动无一定的规律，可见于结核病、风湿热、渗出性胸膜炎、感染性心内膜炎等。

四、诊断与鉴别诊断

1.病史

注意年龄、发病季节、流行病史、传染病接触史，起病缓急，病程长短，热型和伴随症状。

(1)冬春季以呼吸道感染、流行性脑脊髓膜炎等多见，夏秋季以急性肠炎、细菌性痢疾、乙型脑炎、伤寒等较多见。

(2)呼吸道感染、急性传染病等常起病较急，病程较短。结核病、伤寒、血液病、风湿热、细菌性心内膜炎等起病稍缓，病程较长，常超过两周。

(3)败血症、急性粟粒性肺结核、深部脓肿等呈弛张热，伤寒、副伤寒为稽留热，热型在未应用抗生素、皮质激素等特殊药物治疗时，对发热的诊断非常重要。

(4)询问发热的同时要注意各系统的特殊性临床表现。如呼吸道感染常有咳嗽、气急，消化道感染常有恶心、呕吐、腹痛、腹泻，泌尿系感染有尿频、尿急、尿痛等，中枢神经系统疾患多有呕吐、惊厥、昏迷等。

2.体征

(1)皮肤检查发热患者皮肤的干湿度、皮疹、出血点等改变都有重要的意义。如皮疹见于猩红热(口周苍白)、流行性出血热(醉酒貌)、伤寒(伤寒面容)、红斑狼疮(蝶形红斑)等；出血点常提示重症感染或血液病，前者包括败血症、流行性脑脊髓膜炎、感染性心内膜炎、流行性出血热等；发热伴皮肤黄染要注意肝胆道感染、重症肝炎和急性溶血等。

(2)淋巴结局部淋巴结肿大常提示有局限性急性炎症，如口腔和咽部感染常有颌下淋巴结肿大，下肢感染有腹股沟淋巴结肿大。全身性淋巴结肿大可见于全身性感染疾病，如结核病、弓形虫病、HIV 感染，亦可见于原发性淋巴组织病变，如急性淋巴细胞白血病、恶性组织细胞病等。

(3)其他伴随症状和体征如心血管系统(发热伴栓塞、心脏杂音、心包摩擦音或心包积液体征等)、呼吸系统(发热伴肺部实变体征或闻及肺部干湿性啰音等)、肝脾肿大等表现对于诊断有重要参考价值。

五、辅助检查

经病史和体检不能明确发热原因者，应选择适当的辅助检查。

1.血常规

进行白细胞计数及其分类，对于判断发热原因有重要的参考价值。

(1)多数病毒性感染白细胞数无明显增减。

(2)白细胞分类中嗜酸粒细胞增多见于各种嗜酸细胞增多症、变态反应性疾病、寄生虫病；嗜酸性粒细胞减少见于伤寒、副伤寒和应激状态。

(3)淋巴细胞增多见于病毒感染。

(4)单核细胞增多见于某些细菌感染，如活动性结核病、亚急性感染性心内膜炎、布氏杆菌病等。

2.尿常规

尿液离心后每高倍视野白细胞数超过5个，则表示有泌尿道化脓性感染，如肾盂肾炎、膀胱炎或肾结核等，尿液离心后每高倍视野红细胞数超过2个，常见于急慢性肾炎、肾结核、泌尿系结石、急性膀胱炎以及出血性疾病、感染性心内膜炎、流行性出血热等。

3.大便常规、X线检查以及超声心动图

如有必要，可进行CT或MRI等检查。

4.血清学检查

对发热诊断有一定价值，如肥达氏反应、外斐反应、钩端螺旋体病的凝集试验、乙脑补体试验、风湿病的抗链球菌溶血素“O”试验、系统性红斑狼疮的抗核抗体试验等都对确诊有帮助。

5.细菌培养

血、尿、粪、痰、脓、引流物、脑脊液、骨髓培养等都对病因诊断有帮助。

6.X线及其他检查

胸部X线检查有助于肺与胸部疾病的诊断。其他可根据情况选择CT、B超、纤维内窥镜等。

六、救治方法

1.病因治疗

针对病因是治疗发热的关键。对中低度发热，不要急于降温。因解热本身不能导致疾病的康复。但有下列情况者，应及时采取降温措施：①体温超过40℃。②高热伴惊厥或谵妄。③高热伴休克。④高温中暑。⑤有严重心、脑、肝、肾疾病的高热病人。

2.退热治疗

需明确诊断后，方可开始退热治疗。首选物理降温，如酒精、温水擦浴。若病情严重或者对于患者存在威胁，应及时给予药物退热，一般可选阿司匹林0.3～1 g口服，每

2～3 小时 1 次。对于持续高温不退者，可适当使用糖皮质激素治疗。

3.对症支持治疗

发热患者应注意补液，若补液不足，可引起循环血量不足、低血容量性休克。同时，要补充足量的维生素、微量元素以及高蛋白饮食等，提高患者的抵抗力。

对于存在心血管疾病、肺部疾病、肾病等基础疾病的患者，在进行治疗时，应考虑治疗对于原有疾病的影响。必要时，可进行器官保护。

第二节 休克

一、脓毒性休克

脓毒性休克，即感染性休克，是指由于细菌、真菌、病毒和立克次体的严重感染，特别是革兰阴性细菌感染引起的休克，在充分液体复苏情况下仍持续存在组织低灌注（由感染导致的低血压、乳酸增高或少尿）。脓毒性休克是临床常见的休克类型，是严重感染所致多器官功能衰竭（MOF）的一个发展阶段。

（一）病因与发病机制

1.病因

（1）革兰阴性杆菌：是引起脓毒性休克的最常见病原体，其分泌的内毒素在休克的发生、发展中起重要作用，如大肠杆菌、绿脓杆菌、变形杆菌、痢疾杆菌引起的脓毒症、腹膜炎、化脓性胆管炎等。

（2）革兰阳性球菌：如金黄色葡萄球菌、肺炎球菌等引起的脓毒症、中毒性肺炎等。

（3）病毒及其他致病微生物：流行性出血热、乙型脑炎病毒、立克次体、衣原体等感染均可引发休克。

2.发病机制

脓毒性休克的发病机制极为复杂，其发生、发展与病原体及其毒素激活各种免疫应答细胞释放炎症介质（TNF、IL-1、IL-2、IL-6 等）、激活体液免疫系统产生活性因子有关。产生的各种内源性炎症介质和细胞因子作用于内皮细胞、平滑肌细胞、白细胞、血小板以及各种组织的实质细胞，导致微循环障碍、失控性炎症反应、凝血机制异常和全身多个脏器或系统功能的损害。按血流动力学特点分为两种类型：高动力型休克（高排低阻型休克）和低动力型休克（低排高阻型休克）。

（1）高动力型休克：多由革兰阳性菌感染释放外毒素所致。血流动力学特点是：外周阻力低，心输出量增加。临床表现为皮肤呈粉红色、温热而干燥，少尿，血压下降，乳酸酸中毒等，又称为暖休克。本型休克的发生、发展与下列因素有关。①微血管扩张：细菌内毒素刺激机体生成 TNF、IL-1 和其他细胞因子，作用于内皮细胞引起 NO、PGI_2、IL-2、PGE_2、缓激肽、内啡肽、组胺等的释放，导致血管扩张；脓毒性休克时血管平滑肌细胞膜上的 ATP 敏感性 K^+ 通道被激活，使细胞膜超极化，减少 Ca^{2+} 通过电压依赖性通道进入细胞，从而使血管扩张，外周阻力降低。休克早期，交感-肾上腺髓质系统兴奋，儿茶酚胺释放增加，可作用于动静脉吻合支的β受体、动静脉短路开放，真毛细血管网血液灌注量明显下降，组织缺血缺氧，乳酸酸中毒，后期可发展成为低动力型休克。②心输出量增加：脓毒性休克早期，心功能尚未受到明显损害，交感-肾上腺髓质系统兴奋，使心肌收缩力加强，心输出量增加；外周血管扩张、心脏射血阻力减小，也可使心输出量增加。

(2)低动力型休克：多由革兰阴性菌感染释放内毒素引起。血流动力学特点是：外周阻力高，心输出量减少，血压下降。临床表现与一般低血容量性休克相似，皮肤黏膜苍白、四肢湿冷、少尿、血压下降、乳酸酸中毒等，又称为冷休克。本型休克的发生、发展与下列因素有关：①微血管收缩：严重感染引起交感-肾上腺髓质系统强烈兴奋，去甲肾上腺素、血管紧张素Ⅱ、血栓素、内皮素等大量释放；增多的活性氧自由基可灭活 NO、损伤血管内皮细胞，使 PGI_2 合成减少，扩血管物质不足，导致外周血管包括小动脉和小静脉广泛收缩。②心输出量减少：内毒素、酸中毒及心肌抑制因子可直接抑制心肌，使心肌收缩力减弱；微循环淤血，大量血液淤积在真毛细血管网中，回心血量减少，导致心输出量下降。

脓毒性休克时，由于多种炎性细胞因子释放、前列腺素及白三烯生成增加、补体激活、缓激肽释放，可使内皮细胞和白细胞活化、黏附、相互作用，导致毛细血管损伤、通透性增强，有效循环血量进一步减少；血小板活化因子生成增加，可促进 DIC 的形成，继而产生的纤维蛋白降解产物又通过影响凝血系统而引发出血倾向。这一系列连锁反应加重休克，使病情恶化。

(二)诊断与鉴别诊断

脓毒性休克，有感染病史，尤其是急性感染史以及近期手术、创伤、器械检查和传染病史，广泛非损伤性组织破坏和体内毒性产物的吸收也易引起脓毒性休克。既有与原发感染相关征象和全身性炎症反应，又有微循环障碍引起的一系列休克的表现。

1.全身表现

临床上脓毒性休克以"冷休克"占多数，患者末梢血管痉挛、外周阻力增加，心排出量降低，表现为肢体湿冷、口唇和肢端发绀，脉细速。部分革兰阳性菌感染所致的休克表现为"暖休克"，由于动-静脉短路的形成，患者四肢温暖、皮肤干燥、心率快、心跳有力。两种类型休克的本质均为微循环灌注不良，组织均处于缺血、缺氧状态。

2.中枢神经系统

轻者烦躁不安，重者昏迷或抽搐。

3.肾脏

少尿或无尿，尿量＜0.5 mL/(kg · h)。

4.肺

主要表现为呼吸急促，PaO_2 和 SaO_2 下降，皮肤和口唇发绀等。

5.心脏

常发生中毒性心肌炎、急性心力衰竭和心律失常，休克加重。

6.胃肠

脓毒性休克时胃肠可发生血管痉挛、缺血、出血、微血栓形成，肠源性肺损伤，肝功能各项酶和血糖升高。

7.血液系统

血小板进行性下降，各项凝血指标下降，微血栓形成，全身性出血。

(三)辅助检查

1.血常规

血常规变化的特点有助于与其他休克的鉴别以及对病情严重程度的判断。脓毒性休克时，白细胞计数明显增加，部分严重感染患者可降低；发生 DIC 和有出血倾向者，血小板计数减少。

2.尿常规

休克时尿量减少或无尿，尿液呈酸性，尿比重升高。当发生肾功能受损时，尿中可出现蛋白、红细胞和管型，尿比重降低或固定。

3.血生化指标

血生化指标可反映代谢、脏器功能及凝血系统的改变。休克时血钾、丙酮酸和乳酸升高；肝功能受损时，转氨酶、乳酸脱氢酶、胆红素和血氨可升高；肾功能不全时，血尿素氮和肌酐升高；心肌损伤时，血浆磷酸肌酸激酶及其同工酶升高。发生 DIC 时，凝血酶原时间延长、纤维蛋白原降低、纤维蛋白降解产物增多、血浆鱼精蛋白副凝固试验阳性。

4.血气和血乳酸分析

休克状态下组织缺氧引起代谢性酸中毒，血 pH 和二氧化碳结合力降低。发生 ARDS 时，血氧分压明显降低、血氧饱和度下降。血乳酸的升高提示组织灌注不足，其程度可作为判断休克严重程度和预后的指标。当静脉血乳酸浓度大于等于 5 mmol/L 即可诊断为乳酸酸中毒；超过 8 mmol/L 时，提示预后极差。

5.病原体检查

应对脓毒性休克患者的血、尿、粪、创面渗出液、胸水、腹水等进行病原体分离和培养，并做药物敏感试验，以指导临床用药。对于革兰阴性菌感染者，可检测血中内毒素水平。

6.胃黏膜内 pH(pHi)

pHi 代表了胃黏膜的供血、供氧情况，反映内脏微循环灌注水平，可以判断休克的严重程度及复苏是否有效。

7.炎症因子水平

休克时尤其是脓毒性休克，致炎性细胞因子如肿瘤坏死因子(TNF)、白细胞介素(IL)、血小板活化因子(PAF)等的表达均可增多。

(四)诊断思路

严重感染的患者如出现呼吸困难、呼吸性碱中毒、少尿、低血压、中心静脉压升高、周围血管阻力降低和乳酸血症(＞4 mmol/L)等表现，要考虑到脓毒性休克的可能。呼吸困难是脓毒性休克早期有价值的体征，应高度重视。

1.感染灶的定位与定性

表现为发热（个别病例体温可不升反降）、发冷、心动过速、呼吸加快，疑似脓毒性休克患者，立即查血常规，如血白细胞及中性粒细胞增多、中性白细胞中中毒颗粒及空泡存在、血小板减少，并有 DIC 的阳性发现，则表明有脓毒性休克存在的可能。

随后应做系统检查，寻找原发感染灶，多数情况下均能找到。需反复做细菌培养，培养阴性时应做真菌与厌氧菌培养。抽血可通过血管内留置导管，但注意应先消毒接头、停止输液，并把最初抽到的 3～5 mL 血标本弃掉，再抽血做血培养。

如能找到导致脓毒性休克的原发病灶，如皮肤感染或已引流的深部感染，可首先做脓液细菌涂片以确定革兰阳性或阴性、球菌或杆菌等，然后做脓液培养。尿培养应常规进行，其他体液或分泌物如脑脊液、腹水、痰及粪便的培养视临床需要而定。

2.诊断要点

（1）临床上有明确的感染灶。

（2）有全身性炎症反应综合征（满足下列两项或两项以上条件者）：①体温＞38℃或＜36℃；②心率＞90 次/分钟；③呼吸频率＞20 次/分钟；④血白细胞＞12×10^9/L 或＜4×10^9/L，或幼稚细胞＞10%。

（3）收缩压低于 90 mmHg 或较基础血压下降超过 40 mmHg，或血压依赖输液或血管活性药物维持。

（4）有组织灌注不良的表现，如少尿超过 1 小时、急性意识障碍等。

（5）可能在血培养中发现有致病微生物生长。

（五）救治方法

1.初始评估和一般措施

包括呼吸循环支持，吸氧，补液，心电、血氧、血压监测，建立静脉通路，置入中心静脉和动脉导管，必要时行机械通气。

2.液体复苏

所有全身性感染患者均需补充液体。低血压成人患者每补 500 mL 等张晶体液需评价患者临床状态，直至灌注恢复正常，一般总量达 4～6 L。如患者经积极补液后（通常大于 4 L）仍无好转或有容量负荷超载的迹象，考虑使用心血管活性药物刺激受抑制的心血管系统。在脓毒性休克时毛细血管通透性增加，不论晶体、胶体均可通过毛细血管壁进入组织间隙，过多的液体负荷可导致 ARDS、腹腔间隙高压综合征（ACS）、脑水肿、心功能衰竭等严重后果，因此应密切监测容量状况。

早期液体复苏是脓毒性休克治疗最重要的措施，在最初 6 小时内达到以下目标：①CVP 达到 8～12 cmH_2O；②MAP≥65 mmHg 或 SBP≥90 mmHg；③尿量≥0.5 mL/(kg · h)；④中心静脉或混合静脉血氧饱和度（$ScvO_2$ 或 SvO_2）≥70%。

具体方法：30 分钟内先给晶体液 500～1000 mL 或胶体液 300～500 mL。根据血压、心率、尿量及肢体末梢温度的监测调整补液量。当 CVP 达到 8～12 cmH_2O，但 $ScvO_2$＜65％或 SvO_2＜70％，血细胞比容＜30％，血红蛋白（Hb）＜70 g/L 时，应输注红细胞使血细胞比容＞30％，Hb 升至 70～90 g/L。如血小板＜5×10^9/L 时，应立即给予血小板悬液 1～2U。

3.抗感染治疗

包括清除感染灶及应用抗生素：对于可以切开引流的感染灶，应尽早引流脓液。对于有手术指征的外科感染，应在积极抗休克的同时，做好手术准备，清除感染灶。脓毒性休克时使用抗生素治疗应遵循以下原则：①尽早、足量应用抗生素，不需等待细菌培养和药敏试验结果；②对不明原因的感染，可经验性、联合、广谱应用抗生素；③对病情严重、进展迅速者，直接选用较强的抗生素；④静脉给药为主；⑤注意抗生素的不良反应，如出现脏器损害，应及时调整用药，并辅以脏器功能保护措施；⑥根据细菌培养和药敏试验结果，合理选择抗生素。

4.血管活性药的应用

脓毒性休克属于分布性休克，早期快速的液体复苏能迅速纠正低血容量状态。如果快速的液体复苏后短期内无法达到目标灌注压、无法纠正组织低灌注，应尽早应用血管活性药物和（或）正性肌力药物。如果条件允许，所有需要升压药的患者应尽可能迅速放置动脉导管，以连续性检测动脉压。推荐首选的血管活性药物是去甲肾上腺素（NE）。如果 NE 效果不明显，可联合或选择肾上腺素，或者 NE 联合 0.03U/mm 的血管加压素以升高至目标平均动脉压，或下调 NE 的用量。垂体后叶素为 1∶1 催产素和血管加压素，价格低廉，在提升血压方面与血管加压素无差异，而对冠状血管的收缩和抗利尿效果较弱，因此从药理角度而言，血管加压素在脓毒性休克治疗中似乎并无优势。多巴胺，仅限于心律失常风险极低、心输出量低下或心动过缓的患者。去氧肾上腺素治疗感染性休克仅限于以下情况：①NE 导致严重的心律失常；②高心输出量和血压持续偏低；③作为“正性肌力药/升压药联合低剂量垂体后叶素而平均动脉压仍未能达到目标值”时的补救性治疗。目前不推荐低剂量的多巴胺用于保护肾功能。有充足的血容量和平均动脉压，而仍存在持续的组织低灌注或合并心功能障碍（心脏充盈压升高、心输出量降低），应静脉泵入多巴酚丁胺[最高达 20 μg/(kg·min)]。组织灌注不足引起的乳酸血症、血 pH≥7.15 的患者不建议使用碳酸氢钠改善血流动力学或减少升压药的使用。

5.糖皮质激素

目前指南不推荐常规应用糖皮质激素治疗脓毒性休克。对于既往有使用皮质类固醇激素或肾上腺功能不全的休克患者，可以使用维持量或应激量的激素；脓毒性休克患者对液体复苏和血管收缩药治疗无反应时，可在有效抗感染的前提下考虑应用皮质类固醇激素。推荐静脉给予氢化可的松200～300 mg/d，连续 3～5 天。虽然 Meta 分析表明，糖皮质激素可以降低病死率，但并没有足够的证据证明在脓毒性休克的患者中，低剂量的激素可以降低病死率。促肾上腺皮质激素兴奋试验并不能决定脓毒症休克患者是否需要激素治疗。

6.其他

加强营养支持，控制血糖，纠正水电解质及酸碱平衡紊乱。

（1）在诊断严重感染/感染性休克 48 小时内，应尽早给予肠内营养，如果肠道完全不能耐受，从静脉输注葡萄糖补充热卡；在诊断严重感染/感染性休克 7 天内，避免在肠道不耐受的情况下，强制给予足热卡肠内营养，可以允许肠内营养不超过 500 kcal/d，可采用肠内营养＋静脉输注葡萄糖的营养策略，也应尽量避免全肠外营养。

(2)对于连续 2 次血糖≥180 mg/dL 的患者，应当制订血糖控制方案，其目标血糖应控制在<180 mg/dL。当患者在接受葡萄糖输注和同步胰岛素泵入时，应当每 1～2 小时监测 1 次血糖；当血糖和胰岛素泵入剂量稳定时，可以每 4 小时监测 1 次。若患者出现低血糖，应当及时调整胰岛素治疗方案。

(3)根据血生化和血气分析结果进行纠正，如代谢性酸中毒给予 5%碳酸氢钠 150～250 mL/次，静脉滴注。脓毒性休克时常伴有低镁血症，在纠正电解质失衡时应注意补镁。

7.防治并发症

加强器官支持、避免 MODS 的发生。

(1)ARDS 与机械通气：应给予 6 mL/kg 潮气量机械通气，控制平台压≤30 cmH_2O，中重度 ARDS 应给予高 PEEP 联合肺复张以维持肺泡复张。对于 PaO_2/FiO_2<100 mmHg 的 ARDS 患者，可以给予俯卧位通气以改善氧合。建议患者床头抬高 30°～45°，预防呼吸机相关性肺炎。对于严重感染引起的 ARDS 患者，在血流动力学稳定、组织低灌注改善后，予以限制性液体管理策略，以减轻肺水肿、改善氧合。机械通气期间应客观评估患者病情，适时进行自主呼吸测试(SBT)和脱机试验，尽早脱机拔管，缩短机械通气时间。

(2)预防应激性溃疡：所有严重感染患者都应预防应激性溃疡。有应激性溃疡风险的脓毒性休克患者应常规给予 H_2 受体阻滞剂或质子泵抑制剂，以预防应激性溃疡。当患者存在应激性溃疡、消化道出血时，质子泵抑制剂的治疗效果要优于 H_2 受体阻滞剂。

(3)预防深静脉血栓形成(DVT)：严重感染是 DVT 的高危险因素。若无禁忌证，应使用小剂量肝素或低分子肝素预防 DVT。有肝素使用禁忌证(血小板减少、重度凝血病、活动性出血、近期脑出血)的患者，推荐使用物理预防措施(弹力袜、间歇加压装置)。对于严重感染且有 DVT 史的高危患者，应联合应用药物和物理性措施进行预防。

(六)最新进展

1.微循环监测有助于脓毒性休克的早期诊断

严重感染在器官功能损伤前即出现微循环的改变，以微循环血流分布的异质性和微循环灌注减少为特征。DeBacker的研究表明：严重感染时是以微循环小血管中的灌注血管减少为主，而大血管中灌注血管无明显减少，提示严重感染患者在早期即存在微循环障碍。严重感染患者 24 小时内毛细血管灌注未恢复与预后不良密切相关。提示监测严重感染患者早期微循环的变化有助于早期识别和判断预后。

2.生物标记物在脓毒性休克早期诊断的价值

尽管目前全身性感染的生物标记物多种多样，然而单一指标诊断感染的特异性和敏感性都不够高。①C 反应蛋白(CRP)诊断严重感染的灵敏度为 30%～97.2%，特异度为 75%～100%，阴性预计值为 81%～97%。有专家认为，CRP 用于严重感染的排除性诊断意义较大。

②髓系细胞表达的触发受体-1(TREM-1)可选择性表达于中性粒细胞和高表达 CD14 的单核细胞。临床研究表明，当设定 TREM-1 阈值为 60 μg/L 时，诊断感染的敏感性为 96%，特异性为 89%。PCT 联合 sTREM-1 和多核白细胞 CD64 指数较单一指标预测全身性感染的敏感性和特异性均明显升高。因此，生物标记物的联合应用仍需要临床进一步研究。

3.容量的评估

除临床征象外，脓毒性休克还需要准确的生理学指标来评估休克进展阶段、组织灌注恢复情况，为诊断和治疗提供依据。目前常用血压、心率、尿量、中心静脉压(CVP)和肺动脉楔压(PAWP)来评价机体容量状态。①多中心研究证实，由中心静脉导管和肺动脉导管测量的容量指标是等价的，但中心静脉压和肺动脉楔压都不能直接反映左心室舒张末期容积，即使这两者值在正常范围，仍不能说明机体有足够的有效循环容量，而两者处于较高或较低水平时具有较高的临床指导意义。②超声心动图能很好地评估左心室舒张末期容积(LVEDF)，但对技术和操作人员训练要求较高，并且单独测量左心室舒张末期容积不能很好地反映前负荷对血流动力学的影响。③很多研究已经证实：以心肺相互作用为原理的功能性血流动力学参数在评估容量状态和预测容量反应性方面具有良好的敏感度和特异度，主要包括每搏量变异度(SVV)、脉压变异(PPV)及收缩压变异(SPV)，但这些指标临床应用受到一些条件制约，患者需要在机械通气情况下，且无自主呼吸和心律失常。④腔静脉直径变异度近年来也被广泛采用。感染性休克患者下腔静脉扩张率＞18%或上腔静脉呼吸塌陷率＞36%时，预测容量反应性的敏感度和特异度均在 90%以上。⑤近年来被动抬腿试验(PLR)作为一种“自身补液试验”在预测容量反应性方面成为研究的热点。由于其具有可重复性、可逆性、不需要额外增加容量、可在床旁实施、操作简单等优点，并且不受自主呼吸和心律失常等因素影响，临床上应用广泛，但对血流动力学监测技术有一定要求，需要在 PLR 过程中实时同步监测一些指标的变化。

4.晶体、胶体之争

近年来，包括 SSC 指南及 VISEP 等临床试验提示胶体液对肾功能和预后方面可能存在不良影响。最近的前瞻性多中心临床随机对照实验提示，在严重脓毒症最初 4 天复苏阶段，羟乙基淀粉组和生理盐水组患者的液体总入量、ICU 及院内平均住院时间、SOFA 评分无明显差异，同时羟乙基淀粉组在肾功能损伤、凝血功能等方面与生理盐水组无差异。另一项随机对照实验提示，羟乙基淀粉与乳酸林格液相比，会增加 30 天病死率和肾替代治疗的风险。由此看出，两项大规模实验得出不同的结果，使临床医师对脓毒症复苏液体种类的选择缺乏明确的标准，晶体与胶体的争议还需要深入研究和探索。

二、过敏性休克

过敏性休克是指抗原进入被致敏的机体内与相应抗体结合后发生Ⅰ型变态反应，血管活性物质释放，导致全身的毛细血管扩张，通透性增加，血浆渗出到组织间隙，致使循环血量迅速减少而引发休克。过敏性休克是过敏性疾病最严重的状况。

(一)病因与发病机制

1.病因

引起过敏性休克的抗原物质主要有以下几种。

(1)药物:抗生素(如青霉素及其半合成制品)、麻醉药、解热镇痛消炎药、诊断性试剂(如碘化性 X 线造影剂)等。

(2)生物制品:异体蛋白,包括激素、酶、血液制品(如白蛋白、丙种球蛋白等)、异种血清、疫苗等。

(3)食物:某些异体蛋白含量高的食物,如蛋清、牛奶、虾、蟹等。

(4)其他:昆虫咬伤、毒蛇咬伤、天然橡胶、乳胶等。

过敏性休克的发生是机体对于再次进入的抗原免疫反应过强所致,其发病的轻重缓急与抗原物质的进入量、进入途径及机体免疫反应能力有关。

2.发病机制

过敏性休克只发生于对某些变应原有超敏反应的机体。过敏性休克属于Ⅰ型变态反应,即速发型变态反应。其发生的基本机制是:变应原进入机体后形成相当量的 IgE 抗体,IgE 抗体具有亲细胞的特性,能与肥大细胞和嗜碱性粒细胞结合,特别是与小血管周围的肥大细胞和血液中的嗜碱性粒细胞结合,IgE 抗体持久地被吸附在这些细胞的表面,使机体处于致敏状态。当同一变应原再次进入机体时,变应原就可以与上述细胞表面的 IgE 抗体结合,所形成的变应原-IgE 复合物能激活肥大细胞和嗜碱性粒细胞,并使之脱颗粒,释放出大量组胺、白三烯、激肽等血管活性物质;抗原与抗体在细胞表面结合,还可激活补体系统,并通过被激活的补体进一步激活激肽系统;组胺、缓激肽、补体 C3a、C5a 等可引起后微动脉和毛细血管前括约肌舒张,并使毛细血管壁通透性增高,外周阻力显著降低,真毛细血管大量开放,血管内液体进入组织间隙增多。血管活性物质可使一些器官的微静脉和小静脉收缩,大量血液淤积在微循环内,使静脉回流和心输出量急剧减少,动脉血压骤降。另外,组胺能引起支气管平滑肌收缩,造成呼吸困难。

过敏性休克发病非常迅速,治疗过程中如不及时使用缩血管药物如肾上腺素、异丙肾上腺素等抢救,患者可在数秒钟至数分钟内死亡。

(二)诊断与鉴别诊断

过敏性休克是一种极为严重的过敏反应,若不及时进行抢救,重者可在 10 分钟内发生死亡。临床表现为用致敏药物后,迅速发病,常在 15 分钟内发生严重反应。少数患者可在 30 分钟甚至数小时后才发生反应,称迟发性反应。

1.病史

有用药或毒虫刺咬等致敏原接触史。在典型的过敏性休克中,患者或旁观者可提供:接触可能的致敏原后,很快出现皮肤和其他临床表现的病史。然而,临床上这一病史常缺如。一方面由于患者不能回忆致敏原接触史,另一方面是致敏原接触史的重要性没有被患者和医师所重视。例如,当询问用药情况时,患者可能不提及非处方药。另外,临床医师可能忽略了:过敏反应虽然通常迅速发作,但症状也可迟至接触后 3～4 天出现。

2.发作时表现

多为突发,大多数患者过敏性休克发生于接触(常为注射)抗原 5 分钟内,有的几十秒钟内便可发病,一旦起病,患者在极短时间内陷入休克状态。

3.早期表现

过敏反应几乎总是累及皮肤,超过 90%的患者合并荨麻疹、红斑或瘙痒症。患者还可出现眼痒、流泪、头晕、胸闷、气短以及腹部不定位的隐痛或绞痛;上呼吸道通常亦受累,表现为鼻塞、打喷嚏或卡他性鼻炎,继之则可出现喉头水肿和支气管水肿的呼吸道症状:呼吸窘迫、发绀等。

4.呼吸和循环衰竭表现

患者可表现为呼吸困难、面色苍白、四股厥冷、发绀、烦躁不安、脉搏细弱、血压显著下降、心动过速,在非常严重的过敏反应中也可以表现为心动过缓。当患者表现为休克而又无其他明显病因时,应考虑到过敏性休克的可能。

5.其他特征

(1)血管性水肿:水肿累及皮肤深层和黏膜表面。通常无瘙痒,为非凹陷性水肿。最常见部位:嘴唇、口腔、上呼吸道、手掌、脚掌和生殖器。当上呼吸道受累,或由于支气管痉挛、黏膜水肿引起下呼吸道受损时,可出现喘息或喘鸣。

(2)皮肤:典型的皮肤病变是荨麻疹,并伴强烈的瘙痒。皮损呈红色,高于皮面,有时中心发白;边界常不规则,大小不一。皮疹可相互融合形成巨型荨麻疹,有时真皮受累,表现为弥漫性红斑和水肿。

(三)诊断思路

诊断依据:有过敏史和过敏原接触史;休克前或同时有过敏的特有表现;有休克的表现。当患者在做过敏试验、用药或注射生物制剂时突然出现过敏和休克表现,应立即想到过敏性休克的发生。

(四)救治方法

一旦出现过敏性休克,应立即就地抢救。患者平卧,立即吸氧,建立静脉通路。

1.立即脱离过敏原

停用或清除引起过敏反应的可疑物质。结扎或封闭虫噬或蛇咬部位以上的肢体,减少过敏毒素的吸收,应注意 15 分钟放松一次,以免组织坏死。

2.应用肾上腺素

肾上腺素是抢救的首选用药。立即皮下或肌内注射 0.1%肾上腺素0.5～1 mL,如果效果不满意,可间隔 5～10 分钟重复注射 0.2～0.3 mL。严重者可将肾上腺素稀释于 5%葡萄糖液中静脉注射。

3.糖皮质激素的应用

常在应用肾上腺素后静脉注射地塞米松,随后酌情静脉点滴,休克纠正后可停用。

4.保持呼吸道通畅

喉头水肿者，如应用肾上腺素后不缓解，可行气管切开；支气管痉挛者，可用氨茶碱稀释后静脉点滴或缓慢静脉注射。

5.补充血容量

迅速静脉点滴低分子右旋糖酐或晶体液（林格液或生理盐水），随后酌情调整。注意输液速度，有肺水肿者，补液速度应减慢。

6.血管活性药的使用

上述处理后血压仍较低者，可给予去甲肾上腺素、间羟胺、多巴胺等缩血管药，以维持血压。

7.抗过敏药及钙剂的补充

常用异丙嗪或氯苯那敏肌内注射，10%葡萄糖酸钙 10～20 mL 稀释后静脉注射。

三、低血容量性休克

低血容量性休克是指各种原因引起的循环容量丢失，导致有效循环血量与心排血量减少、组织灌注不足、细胞代谢紊乱和功能受损的病理生理过程。休克的程度与失血量和速度有关。低血容量休克是各种休克类型中相对容易逆转的一种，主要死因为组织低灌注、大出血、感染及再灌注损伤等所导致的多器官功能障碍综合征（MODS）。提高救治成功率的关键在于尽早去除休克的病因，同时尽快恢复有效循环，维持组织灌注，以改善组织细胞氧供，重建氧的供需平衡，恢复正常的细胞功能。

（一）病因与发病机制

1.病因

（1）失血：大量失血引起休克称为失血性休克。常见于以下情况：外伤，如肝脾破裂；消化道大出血，如消化性溃疡出血、食管静脉曲张破裂；妇产科疾病，如异位妊娠破裂；动脉瘤破裂等。

（2）脱水：中暑、严重吐泻、肠梗阻引起大量水电解质丢失。

（3）血浆丢失：大面积烧伤、烫伤、化学灼伤。

（4）严重创伤：骨折、挤压伤、大手术等，又称为创伤性休克。

2.发病机制

低血容量性休克常见于大失血、失液、严重创伤、严重腹泻、呕吐等所致血浆或其他液体丧失后。这些原因可以导致有效循环血量减少、回心血量不足，使心输出量和动脉血压降低。颈动脉窦及主动脉弓上的压力感受器对平均动脉压及脉压下降甚为敏感，反射性引起交感神经张力增高，肾上腺髓质系统兴奋，分泌肾上腺素（E）和去甲肾上腺素（NE）都是儿茶酚胺激素，这类激素可引起小血管收缩，外周阻力增高，同时对心肌有正性肌力作用，出现代偿性心动过速和收缩力增加。

低血容量性休克的发生，主要取决于循环血量的丧失量和速度，以及机体的代偿能力。机体代偿主要通过即发的血管收缩和缓慢的“自体输液”两种方式。如果循环血量减少的量和速度未超过机体的代偿程度,基本无不良后果。一般15分钟内的失血量少于全身血量的10%,机体通过代偿可使平均动脉压及组织灌流量维持稳定。但若快速失血占全血量的15%~25%,尽管机体充分发挥代偿,仍不能维持平均动脉压和组织灌流量,随即出现休克。当急性失血量超过全血量的一半,可致迅速死亡。

低血容量性休克引起的继发性功能代谢改变可加重血流动力学障碍,其中较为重要的有:①代谢性酸中毒可降低血管平滑肌对儿茶酚胺的反应性,使血管收缩的代偿功能降低;②功能性细胞外液容量减少,使有效循环血量降低,加重组织灌流不足。功能性细胞外液减少的主要原因与休克时组织细胞缺氧、ATP生成减少、细胞膜钠泵失灵、钠离子和水进入细胞及胶原纤维内有关。患者出现典型的休克表现:面色苍白、四肢湿冷、心动过速、脉压小、少尿、血压下降。因此,采用输入比预计失血量大2~3倍的平衡盐溶液,对恢复功能性细胞外液量、纠正细胞内外液电解质浓度、降低血液黏度、改善微循环灌流有较好的效果。

创伤性休克和烧伤性休克虽属于低血容量性休克,但由于大量的组织损伤,其发生、发展要比单纯失血性休克复杂得多。

(二)诊断与鉴别诊断

当总血容量突然减少了30%~40%,患者会出现静脉压下降、回心血量减少、心排出量下降;如果超过总血量的50%,会很快导致死亡。一般失血量估计如下。

1.休克指数(脉率/收缩压)

休克指数为0.5,说明正常或失血量为10%;休克指数为1.0,说明失血量为20%~30%;休克指数为1.5,说明失血量为30%~50%。

2.血压

收缩压<80 mmHg,失血量约在1500 mL以上。

3.失血量

凡有以下一种情况,失血量约在1500 mL以上:①面色苍白、口渴;②颈外静脉塌陷;③快速输平衡液1000 mL,血压不回升;④一侧股骨开放性骨折或骨盆骨折。

(三)辅助检查

1.全血细胞分类计数

红细胞计数、血小板,有时需要动态观察。足够的血红蛋白对休克时维持氧输送很重要。血小板在应激初始阶段上升,在弥散性血管内凝血时下降。

2.凝血机制

测PT、APTT分析患者是否存在凝血机制紊乱,如存在,可输新鲜冷冻血浆。

(四)诊断思路

患者有失血或失液的病因或病史以及相应的临床表现;体征符合休克的诊断标准;结合实验室检查结果即可诊断。患者卧位收缩压降低不明显时,由仰卧位变为直立位时出现收缩压下降10 mmHg以上或心率增快20次/分钟以上,表明血容量减少了20%~25%。高血压患者收缩压下降 20～30 mmHg 或下降 30％以上，即提示处于休克状态。儿童的出血性休克，由于其代偿机制较强，一旦出现血压降低，提示出血严重。

（五）救治方法

低血容量性休克救治的关键是恢复有效循环血量。主要包括病因治疗和抗休克治疗。对于失血性休克，急诊救治的原则是：尽快控制出血、恢复有效循环血容量。

1.初步评估及紧急处理

对心跳、呼吸骤停者立即行心肺复苏。对病情危急者采取边救治、边检查、边诊断，或先救治后诊断的方式进行抗休克治疗，同时采取以下措施：①尽快建立两路以上静脉通道补液、使用血管活性药；②吸氧，必要时气管内插管和/或机械通气；③监测脉搏、血压、呼吸、中心静脉压、心电图等生命指征；④对开放性外伤，立即行止血、包扎和固定；⑤向患者或陪护者询问病史和受伤史，并做好记录；⑥查血型、交叉配血、血常规、血气分析、血生化；⑦留置导尿，定时测尿量；⑧全身查体以查明伤情，必要时进行胸、腹腔穿刺和床旁超声、X 线等辅助检查，在血压尚未稳定前限制搬动患者；⑨对多发伤患者原则上按胸、腹、头、四肢等顺序进行处置；⑩确定手术适应证，做必要的术前准备，进行救命性急诊手术。

2.病因治疗

及时止血是救治失血性休克最重要的手段。对难以止血和不明原因出血者，可边补充血容量，边实施进一步的止血措施和寻找出血原因、部位。

3.抗休克治疗

（1）补充血容量：失血性休克在治疗上扩容与止血同时进行。原则上"需多少，补多少"。当失血量大于全血量的 15％时，需要输液。一般是"先晶后胶"，补液的种类根据病因和失血（液）量选择。出血量少于 20％时，可用晶体液代替输血；失血量达全血量的 40％以上时，以输全血为主，辅以部分晶体液或低分子右旋糖酐。大量出血致休克者，必要时可从动脉输血。输液过程中，应根据血压、脉搏、尿量及临床表现调整输液速度和输液量。

（2）纠正酸碱失衡：失血性休克，由于组织灌注不足产生酸中毒，影响微循环血管对血管活性药物的反应性，加重休克。轻度酸中毒可随循环的恢复而改善，重度酸中毒应适当补碱。首选 5％碳酸氢钠 100～150 mL，按 2～3 mL/kg，用 5％葡萄糖稀释后静脉滴注，再根据血气分析结果调整用量。

（3）合理使用血管活性药物：适用于早期未能及时补液，输血后血压不能恢复的患者。常用拟交感类药物，如多巴胺、多巴酚丁胺、间羟胺和去甲肾上腺素等。

（4）防治器官功能衰竭：低血容量性休克患者易发生急性肾衰。因此，当治疗后血压恢复而尿量少于 20 mL/h 时，应警惕肾衰。如静脉注射呋塞米 20～200 mg 后尿量仍无改善，则按肾衰处理。还应注意凝血功能和心肺功能有无障碍。

（六）最新进展

1.限制性液体复苏

创伤是引起低血容量性休克的重要原因，对创伤失血性休克的救治中，液体复苏是院前和院内治疗的首要措施。传统的观念和临床抢救措施是积极努力尽早、尽快、充分地进行液体复苏，目前认为创伤未控制失血性休克患者，手术止血前，大量快速补液提升血压可能是有害的，进而提出了限制性液体复苏的概念。限制性液体复苏，是指对出血未控制的休克患者，在手术前限制液体的输入量和输入速度，使血压维持在机体可以耐受的较低水平，收缩压维持在80～90 mmHg，直至彻底止血。限制性液体复苏较常规液体复苏能够在许多方面更好地保护机体的功能与恢复。限制性液体复苏适用于出血未控制的创伤失血性休克，尤其对胸腹部贯通伤、穿透伤、胸腹腔内出血患者，不伴有其他并发症的年轻患者，失血性休克合并有心脑血管病的患者，钝性损伤后需要长途转送的患者、老年患者一般不宜采用限制性液体复苏。对合并颅脑损伤的多发伤患者，要立即行外科手术及影像学检查，颅脑损伤后颅内压会明显升高，此时如机体血压过低，则会因为脑血液灌注不足而继发脑组织缺血性损伤，加重颅脑损伤。

2.高渗盐水(HS)和高渗复合液的应用

7.5%高渗氯化钠溶液可以产生相当于正常血浆渗透压 8 倍的压力，输入血管后产生的渗透压梯度使组织间液体、细胞内液迅速向血管内转移，导致血容量增加，有效血容量迅速增加；高渗状态还可以使肿胀的血管内皮细胞收缩，毛细血管内径恢复正常，疏通微循环。减轻心脏前负荷，改善组织灌流，这是逆转失血性休克的关键环节，理论上其在低血容量休克早期液体复苏中发挥着重要作用，但迄今为止，尚无大规模临床研究显示其对改善患者生存率优于0.9%氯化钠溶液。美国国立心肺血液研究所于 2008 年终止了一项有关高渗盐水用于严重出血导致休克的创伤患者液体复苏的临床干预试验，因为研究者观察到：高渗盐水治疗组患者在到达医院或急诊科前病死率显著升高，尽管高渗盐水组及 0.9%氯化钠溶液组患者 28 天病死率相似。

3.关于输血

对于失血性休克的输血，目前没有明确的指导意见。近年来对于未控制的失血性休克血制品的输注有很多争论。凝血功能异常合并低血容量或酸中毒时可导致死亡。研究显示：创伤相关的凝血功能异常在失血早期就已存在，1/4 严重损伤患者在到达急诊室之前就已发生。创伤相关凝血功能异常是多因素综合影响的结果，其机制目前尚未完全阐明。晶体液输注致血液稀释；酸中毒和缺氧，对凝血级联反应和血小板功能的不利影响；活化蛋白 C 消耗及组织纤溶酶原激活物抑制剂水平升高都导致了创伤后凝血功能的异常。之前的专家观点认为：在大量输注库存血时，每输注 3U 红细胞时需配合输注 1U 血浆。近期的研究推荐：新鲜血浆、红细胞、血小板输注比例 1∶1∶1 是最接近全血各成分。2007 年曾轰动一时的研究显示：对于需要大量输血(输注 RBC≥10U/24h)的战伤患者，高血浆/红细胞输注比例(1∶1)组病死率显著低于低比例组。但是，早期高比例使用血浆并不能减少创伤患者住院时间、病死率和对大量血液的需求。高比例输注血浆和血小板无疑带来血源供给的巨大压力，失血性休克时凝血因子的丢失以及血液稀释的程度也很难评估，因此尽管早期补充血浆及其他凝血因子很重要，但理论上最佳的血制品的输注比例仍有待商榷。从长远看，对于凝血状态的实时监测，是失血性休克凝血功能异常时补充凝血因子的最佳指导。

4.复苏终点

目前对于复苏终点的选择存在很多争议。理想的复苏终点指标应该是既不使复苏不足，也不使复苏过度，而且最好可以预测患者预后。目前，临床上可以监测的有乳酸、碱缺失、氧输送、氧消耗、氧摄取率、混合静脉血氧饱和度、胃黏膜内 pH 值等指标。因乳酸和碱缺失在精确性、敏感性、快速易得性以及对不同阶段休克的可重复性方面均有优势，目前更多被作为复苏的终点指标。组织低灌注时，运送至细胞的氧明显减少，线粒体缺乏足够的氧合成 ATP，进而转向无氧酵解获取能量，而无氧酵解产生大量乳酸，导致酸中毒的发生。因而，乳酸水平升高和酸中毒预示着组织灌注不足，即氧债。氧债的偿还往往迟于临床指标的好转，因而复苏的目标不仅仅是恢复血流，更应该是恢复组织氧代谢的供需平衡。乳酸水平下降和酸中毒缓解是反映复苏成效的良好指标。复苏开始时的乳酸升高或碱缺失下降水平与创伤、烧伤、出血性休克继发 MODS、感染，甚至死亡密切相关，乳酸清除时间可以预测患者病死率和预后。在复苏后 24 小时内恢复正常乳酸或碱缺失水平的患者病死率明显降低。

第三节　昏迷

昏迷是指对外界环境和自身状态无反应，并伴有运动、感觉、反射功能障碍及大、小便失禁等，而生命体征如呼吸、脉搏和血压等存在。昏迷是一种常见的临床症状，可见于多种疾病。

一、病因与发病机制

昏迷病因复杂，目前临床尚无统一的分类方法，本节就颅内外病变分类法进行简单介绍。

1.颅内疾病

(1)颅内幕上病变脑内出血、硬膜下血肿、脑梗死、脑肿瘤、闭合性颅脑损伤等。

(2)颅内幕下病变脑干出血、脑干梗死、脑干肿瘤、脑干脓肿、小脑肿瘤等。

(3)颅内弥漫性病变乙型脑炎、其他病毒性脑炎、细菌性脑膜炎、脑型疟疾、高血压脑病、蛛网膜下腔出血、癫痫、脑挫伤等。

2.颅外疾病

重症急性感染性疾病，如病毒性心肌炎、肺炎、斑疹伤寒、败血症、泌尿系统感染等；内分泌及代谢障碍性疾病；水及电解质平衡紊乱；心血管疾病等。

二、分类

1.轻度昏迷

意识大部分丧失，自主运动罕见，对外界的各种刺激及内在的需要完全无知觉和反应。但强烈的疼痛刺激可见患者有痛苦表情、呻吟或肢体的防御反射和呼吸加快。吞咽反射、角膜反射、瞳孔对光反射等仍存在。

2.中度昏迷

对外界各种刺激均无反应，对强烈的疼痛刺激或可出现防御反射。

3.重度昏迷

全身肌肉松弛，对各种刺激全无反应。深、浅反射均消失。

三、诊断与鉴别诊断

（一）诊断要点

（1）发病季节：流脑以冬、春多见，乙脑以夏、秋多见，大多数地区集中在7、8、9三个月份。肠道病毒引起的脑膜炎亦多在夏、秋季。

（2）发病年龄：新生儿常发生大肠杆菌脑膜炎，6个月至2岁小儿多为肺炎球菌和流感杆菌脑膜炎，流脑多见于15岁以下儿童。

（3）流行地区：如乙脑仅见于日本、中国及东南亚，森林脑炎见于俄罗斯西伯利亚及我国东北某些森林地带，而各种马脑炎仅见于美洲。

（4）症状表现：每一种疾病既有共同症状，也有特殊表现，由于病原和主要病变的部位不同或损害程度不一，症状有轻有重或各不相同，如流脑和乙脑起病突然，来势凶猛，而结脑、真菌性脑膜炎则缓慢起病，症状逐渐加重，一般脑炎表现以脑实质损害症状为主，而脑膜炎则以脑膜刺激征最突出。脊髓灰质炎常出现某些部位瘫痪等，某些脑炎、脑膜炎尚可有与其相关的原发疾病的特殊症状。

（5）体征变化：脑膜炎的突出体征是脑膜刺激征，表现为颈项有抵抗或强直，克氏征、布氏征阳性，有的脑炎病例主要病变虽在脑实质，由于其炎症常可波及邻近脑膜，故亦有不同程度的脑膜刺激征。脑实质损害的体征与病变部位有关，一般病变广泛者常有明显意识障碍、持续性抽搐，如病变损及延脑常有呼吸或循环衰竭表现，损及脑神经核或压迫脑神经则可有不同的脑神经受损体征，损害运动中枢或锥体系则出现瘫痪、肌张力增加等。

（二）鉴别诊断

过病史询问和体格检查，判断病人是否有昏迷，一般不会很困难，但一些精神病理状态和闭锁综合征，也可对刺激无反应，貌似昏迷，需加以鉴别。

（1）醒状昏迷：病人表现为双目睁开，眼睑开闭自如，眼球可以无目的地活动，似乎意识清醒，但其知觉、思维、语言、记忆、情感、意识等活动均完全丧失，呼之不应，而觉醒-睡眠周期保存，临床上包括以下几种：

1）去皮质综合征：多见于缺氧性脑病和脑外伤等，在疾病的恢复过程中皮质下中枢及脑干因受损较轻而先恢复，皮层广泛损害重而仍处于抑制状态。

2）无动性缄默症：病变位于脑干上部和丘脑的网状激活系统，大脑半球及其传出通路则无病变。

（2）持续性植物状态：是指大脑损害后仅保存间脑和脑干功能的意识障碍，多见于脑外伤病人，足经去大脑皮质状态而得以长期生存。

（3）假性昏迷：意识并非真正消失，但不能表达和无反应的一种精神状态，维持正常意识的神经结构并无受损，心理活动和觉醒状态保存，临床上貌似昏迷。

（4）心因性不反应状态：见于癔症和强烈的精神创伤之后，病人看似无反应，生理上觉醒状态保存，神经系统其他检查正常。在检查者试图令病人睁开双眼时，会有主动的抵抗，脑电图检查正常。

（5）木僵状态：常见于精神分裂症，病人不言、不动、不食，甚至对强烈的刺激亦无反应。常伴有蜡样弯曲、违拗症等，并伴有发绀、流涎、体温过低、尿潴留等自主神经功能紊乱，缓解后病人可清晰回忆起发病时的情况。

（6）意志缺乏症：是一种严重的淡漠，行为上表现不讲话，无自主运动，严重的病例类似无动性缄默症，但病人能保持警觉并意识到自己的环境。

（7）癫痫伴发精神障碍：可出现在癫痫发作前、发作时和发作后，也可以单独发生，表现有精神错乱、意识模糊、定向障碍、反应迟钝、幻觉等。癫痫性精神障碍仍具有癫痫的一般特征：①精神障碍呈发作性；②突发突止，少数病人可持续数小时甚至数日；③精神障碍出现的前后或发病期内可有全身强直-阵挛发作；④每次精神症状雷同。脑电图可发现癫痫活动波。

（8）闭锁综合征：见于脑桥基底部病变，病人四肢及脑桥以下颅神经均瘫痪，仅能以眼球运动示意。因大脑半球及脑干背盖部网状激活系统无损，故意识保持清醒，因病人不动不语而易被误诊为昏迷。

四、辅助检查

（1）主要是脑脊液检查，尤其是对疑诊病例可根据脑脊液（CSF）压力、外观、细胞计数和分类以及糖、蛋白、氯化物定量以确定是否是中枢神经系统感染，无论是脑炎或脑膜炎，脑脊液细胞计数及蛋白含量均应有改变，部分病毒性脑炎病人脑脊液改变可不明显。

（2）常规检查血常规、尿常规。

五、救治方法

1.急诊处理

保持呼吸道通畅，必要时进行气管插管；补液以维持有效循环血量，防休克。

2.对症治疗

预防或者抗感染治疗，控制血压和体温，对于颅内压增高患者给予降颅内压药物：必要时可进行外科手术治疗。

3.病因治疗

昏迷患者的重要治疗是找出导致昏迷的原因，针对主要疾病进行病因治疗。感染性疾病所致昏迷须及时有效地给予抗感染治疗，内分泌和代谢性障碍所致昏迷须针对其特殊病因进行治疗，外源性中毒所致昏迷须采取特殊的解救措施。

4.其他治疗

注意口腔、呼吸道、泌尿道等的清洁，防感染；给予促醒药物，如醒脑静；纠正水及电解质紊乱等。

六、护理措施

1.保持呼吸道通畅

(1)舌后坠影响呼吸时，可用舌钳将其牵出或置入咽导管。

(2)应采取侧卧位或侧俯卧位，头偏向一侧，以利于呼吸道分泌物的引流，也可防止分泌物或呕吐物吸入肺内，预防肺部并发症的发生。

(3)病人分泌物多时，应迅速吸痰以保持呼吸道通畅，一般每 15～30 分钟吸痰一次，吸痰器要严格消毒。如痰液多而黏稠，严重影响通气功能时，可行气管内插管或气管切开术。

2.给氧

给氧的目的在于纠正缺氧及保持组织细胞内的氧张力，根据缺氧的严重程度具体给予氧流量。

3.安全护理措施

病人意识不清，易发生坠床、烫伤、碰伤等情况，应及时采取保护性措施。如加用床档，去除假牙、发卡，剪短指甲以免抓伤。为防止病人舌咬伤，应准备开口器、舌钳子和纱布等，有抽搐时，上、下臼齿之间放置牙垫，以防舌咬伤。

4.密切观察生命体征的变化

注意观察病人昏迷程度是否加重，记录昏迷病人的瞳孔、体温、脉搏呼吸、血压及抽搐等情况。如昏迷双侧瞳孔大小不等，一般病灶侧瞳孔散大，对病情危重的昏迷病人并伴有血压下降时，应每 15～30 分钟观察，测量血压一次并记录，同时测定尿量，及时安放休克卧位，并配合医生积极抢救。

5.对症护理

(1)口腔护理：昏迷病人一般机体抵抗力减弱，口腔内细菌极易繁殖，而造成口腔炎和吸入性肺炎，故昏迷病人口腔护理十分重要。每天用生理盐水清洁口腔 2～3 次，不能张口者，可在压舌板或开口器的协助下进行口腔护理。护理时严防棉球遗留在口腔内。

(2)皮肤护理：昏迷病人大都大小便失禁，出汗多，护理人员应随时给病人擦洗更换床单及衣服。经常保持皮肤清洁和干燥，以减少局部皮肤的受压和尿液的浸泡，故一般每 2～3 小时翻身一次，必要时每小时翻身一次，建立床头翻身记录卡片。协助患者翻身时应避免拖、拉、推的动作，以防擦破皮肤，经常保持床铺干燥清洁和平整，衣物要柔软。对易发生褥疮的部位可采用气圈、海绵垫、软枕等以减轻压力；对于水肿及肥胖者不宜用橡胶气圈，因局部压力重，反而影响血液循环，妨碍汗液蒸发而刺激皮肤。可根据不同部位制作柔软及大小合适的海绵垫或棉圈，使受压部位能悬空。还要经常检查受压部位，定时用 50%酒精按摩背部及受压处。

每天用温水擦洗受压部位，除保持局部清洁外，并可促进血液循环，改善局部营养状况。

(3)眼的护理：昏迷的病人眼睛常不能闭合或闭合不全，而易发生角膜炎、角膜溃疡。在护理上，宜用生理盐水纱布或油纱布盖眼进行保护。如眼有分泌物则宜专用生理盐水冲洗干净，应注意防止异物对角膜的损伤和感染的发生。

(4)预防消化道出血：神经内科急症尤其是脑出血、脑梗死、蛛网膜下腔出血等所致昏迷病人，常易出现胃肠道的应急性溃疡和出血，因此，每次鼻饲前应检查有无腹胀，有无咖啡色液体。如出现消化道出血，除给予全身用药外，还应加强局部用药或鼻饲冰水或冰奶，严重者应暂停鼻饲，密切观察出血量及血压情况，必要时行胃肠减压，做好抢救工作。

(5)大小便的护理：昏迷病人常因意识不清而发生尿潴留时，可采取导尿术，操作时，严格无菌，防止尿路感染。少尿、无尿应严格记录尿量，每天尿量不应少于1000 mL。长期留置导尿管者，应每天给予抗生素冲洗膀胱1～2次，昏迷患者易发生便秘，如三天无大便，可给予番泻叶冲服，必要时进行灌肠(对脑出血急性昏迷及有颅内压增高的患者不宜灌肠)。准确记录排便次数及量。

第四节　心悸

心悸指患者自觉心脏跳动的不适感或心慌感。发病时，患者自觉心跳快而强并伴有心前区不适感。本病症可见于多种疾病过程中，多与失眠、健忘、眩晕、耳鸣等并存，凡各种原因引起心脏搏动频率、节律发生异常，均可导致心悸。

一、病因与发病机制

引起心悸的原因众多，大致可分为如下几种。

(1)心血管疾病常见于心室肥大、心律失常、心肌炎、心肌病及高血压等。

(2)非心血管疾病常见于甲状腺功能亢进症、贫血、低血糖、大量失血等疾病；还可见于应用肾上腺素、异丙肾上腺素、氨茶碱、阿托品等药物后出现的心悸。

(3)自主神经功能紊乱最为常见，如神经衰弱、更年期综合征、惊恐或过度兴奋、剧烈运动后均可出现心悸。

二、诊断与鉴别诊断

(一)诊断步骤

1.通过病史分析区别是心律失常还是非心律失常引起的心悸

通常，心律失常引起的心悸多呈发作性，非心律失常心悸通常呈持续性，也可呈发作性，且有心搏强烈的感觉。后者可因心脏扩大、肥大引起的心肌收缩力增强引起，也可能是其他疾病引起心动过速或心肌收缩力增强的结果。

对于发作性心悸，应了解起始与终止是突然性还是逐渐发生。前者提示各种类型的阵发性心动过速、期前收缩或间歇性交界性节律，后者提示窦性心动过速。发作持续时间对判断心律失常类型有意义。若病人诉说心悸转瞬即逝或者感到心脏突然“蹦”一下，提示期前收缩是其原因，如突然心悸发作持续一段时间后骤然停止，提示阵发性心动过速。

2.对非心律失常性心悸，明确有无躯体性疾病及其严重程度

通过仔细体格检查、心电图、胸部X线、超声心动图及必要的实验室检查，可以明确有无器质性心脏病或其他躯体疾病及严重程度。各种心脏病，当引起心脏增大后因心缩力增强可引起心悸感觉，具体的心脏病的诊断标准参见有关专业书籍。非心脏性躯体疾病，如甲状腺功能亢进(甲亢)、贫血、发热、缺氧、类癌及嗜铬细胞瘤等，均可引起持续性心悸，诊断一般不难。有时，甲亢病人只表现为持续性窦性心动过速或心房颤动，而其他症状不明显，临床医师应时刻想到这一可能性。对不明原因阵发性或持续性心房颤动或窦性心动过速病人，甲状腺功能检查应列为常规。嗜铬细胞瘤病人表现为阵发性或持续性血压升高，血、尿儿茶酚胺及其代谢产物测定有助于诊断。许多药物，如麻黄碱、异丙肾上腺素等 β_2 受体激动剂喷雾剂，甲状腺制剂，二氢吡啶类钙拮抗剂及某些兴奋剂等，均可引起心悸。饮用咖啡或乙醇后也可发生心悸，询问病史便可明确原因。

排除了器质性疾病及药物因素(询问服药史)引起心悸的原因后，结合其他症状如头昏、失眠、焦虑等，可考虑精神因素引起的心悸。精神因素引起心悸的病人也可出现期前收缩等心律失常，但症状发生与心律失常不相关。

3.通过动态心电图等检查进一步明确心律失常性心悸的原因

心律失常可由心脏病引起，也可在无器质性心脏病基础上发生。可以每日发生，也可数日、数周，甚至数月、数年发生1次。不管有无心脏病，若心悸发作频度很高，普通心电图捕捉不到心律失常时，可做动态心电图检查。若发作次数少或不可预测其何时发生，即使动态心电图检查，明确诊断的机会也很小，对这类病人，可分成下列两种情况加以处理。

(1)瞬间心悸。多提示期前收缩或短阵心动过速。缓慢心律失常，如窦性静止、窦房阻滞，极少引起心悸感觉。窦性静止时间较长常引起头昏、晕厥的症状，但心动过缓促使异位搏动产生时，也可有心悸感。另外，间歇发生的交界性节律由于房室几乎同步收缩也可引起心悸感觉。对发作次数少、心悸时间极短的病人，佩戴病人自己启动、记忆储存式心电装置较合适，病人觉得心悸时立即启动按钮，事后可将记录的心电信号回放出来。

(2)阵发性心悸。每次发作持续时间较长，多提示阵发性心动过速，如室上性心动过速、室性心动过速或阵发性心房颤动。多数情况下，因为持续时间较长，在条件许可的地方(如城市)应有足够时间到达医院做急诊心电图检查明确诊断，对不能及时确诊的病人，可佩戴记忆储存式心电装置及(或)做心脏电生理检查。

1)严重器质性心脏病、心功能严重受损的病人，持久性心动过速常引起头昏、胸痛，甚至晕厥等症状，也有以心悸为主诉来就诊的。如怀疑是阵发性室性心动过速，发作时有血流动力学影响，则对生命具有较大威胁，故不宜等待其下次复发时进行诊断，应首选心脏电生理检查尽

早明确诊断。

2)无器质性心脏病或心功能良好的器质性心脏病病人,持久性心动过速以室上性心动过速多见,也可能是室性心动过速,一般预后较好,可根据医院条件及病人经济条件等情况决定选择佩戴记忆储存式心电装置或心脏电生理检查以明确诊断。少数心动过速发作时对血流动力学有影响,如预激综合征并发心房颤动,应首选电生理检查。

当病史提示心悸症状与运动密切相关时,应做运动试验,观察有无运动诱发的心律失常。

(二)临床表现

发作性心慌不安,心跳剧烈,不能自主,一过性、阵发性,持续时间较长,一日数次发作,数日一次发作。常兼见胸闷气短,神疲乏力,头晕喘促,甚至不能平卧,以至出现晕厥。

(三)鉴别诊断

1.过早期前收缩

分为房性、交界性和室性早搏三种,是临床上引起心悸最常见的原因。常在情绪激动、劳累、消化不良、过度吸烟、饮酒及饮用大量刺激性饮料后诱发,常以心悸而就诊。器质性心脏病患者较易出现期前收缩,多发生于运动后且较多表现为频发期前收缩。期前收缩发生时患者常感觉突然心跳增强或心跳暂停。听诊发现心律不规则,第一心音多增强期前收缩之后有长的间歇。

2.心动过速

心动过速中常见的为阵发性心动过速,其特点为突然发作、突然中止,可持续数秒至数天不等,心律一般为规则的、快速的,心率常在160～220次/分钟。

窦性心动过速,心跳快而规则,成人超过100次/分钟,儿童超过120次/分钟,婴儿超过150次/分钟,多见于发热时、甲状腺功能亢进、贫血等,运动后或情绪激动时亦可发生。

阵发性心动过速为突然发作、心跳很快且心律规则,每分钟达160～220次,可发生于正常人的心脏或有器质性心脏病者。

窦性心律不齐为心跳之快慢随呼吸而改变,吸气时加快,呼气时减慢,如暂停呼吸憋一口气,即自然会消失。多见于儿童及青年,是生理现象,不需治疗。

快速型心房颤动也较为常见,多发生于器质性心脏病的基础上。患者主要表现为明显的心悸,可发生心力衰竭,听诊心律极不规则,第一心音强弱不一,脉搏短绌,心电图表现为窦性P波消失,代之以形态不一、频率不等的细小的锯齿波。

三、辅助检查

1.血常规

怀疑贫血时,需要进行血常规检查;必要时,可进行骨髓穿刺。

2.血糖

3.心肌酶谱

4.甲状腺功能检查

若怀疑患者有甲状腺功能亢进疾病时可血清T_3、T_4甲状腺吸碘率。

5.心电图检查

可发现有无心律失常,还可以发现心律失常的性质。

四、救治方法

1.完善检查

完善血常规、血糖、血电解质、心电图、胸片等相关检查。

2.对症处理

嘱患者合理安排生活及工作,避免劳累、精神紧张和情绪激动。停用引起心悸的食物、药物,如无呼吸抑制,可适当予以镇静安眠药,但不宜过多、过滥。

五、护理措施

(1)有心悸的患者多认为自己已有心脏病,心悸越明显精神越紧张,怕突然死去。对待此类患者一定要沉着冷静,给予精神安慰。

(2)对已确诊为室上性阵发性心动过速者,可压迫其颈动脉窦,或让患者深吸气然后憋气。这些方法有时有效,可与医生共同进行,并做心电监护。

(3)嘱患者保持安静,衣服要宽松。让患者取舒适的体位或取半卧位。避免取左侧卧位,因左侧卧位能感觉出心脏的搏动,心音也容易传入患者耳内。

(4)长时间的心律失常易导致心力衰竭,应及时和医师取得联系给患者以抗心律失常的药或强心药。要密切观察疗效,防止副作用的发生。

第五节 咯血

咯血是指喉部及喉部以下的呼吸器官(包括气管、支气管、肺)的出血并经口腔咳出的过程。咯血可表现为痰中带血、满口鲜血到致命性的大咯血。大咯血可引起窒息、失血性休克等严重并发症。

一、病因与发病机制

咯血原因很多,主要见于呼吸系统和心血管系统疾病。

1.呼吸系统疾病

常见有支气管疾病,如支气管扩张、支气管炎、支气管结核等;肺部疾病,如肺结核、肺炎、肺脓肿等。

2.心血管疾病

常见的有二尖瓣狭窄、先天性心脏病所致肺动脉高压、高血压性心脏病、肺栓塞等。

3.其他疾病

如血友病、风湿性疾病等。

二、分类

1.小量

指 24 小时咯血量不足 100 mL 者，包括痰中带血丝者。

2.中量

指 24 小时咯血量在 100～500 mL 者。

3.大量

指 24 小时咯血超过 500 mL 或一次咯血量超过 300 mL 者。

三、诊断与鉴别诊断

(一)诊断要点

1.病史

咯血量、性状、发生和持续时间及痰的性状对咯血病因的鉴别诊断有重要价值。脓性痰伴咯血多见于支气管炎、支气管扩张症或肺脓肿。肺水肿多见为粉红泡沫痰。长期卧床、有骨折、外伤及心脏病、口服避孕药者，咯血伴胸痛、晕厥应考虑肺栓塞。40 岁以上吸烟男性者要警惕肺癌的可能。女性患者于月经周期或流产葡萄胎后咯血，需要警惕子宫内膜异位或绒癌肺转移。对年轻女性，反复慢性咯血，不伴其他症状，需考虑排除支气管腺瘤。

2.咯血与呕血的鉴别

(1)呕血：呕血患者通常有胃、肠、胆管疾患或肝硬化门脉高压等疾病病史；呕血之前可先有上腹部不适、恶心呕吐等先兆症状；呕血时可伴有头晕、心慌、面色苍白、出汗症状以及血压和脉搏改变。一般来说，呕血患者的出血量相对较多，方式也较急。呕出的血液颜色多为暗红或棕褐色，这是血液受胃酸作用的结果，但呕血不止的患者的血液颜色也可呈鲜红色；呕吐的血液内常混有未消化食物及食物残渣和胃液；患者常在呕血后不久有黑便。

(2)咯血：咯血患者可有支气管、肺脏、心血管系统疾病；咯血前患者常先有喉痒、咳嗽症状；咯血时可有胸痛、心悸、发绀等伴随症状；咯血量与呕血量相比相对要少，血液的颜色多呈鲜红色；咯血之后患者常无黑便症状，除非经咽下，否则粪便无改变，咯血后继有少量血痰数天。

对咯血患者虽然应用了各种检查方法，仍有 5%～15%患者的咯血原因不明，称隐匿性咯血。部分隐匿性咯血可能由于气管、支气管非特异性溃疡、静脉曲张、早期腺瘤、支气管小结石及轻微支气管扩张等病变引起。

(二)鉴别诊断

支气管肺癌多发生于 40 岁以上的男性，多为长久的血痰或小量咯血，痰细胞学检查阳性等；支气管扩张主要以咳嗽和咳大量脓性痰液为主，见后少量咯血或血痰，以反复间断性大咯血为主。肺结核多始于青年，有小量咯血或者痰中带血，持续时间较长；肺炎起病急、高热、胸痛、咳嗽，可伴有小量的咯血或血痰等。二尖瓣狭窄可知大量咯血。

四、辅助检查

主要有血常规、痰液检查 X 线、CT 等，必要时可进行纤维支气管镜和肺血管造影检查。

五、救治方法

1.一般处理

大咯血患者要求绝对卧床休息；同时，还应鼓励患者咳出滞留在呼吸道的陈血，以免造成呼吸道阻塞和肺不张，对频发或剧烈咳嗽者，可给予镇咳药，如喷托维林 25 mg，口服，3 次/天；或依普拉酮 40 mg，口服，3 次/天，必要时可给予可待因 15～30 mg，口服，3 次/天。

2.止血治疗

(1)药物止血。

1)垂体后叶素：垂体后叶素 5～10U 25%葡萄糖液 20～40 mL，缓慢静注 10～15 分钟；或垂体后叶素10～20U 5%葡萄糖液 250～500 mL，静滴，必要时 6～8 小时重复 1 次，对患有高血压、冠心病、动脉硬化、肺源性心脏病、心力衰竭以及妊娠患者，均应慎用或不用。

2)血管扩张剂：如酚妥拉明(用量为 10～20 mg 5%葡萄糖液 250～500 mL，静滴，1 次/天，连用 5～7 天)；阿托品，山莨菪碱(阿托品 1 mg 或山莨菪碱 10 mg，肌注或皮下注射)，氨基己酸(6.0 g 5%葡萄糖液 250 mL，静滴，2 次/天)；巴曲酶(用量1.0～2.0kU，儿童 0.3～1.0kU)等。

(2)支气管镜在大咯血治疗中的应用。

1)支气管灌洗：采用 4℃冰生理盐水 50 mL，通过纤维支气管镜注入出血的肺段，留置 1 分钟后吸出，连续数次，一般每个患者所需的灌洗液总量以 500 mL 为宜。

2)局部用药：通过纤维支气管镜将(1∶20000)肾上腺素溶液 1～2 mL，(40U/mL)凝血酶溶液 5～10 mL 滴注到出血部位，可起到收缩血管和促进凝血的作用，止血效果肯定。

3)气囊填塞：经纤维支气管镜将 Fogarty 气囊导管送至出血部位的肺段或亚段支气管后，通过导管向气囊内充气或充水，致使出血部位的支气管填塞，达到止血的目的，同时还可防止因出血过多导致的血液溢入健肺，从而有效地保护了健侧肺的气体交换功能，一般气囊留置 24～48 小时以后，放松气囊，观察几小时后未见进一步出血即可拔管。

3.手术治疗

若上述措施无法有效止血时，可考虑手术治疗。

4.并发症的处理

(1)窒息。

1)尽快清除堵塞气道的积血，保持气道通畅：迅速将患者抱起，使其头朝下，上身与床沿成 45°～90°角，助手轻托患者的头中使其向背部屈曲，以减少气道的弯曲，并拍击患者背部，尽可能倒出滞留在气道内的积血，同时将口撬开，清理口咽部的积血，然后用粗导管经鼻插入气管内吸出积血。

2)吸氧：立即给予高流量氧气。

3)迅速建立静脉通道:最好建立两条静脉通道并根据需要给予呼吸兴奋剂、止血药物及补充血容量。

4)绝对卧床:待窒息解除后,保持患者于头低足高位。

5)加强生命体征监测,防止再度窒息发生:注意血压、心率、心电、呼吸及血氧饱和度等的监测,准备好气管插管及呼吸机等设施,以防再窒息。

(2)失血性休克:应按照失血性休克的救治原则进行抢救。

(3)吸入性肺炎:应给予充分的抗生素或抗结核药物治疗。

六、护理措施

(1)严密观察咯血的先兆症状如胸闷、胸前区灼热感、心悸头晕、喉部发痒、口有腥味或痰中带血丝,出现上述症状要通知医生。注意观察,及时处理,防止大咯血。

(2)病室保持安静,卧床休息,并给予患者精神安慰,消除恐惧与顾虑,防止因情绪波动而再度引起咯血。

(3)让患者尽量将痰或血块咯出,轻轻呼吸,不可屏气。保持呼吸道通畅,防止窒息。

(4)做好Ⅰ级护理及护理记录。安静平卧或卧向患侧,平卧时头宜偏向一侧,冰袋置患侧。

(5)备好抢救药品、氧气、气管切开包、纤维支气管镜、吸引器、输血用物及备血。

(6)遵医嘱使用止血药物。静脉点滴垂体后叶素时,要注意滴速,静注时须缓慢注入(10U溶于10～20 mL的生理盐水),至少10分钟推完,观察有无恶心、便意、腹痛及血压升高等副作用,心绞痛、高血压及妊娠者禁用。

(7)注意观察意识状态、血压、脉搏、呼吸、体温。密切注意失血性休克的出现,及时通知医生,并按休克护理。

(8)若突然出现胸闷、躁动、呼吸困难、咯血不畅时,应立即将患者臀部垫高,头低位,轻拍健侧背部,使血块排出,保持呼吸道通畅。

(9)适当给予镇静剂。慎用镇咳药。禁用吗啡及可待因,以免抑制呼吸中枢和咳嗽反射,使血块不易排出,引起窒息。

(10)饮食,出血期应给予高热量、易消化食物。禁食刺激性食物。减少用力,保持大便通畅,避免剧烈咳嗽。

第六节　呼吸困难

呼吸困难是患者主观上感觉吸气不足,呼吸费力,客观上表现为呼吸频率、深度与节律都发生改变。呼吸困难是呼吸功能不全的一个重要症状。

一、病因与发病机制

1.呼吸系统疾病

(1)上呼吸道疾病:扁桃体肿大、喉水肿、喉癌等。

(2)支气管疾病：支气管炎、支气管哮喘、支气管扩张、支气管异物和肿瘤等。

(3)肺部疾病：慢性阻塞性肺病(COPD)、各型肺炎、肺结核、肺水肿、肺癌、肺纤维化、急性呼吸窘迫综合征(ARDS)等。

(4)胸膜疾病：自发性气胸、大量胸腔积液、严重胸膜粘连增厚等。

(5)胸壁疾病：胸廓畸形、胸壁炎症、结核、外伤、胸壁呼吸肌麻痹、硬皮病、重症肌无力、过度肥胖症等。

(6)纵隔疾病：纵隔炎症、气肿、疝、主动脉瘤、淋巴瘤、畸胎瘤、胸内甲状腺瘤、胸腺瘤等。

2.循环系统疾病

主要有心力衰竭、心包压塞等。

3.中毒

如糖尿病酮症酸中毒、药物中毒。

4.血液病

常见于中毒贫血、高铁血红蛋白血症。

5.精神神经性急性

如脑外伤、脑出血、脑炎等。

二、分类

根据发病机制，可分为五种类型。

1.肺源性呼吸困难

主要有以下三种形式。

(1)吸气性呼吸困难：表现为喘鸣、吸气时胸骨、锁骨上窝及肋间隙凹陷——三凹征。常见于喉、气管狭窄，如炎症、水肿、异物和肿瘤等。

(2)呼气性呼吸困难：呼气相延长，伴有哮鸣音，见于支气管哮喘和阻塞性肺病。

(3)混合性呼吸困难：见于肺炎、肺纤维化、大量胸腔积液、气胸等。

2.心源性呼吸困难

发生在左心功能不全诱发的心源性肺水肿。

3.中毒性呼吸困难

由于各种原因所导致的酸中毒。

4.血源性呼吸困难

重症贫血可因红细胞减少，血氧不足而致气促，尤以活动后明显加剧；大出血或休克时因缺血及血压下降，刺激呼吸中枢而引起呼吸困难。

5.疾病性与神经精神性呼吸困难

重症脑部疾病如脑血管意外、脑炎、脑肿瘤等，会对呼吸中枢产生影响，从而出现呼吸节律异常，进而导致呼吸困难。

三、诊断与鉴别诊断

1.病史

详细询问有无引起呼吸困难的基础病因的直接诱因；起病的缓急、时间；呼吸困难与活动、体位的关系以及有无伴随症状。

2.临床表现

吸气性呼吸困难特点为吸气费力，出现三凹征，伴有干咳及高调吸气性喉鸣。呼气性呼吸困难特点为呼气费力，呼气相延长，常伴有啰音或哮鸣音。混合性呼吸困难特点为吸气呼气均费力，呼吸浅快，伴有呼吸音异常（减弱或消失），可出现病理呼吸音。

心源性呼吸困难临床特点为劳力性呼吸困难（活动时出现或加重，休息时减轻或消失，仰卧位加重，坐位减轻）。重者出现强迫半卧位或端坐位呼吸。以及阵发性夜间呼吸困难（多在急性左心衰竭出现，临床表现为睡眠中突然呼吸困难而惊醒，被迫坐起，高度气喘，咳嗽，轻者数十分钟后症状缓解，重者伴大汗、呼吸伴哮鸣音、咳浆液性粉红色泡沫痰，称为心源性哮喘）。

急慢性肾功能衰竭、糖尿病酮症酸中毒、肾小管性酸中毒等，表现为慢而深长规则的呼吸，可伴有鼾声，称为 Kussmaul 呼吸。药物或某些化学物质抑制呼吸中枢可出现变慢、变浅、间停的呼吸，称为 Cheyne-Stokes 呼吸。

血液病临床有气短的感觉。

重度颅脑损伤、脑出血、脑炎、脑膜炎、颅内肿瘤等因颅压增高，使呼吸变慢变深，并伴呼吸节律变化。癔病患者的呼吸困难常表现为叹息样，可因过度通气而出现呼吸性碱中毒。

四、辅助检查

1.血常规

2.痰培养

3.X 线、CT 检查

4.脉氧饱和度监测、动脉血气分析

5.心电图、心脏彩超、下肢静脉彩超等

6.必要时，可进行支气管造影、纤维支气管镜检查等

五、救治方法

1.病因治疗

确定病因后采取相应治疗。

2.对症治疗

包括保持气道通畅、纠正缺氧及二氧化碳潴留、控制感染、纠正酸碱及电解质失衡。

(1)保持呼吸道通畅。

1)清除痰液、痰黏稠者可用祛痰剂、超声雾化吸入或适当补充液体，使痰稀释，便于咳出。

2)咳痰无力者,可采用翻身、拍背、体位引流等措施协助排痰。

3)糖皮质激素兼有解痉、消炎、抗过敏作用,可短期应用氢化可的松或地塞米松静脉滴注。

4)供氧可避免组织产生难以复原的损害,常用鼻导管低流量(1～2 L/min)持续供给。

(2)呼吸兴奋剂应用:可刺激呼吸中枢或主动脉体、颈动脉化学感受器,在气道通畅时可提高通气量,以纠正缺氧及促进二氧化碳排出。①尼克刹米皮下、肌内或静脉注射,成人 0.25～0.5 g/次,极量 1.25 g/次。②洛贝林静脉注射,成人 3 mg/次,极量 6 mg/次;皮下或肌内注射,成人 10 mg/次,极量 20 mg/次。

(3)控制感染:严重呼吸道感染常诱发呼吸困难,故控制感染十分重要,应选择适当抗生素,足量、联合应用。

(4)纠正电解质及酸碱失衡。

六、护理措施

(1)吸氧中、重度呼吸困难者,可根据不同病因采取不同吸氧浓度,如慢性支气管炎、阻塞性肺气肿、肺心病者,用低浓度(20%～28%)、低流量(1～2 L/min)氧气吸入。否则浓度过高,可加重病情,甚至可发生肺性脑病。急性左心衰竭时应高流量(4～6 L/min)鼻导管给氧或以面罩加压给氧。其他疾病可用中、高浓度氧吸入,但时间不宜过长。

(2)调整体位宜采取半卧位或坐位,尤其是对已有心功能不全的呼吸困难病人。一旦病人发生极度呼吸困难,应迅速给予两腿下垂坐位及其他必要措施。注意体位的舒适与安全,用软垫支托臂、肩、骶、膝部以防受压或滑坡。

(3)保持呼吸道通畅指导患者做深缓呼吸,协助其咳嗽、排痰,必要时吸痰,保持呼吸道通畅。保持室内空气新鲜,衣服、被褥轻软,以减轻憋闷感。按医嘱行动脉血气分析,生命体征发生变化时,及时通知医生,备气管插管及呼吸机等,配合抢救。

(4)心理护理多与病人沟通,了解病人的心理状态,及时解释呼吸困难的原因,稳定病人的情绪,解释紧张、焦虑可兴奋呼吸中枢而加重呼吸困难。病室保持安静、清洁,为病人创造一个舒适的环境。

第六章　临床常见急危重症

第一节　急性肺栓塞

肺栓塞是一种常见的肺部疾病，且误诊率高，病死率居高不下，目前已成为重要的医疗保健问题。近年来，无论是在病因学、流行病学，还是在诊断学及治疗学方面都有较大的进展，其病残率和病死率可望会逐渐下降。众所周知，肺栓塞涉及诸多学科和领域，不仅与心脏科、呼吸科有关，而且与外科、神经科、妇产科、肿瘤科、血液科也密切相关。因此，只有各学科相互渗透、通力合作，提高诊断意识和技术水平，掌握当代正确的治疗方法，才能使肺栓塞的防治水平不断提高。

肺栓塞(PTE)是内源性或外源性栓子栓塞肺动脉引起肺循环障碍的临床和病理生理综合征。肺栓塞发生肺出血或坏死者称肺梗死。起源于肺动脉原位者称肺动脉血栓形成。堵塞两个肺叶动脉以上或伴有血压下降者称大块肺栓塞。临床上肺栓塞与肺梗死或肺栓塞与肺血栓形成有时难以区别。常见的栓子是血栓，其余为少见的羊水、脂肪、气体、瘤细胞等。最常见的血栓是来自下肢深静脉及盆腔静脉。

一、病因与发病机制

目前认为，在静脉血栓形成中内皮损伤起着重要的初始和持续作用。静脉内皮损伤可因机械性创伤。长期缺氧及免疫复合物沉着等引起，使胶原组织暴露，刺激血小板附着和集聚，激活血凝反应链。血流停滞能激活凝血机制，触发血栓形成。血液的高凝状态也是血栓形成的重要机制之一。

绝大多数肺栓塞患者都可能存在疾病的易发因素，仅 6％找不到肺血栓栓塞的诱因。其病因如下。

1.年龄与性别

肺栓塞的发病率随年龄的增加而上升，儿童患病率约为 3％，60 岁以上可达 20％，肺栓塞以 50～60 岁年龄段最多见，90％致死性肺栓塞发生在 50 岁以上。性别与肺栓塞的发生在儿童和青春期无明显差别，20～39 岁年龄组女性深静脉血栓病的发病比同龄男性高 10 倍。

2.血栓形成

血栓 70％～95％来源于深静脉血栓，血栓脱落后随血循环进入肺动脉及其分支。原发部位以下肢深静脉为主，好发部位是静脉瓣和静脉窦，特别是深静脉如腓静脉、腘静脉、髂静脉、股静脉、盆腔静脉丛等，文献报告达 90％～95％，尤其是行胸腹部手术、患脑血管意外及急性心肌梗死的患者中深静脉血栓的发生率很高。手术中或手术后 24～48 小时内小腿深静脉内可形成，但活动后大部可消失，其中 5％～20％该处的血栓可向高位的深静脉延伸，约 3％～10％于术后 4～20 天内引起肺栓塞。腋下、锁骨下静脉也有血栓形成，但来自该处的血栓仅 1％。盆腔静脉血栓是妇女肺栓塞的重要来源。静脉血栓形成的基本原因是血流停滞、血液高凝状态及血管壁损伤。常见的诱因是卧床少动、创伤、术后、肥胖超过标准体重的 20％、糖尿病、红细胞增多症、吸烟及某些凝血、纤溶机制的先天性缺陷等。

3.心肺疾病

慢性心肺疾病是肺栓塞的主要危险因素，25％～50％肺栓塞患者同时有心肺疾病，特别是心力衰竭伴心房纤颤患者。以右心室血栓最多见，少数来源于静脉系统。细菌性栓子除见于亚急性细菌性心内膜炎外，亦可由于起搏器感染引起。前者感染性栓子主要来自三尖瓣，偶尔先天性心脏病患者二尖瓣赘生物可自左心经缺损分流入右心而到达肺动脉。

4.肿瘤

在我国为第二位原因，占 35％。以胰腺癌、肺癌、泌尿系癌、结肠癌、胃癌、乳腺癌等较常见。恶性肿瘤并发肺栓塞仅约 1/3 为瘤栓，其余均为血栓。恶性肿瘤患者易并发肺栓塞的原因可能与凝血机制异常有关。故肿瘤患者肺栓塞发生率高，甚至是首发症状。

5.妊娠和避孕药

孕妇肺栓塞的发生率比同龄未孕妇女多 7 倍，易发生于妊娠的头 3 个月和围生期。服避孕药的妇女静脉血栓形成的发生率比不服药者高 4～7 倍。避孕药能引起凝血因子、血小板、纤维蛋白酶系统变化，改变血浆脂蛋白、甘油三酯和胆固醇含量，这可能与血栓病的多发有关。羊水栓塞是分娩期的严重并发症。

6.制动

下肢骨折、偏瘫、手术后、重症心肺疾病及健康人不适当的长期卧床或长途乘车（或飞机），肢体活动减少，丧失肌肉的按摩动作，降低静脉血流的驱动力，血流轴向运动减弱，血液停滞。连续卧床 7 天，血流速度减低到最低点。深静脉血栓形成的发生率与卧床时间有关。

7.其他

长骨、髋骨骨折致脂肪栓塞、空气栓塞、寄生虫和异物栓塞、脱水、代谢性疾病、静脉内插管等。也有报道，没有明显的促发因素时还应考虑到抗凝因素的减少或纤维蛋白溶酶原激活抑制剂的增加。

二、病理和病理生理

（一）病理

肺栓塞可单发也可多发。多部位或双侧性的栓塞更常见。一般认为栓塞更易出现在右侧和下叶，这可能是由于右肺和下叶血流更充沛的关系。栓子可从几毫米至数十厘米，按栓子大小可以分为：①急性巨大肺栓塞：均为急性发作，肺动脉被栓子阻塞达 50％，相当于两个或两个以上的肺叶动脉被阻塞。②急性次巨大肺栓塞:不到两个肺叶动脉受阻。③中等肺栓塞:即主肺段和亚肺段动脉栓塞。④肺小动脉栓塞:即肺亚段动脉及其分支栓塞。

当肺动脉主要分支受阻时,肺动脉即扩张,右心室急剧扩大,静脉回流受阻,产生右心衰竭的病理表现。若能及时去除肺动脉的阻塞,仍可恢复正常。如没有得到正确治疗,并反复发生肺栓塞,肺血管进行性闭塞至肺动脉高压,继而出现慢性肺源性心脏病。血栓溶解几乎伴随着栓塞同时出现,在纤溶系统的作用下,急性肺动脉血栓栓子可在 7 天至数月内完全或部分溶解。肺梗死与肺栓塞不同,通常无心肺疾患的患者发生肺栓塞后,很少产生肺梗死。这主要是因为肺组织的供氧来自肺动脉、支气管动脉、周围气道。只有当支气管动脉和(或)气道受累时才发生肺梗死。如患者存在慢性心肺疾病时,即使小的栓子也易发生肺梗死。

(二)病理生理

肺栓塞的病理生理改变不仅取决于栓子的大小、栓塞的部位和程度,同时还取决于患者的神经体液反应状态和基础的心肺功能。主要表现在对呼吸功能和血流动力学的影响两方面。

1.呼吸生理改变

①肺泡无效腔增加:肺栓塞时被栓塞区域,有通气无血流,造成 V/Q 失调,无灌注的肺泡不能进行有效的气体交换,故肺泡无效腔增大。②通气功能障碍:较大的肺栓塞可引起反射性支气管痉挛,同时 5-羟色胺、缓激肽、血小板活化因子等也促进气道收缩,气道阻力明显增加,使肺泡通气量减少,可引起呼吸困难。③肺表面活性物质减少:在栓塞后 24 小时最明显,因不能维持肺泡张力,发生萎陷,肺顺应性下降。肺表面活性物质下降又促进肺泡上皮通透性增加,引起局部或弥散性肺水肿和肺不张,使通气和弥散功能进一步下降。④低氧血症:由于上述原因低氧血症常见,并还有下述原因:V/Q 比例失调、动静脉交通支开放和非梗死区血流增加。⑤对 $PaCO_2$ 的影响:在肺栓塞患者中由于过度通气 $PaCO_2$ 下降,表现为呼吸性碱中毒。

2.血流动力学改变

血流动力学改变主要决定于下列因素:①血管阻塞的程度。②栓塞前心肺疾病状态。③神经体液因素。

栓子堵塞肺动脉后受机械、神经反射和体液因素的综合影响,肺血管阻力和肺动脉压增高,约 70%的肺栓塞患者肺动脉平均压(MPAP)大于 2.67 kPa(20 mmHg),常为 3.33～4 kPa(25～30 mmHg)。当达到5.33 kPa(40 mmHg)时,可发生急性右心衰竭(即急性肺源性心脏病)。当肺血管被阻塞 20%～30%时,开始出现一定程度的肺动脉高压;肺血管床被阻塞 30%～40%时,MPAP 可达 4 kPa(30 mmHg)以上,右心室平均压可增高;肺血管床被阻塞 40%～50%时,MPAP 达 5.33 kPa(40 mmHg),右心室充盈压增加,心脏指数下降;肺血管床被阻塞 50%～70%时,出现持续严重的肺动脉高压;阻塞达 85%时,出现所谓“断流”现象,可猝死。

三、临床特征

急性 PE 临床表现多种多样,临床表现主要取决于栓子的大小、数量、栓塞的部位,以及患者是否存在心、肺等器官的基础疾病。较小栓子可能无任何临床症状,较大栓子可引起呼吸困难、发绀、昏厥、猝死等。有时昏厥可能是急性 PE 的唯一或首发症状，不同病例常有不同的症状组合，但均缺乏特异性。各病例所表现症状的严重程度亦有很大差别，可以从无症状到血流动力学不稳定，甚或发生猝死。PE 三联征（胸痛、呼吸困难、咯血）临床发生率仅 20%～30%，过分强调这些症状容易引起漏诊和误诊。

1.症状

(1)呼吸困难：是最常见的症状，尤以活动后明显，80%～90%的患者可以有不同程度的胸闷、气短。

(2)胸痛：包括胸膜炎性胸痛，占 40%～70%，或心绞痛样疼痛，占 4%～12%。部分患者可以没有胸痛表现。

(3)咯血：常为小量咯血，大咯血少见。

(4)昏厥：可为 PTE 的唯一或首发症状，11%～20%的患者可有昏厥。

(5)其他：烦躁不安、惊恐甚至濒死感(55%)；咳嗽(20%～37%)；心悸(10%～18%)。

2.体征

呼吸急促，呼吸频率＞20 次/分钟，是最常见的体征；心动过速，血压变化，严重时可出现血压下降甚至休克；发绀；发热，多为低热，少数患者可有中度以上的发热；颈静脉充盈或搏动；肺部可闻及哮鸣音(5%)和(或)细湿啰音(18%～51%)，偶可闻及血管杂音；出现胸腔积液时可有相应体征；肺动脉瓣区第二音亢进或分裂，$P_2 > A_2$，三尖瓣区可闻及收缩期杂音。

3.深静脉血栓的症状与体征

当注意 PTE 的相关症状和体征，并考虑 PTE 诊断时要注意是否存在 DVT，特别是下肢 DVT。下肢 DVT 主要表现为患肢肿胀、周径增粗、疼痛或压痛、浅静脉扩张、皮肤色素沉着、行走后患肢易疲劳或肿胀加重，约半数或以上的下肢深静脉血栓患者无自觉临床症状和明显体征，应测量双侧下肢的周径来评价其差别。大、小腿周径的测量点分别为髌骨上缘以上 15 cm 处，髌骨下缘以下 10 cm 处，双侧相差＞1 cm 即考虑有临床意义。

四、诊断与鉴别诊断

PTE 的临床表现多样，具有胸痛、咯血、呼吸困难三联征者仅约 20%。早期准确诊断 PTE 的关键是对有疑似表现，特别是高危人群中出现疑似表现者以及时安排相应检查。诊断程序一般包括疑诊、确诊、求因 3 个步骤，同时注意与相关疾病鉴别诊断。

(一)诊断

存在危险因素的患者出现不明原因的呼吸困难、胸痛、晕厥、休克或伴有单侧或双侧不对称性下肢肿胀、疼痛等，应进行血 D-二聚体、血气分析、心电图、胸部 X 线检查、超声心动图以及下肢深静脉血管超声检查。疑诊病例可安排 CT 肺动脉造影(CTPA)、核素肺通气-血流灌注扫描、磁共振扫描或磁共振肺动脉造影(MRPA)进一步检查以明确 PTE 的诊断(确诊)。经典的肺动脉造影临床应用日渐减少，需注意严格掌握适应证。对某一病例只要疑诊 PTE，无论其是否有 DVT 症状，均应进行体检，并行静脉超声、放射性核素或 X 线静脉造影、CT 静脉造影(CTV)、MRI 静脉造影(MRV)、肢体阻抗容积图(IPG)等检查,以帮助明确是否存在 DVT 及栓子的来源。

(二)临床分型

1.大面积 PTE

临床上以休克和低血压为主要表现,即体循环动脉收缩压<90 mmHg 或较基础值下降幅度≥40 mmHg,持续 15 分钟以上。须除外新发生的心律失常、低血容量或感染中毒症所致的血压下降。

2.非大面积 PTE

不符合以上大面积 PTE 的标准,即未出现休克和低血压的 PTE。非大面积 PTE 中一部分病例临床出现右心功能不全,或超声心动图表现有右心室运动功能减弱(右心室前壁运动幅度<5 mm),归为次大面积 PTE 亚型。

(三)鉴别诊断

1.冠状动脉粥样硬化性心脏病(冠心病)

一部分 PTE 患者因血流动力学变化,可出现冠状动脉供血不足、心肌缺氧,表现为胸闷、心绞痛样胸痛,心电图有心肌缺血样改变,易误诊为冠心病所致心绞痛或心肌梗死。冠心病有其自身发病特点,冠脉造影可见冠状动脉粥样硬化、管腔阻塞证据,心肌梗死时心电图和心肌酶水平有相应的特征性动态变化。而急性 PE 患者心电图典型改变为 SⅠQⅢTⅢ征,很少出现动态演变。

2.主动脉夹层

PTE 可表现胸痛,部分患者可出现休克,需与主动脉夹层相鉴别。后者多有高血压,疼痛较剧烈。胸片常显示纵隔增宽,心血管超声和胸部 CT 造影检查可见主动脉夹层征象。

3.其他原因所致的胸腔积液

PTE 患者可出现胸膜炎样胸痛,合并胸腔积液,需与结核、肺炎、肿瘤、心功能衰竭等其他原因所致的胸腔积液相鉴别。其他疾病有其各自临床特点,胸水检查常有助于作出鉴别。

4.其他原因所致的晕厥

PTE 有晕厥时,需与迷走反射性、脑血管性晕厥及心律失常等其他原因所致的晕厥相鉴别。

5.其他原因所致的休克

PTE 所致的休克,需与心源性、低血容量性、过敏性休克、血容量重新分布性休克等相鉴别。

此外尚需与肺血管炎、原发性肺动脉肿瘤、先天性肺动脉发育异常等少见疾病鉴别。

五、辅助检查

1.动脉血气分析

动脉血气分析是诊断急性 PE 的初筛指标,常表现为低氧血症、低碳酸血症、肺泡-动脉血氧分压差[$P(A\text{-}a)O_2$]增大。部分患者的结果可以正常，部分患者由于过度通气会出现呼吸性碱中毒。

2.心电图

大多数病例表现有非特异性的心电图异常，较为多见的表现包括 $V_1 \sim V_4$ 的 T 波改变和 ST 段异常；部分病例可出现 SⅠQⅢTⅢ征，即Ⅰ导 S 波加深，Ⅲ导出现 Q 波及 T 波倒置；其他心电图改变包括完全或不完全右束支传导阻滞；肺型 P 波；电轴右偏，顺钟向转位等。心电图改变多在发病后即刻开始出现，以后随病程的发展演变而呈动态变化。观察到心电图的动态改变较之静态异常对于提示 PTE 具有更大意义。

3.胸部 X 线检查

急性 PE 患者胸部 X 线检查多有异常表现，但缺乏特异性。可表现为：区域性肺血管纹理变细、稀疏或消失，肺野透亮度增加；肺野局部浸润性阴影；尖端指向肺门的楔形阴影；肺不张或膨胀不全；右下肺动脉干增宽或伴截断征；肺动脉段膨隆以及右心室扩大征；患侧横膈抬高；少、中量胸腔积液征；等等。仅凭 X 线胸片不能确诊或排除 PTE，但在提供疑似 PTE 线索和除外其他疾病方面，X 线胸片具有重要作用。

4.超声心动图

超声心动图在提示诊断和除外其他心血管疾患方面有重要价值。对于严重的 PTE 病例，超声心动图检查可以发现右室壁局部运动幅度降低；右心室和(或)右心房扩大；室间隔左移和运动异常；近端肺动脉扩张；三尖瓣反流速度增快；下腔静脉扩张，吸气时不萎陷。这些征象说明肺动脉高压、右室高负荷和肺源性心脏病，提示或高度怀疑 PTE，但尚不能作为 PTE 的确定诊断标准。超声心动图为划分次大面积 PTE 的依据。检查时应同时注意右心室壁的厚度，如果增厚，提示慢性肺源性心脏病，对于明确该病例存在慢性栓塞过程有重要意义。若在右房或右室发现血栓，同时患者临床表现符合 PTE，可以做出诊断。超声检查偶可因发现肺动脉近端的血栓而确定诊断。

5.血浆 D-二聚体

D-二聚体是交联纤维蛋白在纤溶系统作用下产生的可溶性降解产物，为一个特异性的纤溶过程标记物。在血栓栓塞时，因血栓纤维蛋白溶解致其血中浓度升高。D-二聚体对急性 PTE 诊断的敏感性达 92%～100%，但其特异性较低，仅为 40%～43%。手术、肿瘤、炎症、感染、组织坏死等情况均可使 D-二聚体升高。在临床应用中 D-二聚体对急性 PTE 有较大的排除诊断价值，若其含量低于 500 μg/L，可基本除外急性 PTE。酶联免疫吸附法(ELISA)是较为可靠的检测方法，建议采用。

6.核素肺通气/灌注扫描

肺通气/灌注扫描检查是 PTE 重要的诊断方法。典型征象是：呈肺段分布的肺灌注缺损，并与通气显像不匹配。但是由于许多疾病可以同时影响患者的肺通气和血流状况，致使通气/灌注扫描在结果判定上较为复杂，需密切结合临床进行判读。一般可将扫描结果分为 3 类。

(1)高度可能。其征象为至少一个或更多叶、段的局部灌注缺损，而该部位通气良好或 X

线胸片无异常。

(2)正常或接近正常。

(3)非诊断性异常。其征象介于高度可能与正常之间。

7.CT 肺动脉造影(CTPA)

CTPA 能够发现段以上肺动脉内的栓子,是 PTE 的确诊手段之一。PTE 的直接征象为:肺动脉内的低密度充盈缺损,部分或完全包围在不透光的血流之间(轨道征),或者呈完全充盈缺损,远端血管不显影(敏感性为 53%~89%,特异性为78%~100%)。间接征象包括:肺野楔形密度增高影,条带状的高密度区或盘状肺不张,中心肺动脉扩张及远端血管分支减少或消失等。CT 扫描可以同时显示肺及肺外的其他胸部疾患,对亚段 PTE 的诊断价值有限。电子束 CT 扫描速度更快,可在很大程度上避免因心跳和呼吸影响而产生的伪影。

8.核磁共振成像(MRI)

MRI 对段以上肺动脉内栓子诊断的敏感性和特异性均较高,避免了注射碘造影剂的缺点,与肺血管造影相比,患者更易于接受。适用于碘造影剂过敏的患者。MRI 具有潜在的识别新、旧血栓的能力,有可能为将来确定溶栓方案提供依据。

9.肺动脉造影

为诊断 PTE 的经典与参比方法。直接征象有:肺动脉内造影剂充盈缺损,伴或不伴轨道征的血流阻断;间接征象有:肺动脉造影剂流动缓慢,局部低灌注,静脉回流延迟等。肺动脉造影是一种有创性检查技术,有发生致命性或严重并发症的可能性,故应严格掌握其适应证,CTPA 广泛应用以来肺动脉造影已经很少。

10.下肢深静脉检查

由于 PTE 和 DVT 关系密切,且下肢静脉超声操作简便易行,因此下肢静脉超声在急性 PE 诊断中的价值应引起临床医师重视,对怀疑 PE 的患者应检测有无下肢 DVT。除常规下肢静脉多普勒超声检查外,对可疑患者推荐行加压静脉多普勒超声成像诊断下肢 DVT,静脉不能被压陷或静脉腔内无多普勒超声信号是 DVT 特征性超声征象。

六、救治方法

早期诊断,早期治疗;根据危险度分层决定不同治疗策略和治疗手段,急性 PE 危险度分层;基于危险度分层的急性肺血栓栓塞(APTE)治疗策略,处理深静脉血栓和防治慢性血栓栓塞性肺动脉高压。

(一)一般治疗

对高度疑诊或确诊 PTE 的患者,应该严密监测患者神志、呼吸、心率、血压、血氧饱和度、静脉压、心电图及血气的变化;绝对卧床,保持大便通畅,避免用力;可适当使用镇静、止痛、镇咳等相应的对症治疗。低氧血症可采用经鼻导管或面罩吸氧纠正。对于出现右心功能不全,但血压正常者,可使用多巴酚丁胺和多巴胺;若出现血压下降,可增大剂量或使用其他血管加压药物,如去甲肾上腺素等。对于液体负荷疗法须持审慎态度,一般所给负荷量限于 500~

1000 mL。出现呼吸衰竭者可以行无创或者有创机械通气治疗。

（二）溶栓治疗

适应证为大面积 PTE 病例；对于次大面积 PTE，若无禁忌证可考虑溶栓，但存在争议。溶栓治疗时间窗一般定为 14 天以内。

溶栓治疗主要是通过溶栓药物促进纤溶酶原转化为纤溶酶，以降解血栓中的纤维蛋白，从而溶解肺动脉内血栓，使肺动脉再通。其主要并发症为出血，最严重的是颅内出血，发生率 1%～2%，近半数死亡。用药前应充分评估出血的危险性，必要时应配血，做好输血准备。溶栓前应留置外周静脉套管针，以方便溶栓中取血监测，避免反复穿刺血管。

溶栓治疗的绝对禁忌证有活动性内出血、近期自发性颅内出血。相对禁忌证有：10 天内的胃肠道出血；2 周内的大手术、分娩、器官活检，或不能以压迫止血部位的血管穿刺；15 天内的严重创伤；1 个月内的神经外科或眼科手术；2 个月内的缺血性脑卒中；难于控制的重度高血压（收缩压＞180 mmHg，舒张压＞110 mmHg）；近期曾行心肺复苏；血小板计数＜100×10^9/L；妊娠；细菌性心内膜炎；严重肝、肾功能不全；糖尿病出血性视网膜病变等。对于致命性大面积 PTE，上述绝对禁忌证应被视为相对禁忌证。

常用的溶栓药物有尿激酶（UK）、链激酶（SK）和重组组织型纤溶酶原激活剂（rt-PA）。溶栓方案与剂量：①2 小时溶栓方案：尿激酶：按 20 000IU/kg 剂量，持续静脉滴注 2 小时。②链激酶：负荷量 250 000IU，静脉注射 30 分钟，随后以 100 000IU/h 持续静脉滴注 24 小时。链激酶具有抗原性，故用药前需肌内注射苯海拉明或地塞米松，以防止过敏反应。链激酶 6 个月内不宜再次使用。③rt-PA：50～100 mg 持续静脉滴注 2 小时。

溶栓治疗结束后，应每 2～4 小时测定一次凝血酶原时间（PT）或活化部分凝血活酶时间（APTT），当其水平降至正常值的 2 倍时，即应开始规范的肝素抗凝治疗。

（三）抗凝治疗

临床疑诊 PTE 时，即可使用肝素或低分子肝素进行有效的抗凝治疗。抗凝的禁忌证：活动性出血、凝血功能障碍、未予控制的严重高血压等。对于确诊的 PTE 病例，大部分禁忌证属相对禁忌证。

1.普通肝素

予 3 000～5 000IU 或按 80IU/kg 静脉注射，继之以 18IU/(kg·h)持续静脉滴注。在开始治疗后的最初 24 小时内每 4～6 小时测定 APTT 一次，根据 APTT 调整剂量，尽快使 APTT 达到并维持于正常值的 1.5～2.5 倍。达到稳定治疗水平后，改每天测定 APTT 一次。肝素亦可用皮下注射方式给药。一般先予静脉注射负荷量 3 000～5 000IU，然后按 250IU/kg 剂量每 12 小时皮下注射一次。调节注射剂量，使注射后 6～8 小时的 APTT 达到治疗水平。

因肝素可能会引起肝素诱导的血小板减少症（HIT），在使用肝素的第 3～5 天必须复查血小板计数。若较长时间使用肝素，还应在第 7～10 天和 14 天复查。若出现血小板迅速或持续降低达 30%以上，或血小板计数＜100×10^{12}/L 应停用肝素。

2.低分子肝素

根据体重给药，建议每次100IU/kg，皮下注射每日1～2次。使用该药的优点是无须监测APTT，但对肾功能不全的患者需谨慎使用低分子量肝素，并应根据抗Xa因子活性来调整剂量。对于有严重肾功能不全的患者在初始抗凝时，使用普通肝素是更好的选择(肌酐清除率＜30 mL/min)，因为普通肝素不经肾脏代谢。对于有严重出血倾向的患者，也应使用普通肝素进行初始抗凝，因为，其抗凝作用可被很快逆转。此外，对过度肥胖患者或孕妇应监测血浆抗Xa因子活性，并据以调整剂量。而对于其他APTE患者，都可使用皮下注射低分子量肝素进行抗凝。低分子量肝素的分子量较小，HIT发生率较普通肝素低，可在疗程大于7天时每隔2～3天检查血小板计数。

3.华法林

在肝素开始应用后的第1～3天加用口服抗凝剂华法林，初始剂量为3.0～5.0 mg。由于华法林需要数天才能发挥全部作用，因此与肝素重叠应用至少需4～5天，当连续两天测定的国际标准化比率(INR)达到2.5(2.0～3.0)时，或PT延长至正常值的1.5～2.5倍时，方可停止使用肝素，单独口服华法林治疗，华法林的剂量应根据INR或PT调节。

抗凝治疗的持续时间因人而异。一般口服华法林的疗程至少为3～6个月。部分病例的危险因素短期可以消除，例如服雌激素或临时制动，疗程可能为3个月即可；对于栓子来源不明的首发病例，需至少给予6个月的抗凝；对复发性VTE、并发肺心病或危险因素长期存在者，抗凝治疗的时间应更为延长，达12个月或以上，甚至终生抗凝。

妊娠的前3个月和最后6周禁用华法林，可用肝素或低分子肝素治疗。产后和哺乳期妇女可以服用华法林，育龄妇女服用华法林者需注意避孕。

华法林的主要并发症是出血。华法林所致出血可以用维生素K拮抗。华法林有可能引起血管性紫癜，导致皮肤坏死，多发生于治疗的前几周。

4.新型抗凝药物

选择性Xa因子抑制剂磺达肝癸钠起效快，不经肝脏代谢，不与非特异蛋白结合，生物利用度高达100%，而且因药物半衰期为15～20小时，药代动力学稳定，可根据体重固定剂量每天皮下注射1次，无需监测凝血指标，但对肾功能不全患者应减量或慎用。使用剂量为5 mg(体重＜50 kg)；7.5 mg(体重50～100 kg)；10 mg(体重＞100 kg)。此外，直接凝血酶抑制剂阿加曲班、直接Xa因子抑制剂利伐沙班等均可应用。

(四)肺动脉血栓摘除术

本手术风险大，死亡率高，需要较高的技术条件，仅适用于经积极的内科治疗无效的紧急情况，如致命性肺动脉主干或主要分支堵塞的大面积PTE，或有溶栓禁忌证者。

(五)肺动脉导管碎解和抽吸血栓

用导管碎解和抽吸肺动脉内巨大血栓，同时还可进行局部小剂量溶栓。适应证为肺动脉主干或主要分支的大面积PTE，并存在以下情况者：溶栓和抗凝治疗禁忌；经溶栓或积极的内科治疗无效；缺乏手术条件。

(六)腔静脉滤器放置

为防止下肢深静脉大块血栓再次脱落阻塞肺动脉,可考虑放置下腔静脉滤器。对于上肢DVT病例,还可应用上腔静脉滤器。置入滤器后如无禁忌证,应长期口服华法林抗凝,定期复查有无滤器上血栓形成。

第二节 急性心肌梗死

急性心肌梗死指在冠状动脉病变的基础上,发生冠状动脉供血急剧减少或中断,使相应的心肌严重而持久地急剧性缺血所致心肌缺血性坏死。

一、临床特征

1.症状

(1)疼痛:多发生于清晨,部位似心绞痛,但无明显诱因,时间长,程度重,应用硝酸甘油不缓解。

(2)全身症状:发热,心动过速,WBC升高,血沉增快。

(3)胃肠道症状:疼痛剧烈,常伴恶心、呕吐、上腹胀痛。

(4)心律失常:室性期前收缩,房室传导阻滞,束支传导阻滞。

(5)低血压和休克:主要是心源性休克,为心肌广泛坏死(40%以上)、心排血量急剧下降所致。

(6)心力衰竭:主要是急性左心衰竭,右心室心肌梗死发生右心衰竭时伴有低血压。

2.体征

体温升高、血压下降、肺底湿啰音。心脏体征:可闻及第一心音减弱,第三心音或第四心音奔马律及肺动脉第二心音亢进等。

3.心电图特征性改变

(1)ST段抬高心肌梗死者心电图特点:①ST段抬高呈弓背向上型;②宽而深的Q波;③T波倒置。

(2)非ST段抬高心肌梗死者心电图有两种类型:①无病理性Q波,有普遍性ST段压低≥0.1mV,但aVR导连ST段抬高或有对称性T波倒置,为心内膜下心肌梗死所致。②无病理性Q波,也无ST段变化,仅有T波倒置改变。

4.心电图动态性改变

(1)ST段抬高心肌梗死:①起病数小时内,可无异常或出现异常高大两支不对称的T波。②数小时后,ST段明显抬高,弓背向上,与直立的T波相连,形成单项曲线。数小时至2天出现病理性Q波,同时R波减低,是为急性期改变。③在早期如不治疗干预,ST抬高持续数日至2周,逐渐回到基线水平,T波变为平坦或倒置,是为亚急性期改变。④数周至数月,T波呈"V"形倒置,双支对称,波谷尖锐,是为慢性期改变。

（2）非 ST 段抬高性心肌梗死：类型 1，先是 ST 段普遍压低（除 aVR，有时 V_1 导联除外），继而 T 波倒置，但始终无 Q 波出现。ST 段和 T 波的改变持续数日或数周后恢复。类型 2，T 波改变在 1～6 个月内恢复。

二、诊断和鉴别诊断

（一）诊断标准

根据“心肌梗死全球统一定义”，存在下列任何一项时，可以诊断心肌梗死。

（1）心肌标志物（最好是肌钙蛋白）增高≥正常上限 2 倍或增高后降低，并有以下至少一项心肌缺血的证据。

①心肌缺血临床症状。

②心电图出现新的心肌缺血变化，如 ST 段改变或左束支阻滞（又分为急性 STEMI 和 NTEMI）。

③心电图出现病理性 Q 波。

④影像学证据显示新的心肌活力丧失或区域性室壁运动异常。

（2）突发、未预料的心脏性死亡，涉及心脏停搏，常伴有提示心肌缺血的症状、推测为新的 ST 段抬高或左束支传导阻滞、冠状动脉造影或尸体检验显示新鲜血栓的证据，死亡发生在可取得血标本之前，或心脏生物标志物在血中出现之前。

（3）在基线肌钙蛋白正常，接受经皮冠状动脉介入治疗（PCI）的患者其肌钙蛋白超过正常上限的 3 倍，定义为与 PCI 相关的心肌梗死。

（4）在基线肌钙蛋白值正常，行冠状动脉旁路移植术（CABG）患者，肌钙蛋白升高超过正常上限的 5 倍并发生新的病理性 Q 波或新的左束支阻滞，或有冠脉造影或其他心肌活力丧失的影像学证据，定义为与 CABG 相关的心肌梗死。

（5）有急性心肌梗死的病理学发现：随着急性心肌梗死诊断标准的修订，心肌损伤标记物的地位更加重要。值得指出的是，尽管国内有多项心肌损伤标记物检测，包括心肌酶、TnI/TnT、肌红蛋白等，越来越多的诊断使用 TnI/TnT，因为其敏感性和特异性均很高。仅在早期 TnI/TnT 尚未升高时，可采用肌红蛋白检测。

（二）鉴别诊断

（1）心绞痛：胸痛反复发作、每次发作时间≤15 分钟，结合心电图、心肌标志物检测可鉴别。

（2）主动脉夹层：胸痛一开始即达高峰，常放射到背、肋、腹、腰和下肢，双上肢的血压和脉搏可有明显差别，但无心肌损伤标记物升高。

（3）急性肺动脉栓塞：可发生胸痛、咯血、呼吸困难和休克，但有右心负荷急剧增加的表现。心电图示Ⅰ导联 S 波加深，Ⅲ导联 Q 波出现或加深，T 波倒置，右胸导联 T 波倒置等改变，肺血管 CT 造影可以鉴别。

（4）急腹症：急性胰腺炎、消化性溃疡穿孔、急性胆囊炎、胆石症等均有上腹部疼痛、压痛，一些患者有反跳痛，可能伴休克。结合病史、体格检查、心电图检查、肌钙蛋白测定可协助鉴别。

(5)急性心包炎：心包炎的心前区疼痛与发热同时出现，呼吸和咳嗽时加重，早期即有心包摩擦音。心电图除 aVR 外，其余导联均有 ST 段弓背向下的抬高，T 波倒置，无异常 Q 波出现。

三、辅助检查

1.心电图

(1)特征性改变：STEMI 心电图表现特点如下。

①ST 段抬高：多呈弓背向上形。新的诊断标准为：新发生的 $V_2 \sim V_3$ 导联 ST 段抬高≥0.2mV(男性)或≥0.15mV(女性)，其他导联 ST 段抬高≥0.1mV。

②宽而深的 Q 波(病理性 Q 波)：在面向透壁心肌坏死区的导联上出现，多在 ST 段抬高以后或同时出现。新的诊断标准为：$V_2 \sim V_3$ 导联的 Q 波宽度≥0.02 秒，或呈 QS 型；Ⅰ、Ⅱ、aVL、aVF 或 $V_4 \sim V_6$ 导联 Q 波或 QS 波宽度≥0.03 秒和深度≥0.1mV。

③T 波改变：在心肌梗死超急期，部分患者首先出现 T 波高尖或高耸，随后出现 T 波低平、倒置。T 波的早期倒置是闭塞冠状动脉部分再通的标志之一。

在背向梗死区的导联则出现相反的改变，即 R 波增高、ST 段压低和 T 波直立并增高。

(2)动态性演变：高大两肢不对称的 T 波(数小时)→ST 段明显抬高，可与直立 T 波形成单相曲线→R 波减低，Q 波出现(数小时至数天)→抬高 ST 段回落、T 波平坦或倒置。

(3)梗死定位：STEMI 的定位和范围可根据出现特征性改变的导联数来判断，分为前壁、下壁、侧壁、前间壁等(详见心电图检查相关部分)。

2.实验室检查

(1)血心肌损伤标记物：呈现升高、降低的动态变化，且其增高水平与心肌梗死范围及预后明显相关。

①肌红蛋白起病后 2～3 小时升高，12 小时内达高峰；24～48 小时内复正常。如果患者胸痛 3 小时内没有升高，则不支持心肌梗死的诊断；反之，如果升高，则支持心肌梗死诊断，但不能确定(特异性差)。

②肌钙蛋白 I(cTnI)或 T(cTnT)起病 3～4 小时后升高，cTnI 于 11～24 小时达高峰，7～10 天降至正常，cTnT 于 24～48 小时达高峰，10～14 天降至正常。胸痛后 6 小时后没有 cTnI/cTnT 的升高，基本可除外急性心肌梗死。如果患者入院时 cTnI/cTnT 不升高，则应在 6～12 小时再次复查，升高提示急性心肌梗死诊断，如果仍然不高，则可除外诊断。

③肌酸激酶同工酶(CK-MB)升高。在起病后 4 小时内增高，16～24 小时达高峰，3～4 天恢复正常，其增高的程度能较准确地反映梗死的范围。静脉溶栓成功或介入治疗血管再通者，其高峰出现在发病后的 14 小时以内(以胸痛开始时间计算)。

单纯 CK、天门冬氨酸氨基转移酶(AST)、乳酸脱氢酶(LDH)及其同工酶诊断 STEMI 的特异性差，不再推荐用于诊断。

(2)其他:白细胞及中性粒细胞升高、嗜酸性粒细胞减少或消失、血沉(ESR)增快;C反应蛋白(CRP)增高。

3.心脏超声

二维和M型超声心动图可以显示:①节段性心室壁运动异常(减低、无运动和反向运动);②左心室功能可降低;③心肌梗死合并症,如室壁瘤、乳头肌功能失调、室间隔穿孔、心脏破裂等。

四、救治方法

(一)全科医师处理

1.急性ST段抬高型急性心肌梗死的识别

患者如果有典型的胸痛比较容易识别,但症状不典型者,则容易忽略诊断。对出现以下症状者,尤其是患者有冠心病的危险因素时,要考虑到本诊断。

(1)突然发生的不明原因的持续胸痛。

(2)突然发生的不明原因的持续上腹痛,可伴恶心、呕吐,服用制酸药无效者,尤其是既往无明显消化道疾病者。

(3)突然发生的不明原因的颈部疼痛、压迫感。

(4)突然发生的呼吸困难等急性心力衰竭表现。

2.进一步检查

出现上述情况后,要立刻进行以下检查。

(1)12导联心电图,必要时做18导联心电图,如果出现典型ST段抬高则提示急性心肌梗死诊断,如果为不典型诊断,需要进一步观察、检测TnI/TnT。

(2)TnI或TnT检测,有条件者应尽早检测。升高支持急性心肌梗死诊断,但胸痛时间<6小时者可不升高,应在6～12小时后再次复查。

3.一般处理

(1)绝对卧床或静止休息,做好心理疏导,保持安静,通知家属。

(2)阿司匹林300 mg嚼服;不适合用阿司匹林的患者,可用氯吡格雷300～600 mg口服。

(3)建立静脉通路,有条件可进行吸氧、心电监护。

(4)准备好基本的急救措施,如除颤。

(5)联系上级医院专科或急诊120,并通知做好急诊介入的准备。

(6)有条件的可就地溶栓,同时联系转院。

4.转院的指征

对于确诊、高度疑似的以及不能除外的急性心肌梗死患者,都应转上级医院专科或急诊科进一步检查或留观,包括以下几个方面。

(1)高度可能急性心肌梗死患者:症状、心电图或心肌损伤标记物支持急性心肌梗死诊断,尤其是心电图提示ST段抬高的患者。

(2)疑似急性心肌梗死患者:①有症状,心电图有改变,但不典型;②症状不明显,但心电图有改变者;③心肌损伤标记物,尤其是 TnI/TnT 升高者;④有比较典型症状,但心电图、心肌损伤标记物正常。

(3)转院时,准备好相应的资料和心电图。

(二)专科治疗

STEMI 的治疗原则是尽快开通闭塞的冠状动脉,恢复心肌的血流灌注,以挽救濒死的心肌,防止梗死扩大或缩小心肌缺血范围,保护和维持心功能。"时间就是心肌,时间就是生命"。这是与非 ST 段抬高型 ACS 处理的不同点。所以,有条件应尽早实施介入治疗开通闭塞血管。对发病 3 小时以内又没有条件进行介入治疗者,应考虑尽早静脉溶栓治疗。

1.一般治疗

(1)休息:急性期 12 小时内卧床休息,保持环境安静,减少探视,防止不良刺激,解除焦虑。若无并发症,24 小时内应鼓励患者在床上行肢体活动,若无低血压,第 3 日就可在病房内走动。

(2)心电监护:在冠心病监护室进行心电图、血压和呼吸的监测,对于严重心力衰竭者还应监测肺毛细血管压和静脉压。除颤仪应随时处于备用状态。

(3)吸氧:适合于有呼吸困难症状、血氧饱和度降低者。

(4)建立静脉通道,保持给药途径畅通。

(5)解除疼痛:除舌下含服或静脉滴注硝酸甘油外,可以使用镇痛药缓解疼痛。

(6)其他:清淡饮食,有心力衰竭者,控制饮水;保持大便通畅,必要时给予通便药。

2.抗血小板治疗

(1)阿司匹林:所有的患者均应嚼服 300 mg 阿司匹林,以后 75～150 mg/d。

(2)噻吩吡啶类抗血小板药物:在首次或再次 PCI 之前或当时,应尽快服用初始负荷量氯吡格雷 300 mg(拟直接 PCI 者最好 600 mg),或在急诊 PCI 时,尽快给予普拉格雷 60 mg,维持剂量 10 mg/d。对于有脑卒中及短暂性脑缺血病史的 STEMI 患者,不推荐使用普拉格雷作为双联抗血小板药物。对于准备择期行冠状动脉搭桥(CABG)的患者,应至少在术前 5～7 天停药氯吡格雷或普拉格雷。

静脉溶栓联合 GPⅡb/Ⅲa 受体拮抗药可提高疗效,但出血并发症增加。在直接 PCI 时,可以静脉使用替罗非班,但应权衡获益与风险,并适当减少肝素用量。

3.抗凝血治疗

所有的 STEMI 患者均应采用抗凝血治疗。

(1)普通肝素:普通肝素是 STEMI 最常用的抗凝药物,在不同的治疗方案下,肝素的使用方法不同。

①溶栓治疗中肝素应用:rt-PA 为选择性溶栓药,故必须与充分抗凝血治疗相结合。溶栓前先静脉注射肝素 60U/kg(最大量 4 000U),继以 12U/(kg·h)(最大 1 000U/h),使 APTT 值维持在对照值 1.5～2.0 倍(50～70 秒),至少应用 48 小时。尿激酶和链激酶均为非选择性

溶栓药，溶栓期间不需要充分抗凝血治疗，溶栓后 6 小时开始测定 APTT 或活化凝血时间（ACT），待其恢复到对照时间 2 倍以内时开始给予皮下肝素治疗。

②直接 PCI 术后肝素应用：与 GPⅡb/Ⅲa 受体拮抗剂合用者，肝素剂量应为 50～70U/kg，使 ACT＞200 秒；未与 GPⅡb/Ⅲa 受体拮抗剂合用者，肝素剂量应为 60～100U/kg，使 ACT 达到 250～350 秒。

③对于未接受 PCI 且已失去溶栓治疗机会或溶栓治疗后梗死相关血管未再通者，可考虑静脉滴注肝素治疗，但缺乏充分证据。使用肝素期间应监测血小板计数，及时发现肝素诱导的血小板减少症。

(2)低分子量肝素：临床使用比较多的是克塞，每次 1 mg/kg 体重皮下注射，12 小时 1 次。使用方便，不需监测凝血时间，有条件尽量替代普通肝素。

(3)磺达肝癸钠：间接 Ⅹa 因子抑制药，适用于接受溶栓或未行再灌注治疗的患者，有利于降低死亡和再梗死，而不增加出血并发症的风险。对于无严重肾功能不全的患者，初始静脉注射 2.5 mg，以后每天皮下注射 2.5 mg，最长 8 天。不主张用于急诊（直接）PCI 患者，因增加导管内血栓形成的风险。

(4)比伐卢定：在急诊（直接）PCI 时，可以使用比伐卢定。先静脉注射 0.75 mg/min，再静脉滴注 1.75 mg/(kg · h)，不需监测 ACT，操作结束时停止使用。

(5)口服抗凝药：STEMI 急性期后，以下情况需口服抗凝药治疗：心腔内有活动性血栓，口服华法林 3～6 个月；合并心房颤动者，不能耐受阿司匹林和氯吡格雷者，可长期服用华法林，使 INR 维持在 2.0～3.0。

4.溶栓治疗

无条件施行介入治疗或因患者就诊延误、转送患者到可施介入治疗的单位将会错过再灌注治疗的抢救时机，如患者无禁忌证应立即（接诊患者后 30 分钟内）行静脉溶栓治疗。

(1)适应证。

①发病 12 小时以内 STEMI 患者，无溶栓禁忌证，不具备急诊 PCI 治疗条件也不能迅速转诊。

②发病≤3 小时的 STEMI，可首先考虑静脉溶栓。

③对再梗死患者，如果不能立即（症状发作后 60 分钟内）进行冠状动脉造影和 PCI，可给予溶栓治疗。

④对发病 12～24 小时仍有进行性缺血性疼痛和至少 2 个胸导联或肢体导联 ST 段抬高＞0.1mV的患者，若无急诊 PCI 条件，在经过选择的患者也可溶栓治疗。

(2)禁忌证。

①既往任何时间脑出血病史。

②脑血管结构异常（如动静脉畸形）。

③颅内恶性肿瘤（原发或转移）。

④6 个月内缺血性卒中或短暂性脑缺血史（不包括 3 小时内的缺血性卒中）。

⑤可疑或确诊主动脉夹层。

⑥活动性出血或者出血素质(不包括月经来潮)。

⑦3 个月内的严重头部闭合性创伤或面部创伤。

⑧慢性、严重、没有得到良好控制的高血压或目前血压严重控制不良(收缩压≥180 mmHg 或者舒张压≥110 mmHg)。

⑨痴呆或已知的其他颅内病变。

⑩创伤(3 周内)或者持续>10 分钟的心肺复苏,或者 3 周内进行过大手术。

⑪近期(4 周内)内脏出血。

⑫近期(2 周内)不能压迫止血部位的大血管穿刺。

⑬感染性心内膜炎。

⑭5 天至 2 年内曾应用过链激酶或者既往有此类药物过敏史(不能重复使用链激酶)。

⑮妊娠。

⑯活动性消化性溃疡。

⑰目前正在应用抗凝药治疗[国际标准化比值(INR)水平越高,出血风险越大]。

另外,根据综合临床判断,患者的风险/效益比不利于溶栓治疗,尤其是有出血倾向者,包括严重肝肾疾病、恶病质、终末期肿瘤以及年龄>75 岁患者应首选 PCI,如选择静脉溶栓治疗应慎重,酌情减少溶栓药物剂量。

(3)溶栓药物的选择:以纤维蛋白溶酶原激活药激活血栓中纤维蛋白溶酶原,使其转变为纤维蛋白溶酶而溶解冠状动脉内的血栓。国内常用药物如下。

①尿激酶(UK):30 分钟内静脉滴注 150 万 U～200 万 U。

②链激酶(SK)或重组链激酶(rSK):以 150 万 U 静脉滴注,在 60 分钟内滴完。用链激酶时,应注意观察寒战、发热等过敏反应。

③重组组织型纤维蛋白溶酶原激活药(rt-PA):100 mg 在 90 分钟内静脉给予:先静脉注入 15 mg,继而 30 分钟内静脉滴注 50 mg,其后 60 分钟内再滴注 35 mg(国内有报道用上述剂量的一半也能奏效)。此处,用 rt-PA 前先用肝素 5000U 静脉注射,用药后继续以肝素每小时 700～1 000U持续静脉滴注共 48 小时,以后改为皮下注射 7 500U 每 12 小时 1 次,连用 3～5 天(也可用低分子量肝素)。

(4)溶栓成功的判断:溶栓治疗是否成功可以根据冠状动脉造影直接判断或根据临床症状和心电图变化间接判断。

①心电图抬高最为明显的导联的 ST 段于 2 小时内回降>50%。

②胸痛 2 小时内基本消失。

③2 小时内出现再灌注性心律失常。

④血清 CK-MB 峰值提前出现(14 小时内)间接判断溶栓是否成功。

5.介入治疗(PCI)

介入治疗是目前最有效的再灌注疗法,对于符合再灌注治疗条件的患者,有条件的医院应首先选择介入治疗。

(1)直接 PCI:适应证包括如下几种。

①症状发作小于 12 小时的 STEMI 或伴有新出现的左束支阻滞。

②在发病 36 小时内发生心源性休克,可在休克发生 18 小时内进展者,可考虑行直接 PCI。

③症状发作小于 12 小时,伴有严重心功能不全和(或)肺水肿(KillipⅢ级)的患者。

④如果患者在发病 12～24 小时具备以下 1 个或多个条件时可行直接 PCI 治疗:严重心力衰竭;血流动力学或心电不稳定;持续缺血的证据。

(2)转运 PCI:高危 STEMI 患者就诊于无直接 PCI 条件的医院,尤其是有溶栓禁忌证或虽无溶栓禁忌证但已发病＞3 小时的患者,可在抗栓(抗血小板,如口服阿司匹林、氯吡格雷或肝素抗凝)治疗同时,尽快转运患者至有条件行 PCI 的医院进行治疗。

(3)溶栓后紧急 PCI:接受溶栓治疗的患者具备以下任何一项,推荐其接受冠状动脉造影及 PCI 治疗:

①年龄＜75 岁、发病 36 小时内的心源性休克、适合接受再血管化治疗。

②发病 12 小时内严重心力衰竭和(或)肺水肿(KillipⅢ级)。

③有血流动力学障碍的严重心律失常。

④年龄≥75 岁、发病 36 小时内已接受溶栓治疗的心源性休克、适合进行血运重建的患者。

⑤溶栓后血流动力学改变或心电不稳定和(或)有持续缺血表现者。

⑥溶栓 45～60 分钟后仍有持续心肌缺血表现的高危患者,包括有中等或大面积心肌处于危险状态(前壁心肌梗死,累及右心室的下壁心肌梗死或胸前导联 ST 段下移)的患者。

(4)早期溶栓成功或未溶栓患者(＞24 小时)PCI:在对此类患者详细临床评估后,择期 PCI 的推荐指征为:病变适宜 PCI 且有再发心肌梗死表现;病变适宜 PCI 且有自发或诱发心肌缺血表现;病变适宜 PCI 且有心源性休克或血流动力学不稳定;左心室射血分数(LVEF)＜40%、心力衰竭、严重室性心律失常;急性发作时有临床心力衰竭的证据,尽管发作后左心室功能尚可(LVEF＞40%),也应考虑行 PCI 治疗。

6.并发症及处理

(1)心力衰竭:按照急性心力衰竭处理,如果药物治疗无效,应考虑使用主动脉内气囊反搏(IABP)。

(2)心源性休克。

①STEMI 出现低血压时,对于心力衰竭患者,除了血管活性药物外,应考虑使用主动脉内气囊反搏术(IABP)或左心室辅助装置。

②右心室梗死导致的低血压、休克,应给予充分的补液治疗和血管活性药物治疗。

(3)机械性并发症:包括左心室游离壁破裂、室间隔穿孔、急性二尖瓣反流。一旦出现,会使病情急剧恶化,病死率极高,有条件可以外科手术治疗。

(4)心律失常。

①室性期前收缩、室性逸搏心律:无症状者,无需治疗。

②室性心动过速和室颤:a.非持续性室性心动过速(持续时间<30 秒)和加速性室性自主心律,通常不需要特殊治疗;b.持续性和(或)血流动力学不稳定的室性心动过速需要抗心律失常药物如胺碘酮、利多卡因治疗,必要时予电除颤治疗;c.电解质紊乱可触发室颤,纠正低血钾和低血镁;d.STEMI 早期出现与 Q-T 间期延长有关的尖端扭转性室性心动过速时,应静脉注射 1～2 g 的镁剂(持续>5 分钟),尤其是发病前使用利尿药、低血镁、低血钾的患者。

③心房颤动:多数患者对房颤耐受较好,无需特殊处理。部分患者房颤心室率快会加重心力衰竭,可以使用胺碘酮转复,或者使用 β 受体阻滞剂、非二氢吡啶类钙离子拮抗剂控制心室率。

④窦性心动过缓和房室阻滞:可以静脉注射阿托品 0.5～1 mg,异丙肾上腺素 1 mg+5%葡萄糖 500 mL 缓慢静脉滴注,建议将心率维持在 50～65 次/分钟为宜,效果不好者应及时置入临时起搏器。

⑤新出现的左束支阻滞:通常表明广泛前壁心肌梗死,发展至完全性房室阻滞可能性较大,需要预防性置入临时起搏器。

⑥植入式心律转复除颤器(ICD)的应用:心脏性猝死复苏成功者,置入 ICD 可以显著降低其心脏性死亡发生率以及总病死率。以下两类患者置入 ICD 可以显著获益:a.LVEF≤40%,且伴有自发非持续性室性心动过速,和(或)电程序刺激可诱发出单形性持续性室性心动过速者;b.心肌梗死至少 40 天后患者仍存在心力衰竭症状(NYHA 心功能Ⅱ～Ⅳ级),且 LVEF≤30%者。

五、二级预防、康复治疗与随访

STEMI 患者出院后,应继续进行科学合理的二级预防,以降低心肌梗死复发、心力衰竭以及心脏性死亡等主要不良心血管事件的危险性,并改善患者生活质量。

1.加强宣教,促使患者改善生活方式

(1)戒烟。

(2)适当运动:病情稳定的患者建议每天 30～60 分钟的有氧运动,以不觉得劳累为原则。有心功能不全者,活动量宜小。

(3)控制体重。

(4)清淡饮食,可少量饮酒。

(5)保持乐观心态。

2.坚持药物治疗

(1)抗血小板药物:若无禁忌证,所有 STEMI 患者出院后均应长期服用阿司匹林(75～150 mg/d)治疗。因存在禁忌证而不能应用阿司匹林者,可用氯吡格雷(75 mg/d)替代。如接受了 PCI 治疗,则同时服用阿司匹林+氯吡格雷至少 1 年,以后阿司匹林长期服用。

(2)ACEI 和 ARB 类药物:若无禁忌证,所有伴有心力衰竭(LVEF<45%)、高血压、糖尿

病或慢性肾疾病的 STEMI 患者均应长期服用 ACEI。具有适应证但不能耐受 ACEI 治疗者，可应用 ARB 类药物。

(3)β受体阻滞剂：若无禁忌证，所有 STEMI 患者均应长期服用β受体阻滞剂治疗，并根据患者耐受情况确定个体化的治疗剂量。

(4)醛固酮拮抗剂(螺内酯)：无明显肾功能损害和高血钾的心肌梗死后患者，经过有效剂量的 ACEI 与β受体阻滞剂治疗后其 LVEF＜40%者，应考虑应用螺内酯治疗，但须密切观察高钾血症、乳腺增生等不良反应。

3.控制心血管危险因素

(1)控制血压：STEMI 患者出院后应继续进行有效的血压管理。对于一般患者，应将其血压控制于＜140/90 mmHg，合并慢性肾病者应将血压控制在＜130/80 mmHg。

(2)调脂治疗：同稳定型心绞痛调脂治疗。

(3)血糖管理：对所有 STEMI 患者均应常规筛查其有无糖尿病。对于确诊糖尿病的患者，应将其糖化血红蛋白(HbA1c)控制在 7%以下；若患者一般健康状况较差、糖尿病病史较长、年龄较大时，宜将 HbA1c 控制在 7%～8%。

第三节　重症肺炎

肺炎是指终末气道、肺泡及肺间质的炎症改变。其中，细菌性肺炎是肺炎及感染性疾病中最常见的类型之一。此病的诱发因素主要有病原微生物感染、理化因素、免疫损伤、药物及过敏等。本节讨论的是由病原微生物感染引起的重症肺炎。

重症肺炎是由各种病原微生物所致的肺实质性炎症，进而造成严重血流感染。临床上伴有急性感染的症状，多见于老年人，青壮年也可发病。临床表现为呼吸频率≥30 次/分，低氧血症，PaO_2/FiO_2＜300 mmHg，需要机械通气支持，肺部 X 线显示多个肺叶的浸润影，脓毒性休克，需要血管加压药物支持＞4h 以上，少尿，病情严重者可出现弥散性血管内凝血、肾功能不全而死亡。参考肺炎的分类，重症肺炎也可分为重症社区获得性肺炎(SCAP)和重症医院获得性肺炎(SHAP)。SHAP 又可分为两类，入院后 4 天以内发生的肺炎称为早发型，5 天或以上发生的肺炎称为迟发型，两种类型 SHAP 在病原菌分布、治疗和预后上均有明显的差异。在 SHAP 当中，呼吸机相关性肺炎(VAP)占有相当大的比例，而且从发病机制、治疗与预防方面均有其独特之处。此外，还包括医疗护理相关性肺炎(HCAP)。据估计我国每年约有 250 万人患肺炎，年发病率约 2/1000，年死亡 12.5 万例，死亡率 10/10 万人，SCAP 的病死率为 21%～58%，而 SHAP 的病死率为 30%～70%。在美国约 75%的 CAP 患者是在急诊科进行初始诊断和治疗的，在我国也占 70%～80%。

一、病因与发病机制

SCAP 最常见的基础病是慢性阻塞性肺疾病(COPD)；其次是慢性心脏疾病、糖尿病、酗酒、高龄、长期在护理机构居住等;约有 1/3 的 SCAP 患者在发病前是身体健康的。SHAP 的发生与患者的个体因素、感染控制相关因素、治疗干预引起的宿主防御能力变化等有关。患者相关因素包括多方面,如存在严重急性/慢性疾病、昏迷、严重营养不良、长期住院或围手术期、休克、代谢性酸中毒、吸烟、合并基础性疾病、中枢神经系统功能不全、酗酒、COPD、呼吸衰竭等。

(一)病因

病原体可以是单一致病微生物,也可以是混合致病微生物。SCAP 最常见的病原体为肺炎链球菌(包括 DRSP)、军团菌属、流感杆菌、革兰阴性肠杆菌(特别是克雷伯杆菌)、金黄色葡萄球菌、肺炎支原体、铜绿假单胞菌、呼吸道病毒及真菌。SHAP 早发型的病原体与 SCAP 者类似;晚发型 SHAP 多见革兰阴性菌为铜绿假单胞菌、鲍曼不动杆菌、嗜麦芽窄食单胞菌、大肠埃希菌、肺炎克雷伯菌、阴沟肠杆菌、洋葱伯克霍尔德菌;革兰阳性菌为金黄色葡萄球菌、肠球菌属、凝固酶阴性葡萄球菌;真菌以念珠菌为主。

然而,临床上常用的致病微生物检测方法只能检测出不足一半的致病微生物,我国台湾的研究显示,在所有 CAP 中,不明原因肺炎占 25%。

1.肺炎链球菌

为革兰阳性双球菌,属链球菌的一种。有 20%～40%(春季可高达40%～70%)的正常人鼻咽部分可分离出呼吸道定植菌-肺炎链球菌。肺炎链球菌可引起大叶肺炎,皆为原发性。

2.军团杆菌

为需氧革兰阴性杆菌,以嗜肺军团菌最易致病。此类细菌形态相似,具有共同的生化特征,引起疾病类似。

3.流感嗜血杆菌

是一种没有运动力的革兰阴性短小杆菌。所致疾病分原发感染和继发感染两类,前者为急性化脓性感染,以小儿多见;后者常在流感、麻疹等感染后发生,多见于成人。

4.克雷伯菌

为革兰阴性杆菌。主要有肺炎克雷伯氏菌、臭鼻克雷伯菌和鼻硬结克雷伯菌。其中肺炎克雷伯菌对人致病性较强,是重要的条件致病菌和医源性感染菌之一。

5.大肠埃希菌

为条件致病菌,属肠杆菌科,埃希杆菌属,革兰阴性,兼性厌氧,该菌为肠道正常菌群。

6.金黄色葡萄球菌

是人类的一种重要病原菌,隶属于葡萄球菌属,有"嗜肉菌"的别称,是革兰阳性菌的代表,可引起许多严重感染。

7.铜绿假单胞菌

是条件致病菌,属于非发酵革兰阴性杆菌。为专性需氧菌。正常人皮肤,尤其潮湿部位如腋下、会阴部及耳道内,呼吸道和肠道均有该菌存在,但分离率较低。铜绿假单胞菌感染常在医院内发生,医院内多种设备及器械上均曾分离到本菌,通过各种途径传播给病人,病人与病人的接触也为传播途径之一。

8.鲍曼不动杆菌(AB)

为非发酵革兰阴性杆菌，广泛存在于自然界、医院环境及人体皮肤。估计0.5%～7.6%健康者的皮肤上带有鲍曼不动杆菌，住院病人则高达20%，属于条件致病菌，甚至是造成重症监护病房(ICU)、医院感染暴发的主要致病菌。

9.肺炎支原体

是人类支原体肺炎的病原体。支原体肺炎的病理改变以间质性肺炎为主，有时并发支气管肺炎，称为原发性非典型性肺炎。主要经飞沫传染，潜伏期2～3周。

10.呼吸道病毒

包括导致SARS的冠状病毒、新甲型H1N1流感病毒、H3N2流感病毒、H5N1流感病毒、H7N9流感病毒、高致病性禽流感病毒等。

11.真菌

在真菌感染方面，除了曲霉病、念珠菌病外，隐球菌病及肺孢子菌肺炎感染日益增多。隐球菌病最常见病原为新型隐球菌。

(1)念珠菌：病原主要为白色念珠菌，此菌正常情况与机体处于共生状态，不引起疾病。当某些因素破坏这种平衡状态时，白色念珠菌便由酵母相转为菌丝相，在局部大量生长繁殖，引起皮肤、黏膜甚至全身感染。另外念珠菌属还有少数其他致病菌，如克柔念珠菌、类星形念珠菌、热带念珠菌等。

(2)曲霉：是腐物寄生性真菌，曲霉为条件致病性真菌。可导致各种感染、过敏反应和肺曲霉球等疾病，也可在人体内定植。大多数是在原有肺部疾患的基础上或因长期使用抗生素和激素后继发感染。

(3)新型隐球菌：又名溶组织酵母菌，是土壤、鸽类、牛乳、水果等的腐生菌，也可存在人口腔中，可侵犯人和动物，一般为外源性感染，但也可能为内源性感染，对人类而言，它通常是条件致病菌。

(4)肺孢子菌：肺孢子菌为单细胞生物，兼有原虫及真菌的特征，具有两种生活周期的形态特征：包囊和滋养体。主要通过呼吸道(空气、飞沫)传播，少数可为先天性感染，健康成人感染肺孢子菌呈亚临床表现，而血清中可检出肺孢子菌抗体，但当免疫功能受到抑制时，肺孢子菌则迅速大量繁殖，引起肺孢子菌肺炎(PCP)。

(二)发病机制

足够数量的具有致病力的病原菌侵入肺部，可引起肺部上皮细胞及间质的结构、功能损害，从而引起呼吸困难、低氧血症、ARDS甚至呼吸衰竭。另一方面是机体防御反应过度。一旦炎性细胞高度活化，进一步引起炎症介质的瀑布样释放，而机体的抗炎机制不足与之对抗，出现全身炎症反应综合征(SIRS)/代偿性抗炎反应综合征(CARS)，其结果是全身炎症反应的失控，从而引起严重脓毒症、脓毒性休克，并可引起全身组织、器官的损害，出现MODS。

二、临床特征

1.一般症状与体征

寒战，高热，但亦有体温不升者。可伴头痛，全身肌肉酸痛，口鼻周围出现疱疹。恶心、呕吐、腹胀、腹痛。体温在39～41℃，脉搏细数，血压下降<90/60 mmHg。神志模糊，烦躁不安，嗜睡，谵妄，抽搐和昏迷，四肢厥冷，出冷汗，少尿或无尿。

2.呼吸系统

(1)咳嗽、咯痰、咯血：可为干咳、咯黏痰或脓性痰，有时咯铁锈痰或血痰，甚至咯血；伴发肺脓肿(厌氧菌感染)时可出现恶臭痰。

(2)胸痛：多为尖锐的刺痛，咳嗽吸气时加重。

(3)呼吸困难：表现为气促、进行性呼吸困难、呼吸窘迫等。

(4)体征：呼吸急促无力或为深大呼吸，呼吸频率>30次/分钟，鼻翼扇动，口唇及肢端发绀。肺病变部位语颤增强，叩诊浊音或实音，肺泡呼吸音减弱，可闻及干湿啰音，部分病人可闻及胸膜摩擦音。

3.并发症

炎症反应进行性加重，可导致其他器官功能的损害。常并发脓毒症、脓毒性休克、MODS。

三、诊断与鉴别诊断

(一)重症肺炎的诊断

(1)出现意识障碍。

(2)呼吸频率≥30次/分钟。

(3)呼吸空气时，PaO_2<60 mmHg、PaO_2/FiO_2<300 mmHg，需行机械通气治疗。

(4)动脉收缩压<90/60 mmHg，并发脓毒性休克。

(5)X线胸片显示双侧或多肺叶受累，或入院48小时内病变扩大≥50%。

(6)血尿素氮>7 mmol/L，少尿，尿量<20 mL/h，或<80 mL/4h，或并发急性肾衰竭需要透析治疗。

但晚发性发病(入院>5d、机械通气>4d)和存在高危因素者，如老年人、慢性肺部疾病或其他基础疾病、恶性肿瘤、免疫受损、昏迷、误吸、近期呼吸道感染等，即使不完全符合重症肺炎规定标准，亦视为重症。

(二)肺炎发生的状态

1.病程

根据肺炎发生的时间可有急性(病程<2周)、迁延性(病程2周～3个月)和慢性(病程>3个月)肺炎。

2.病理

根据肺炎的病理形态分为大叶性肺炎、支气管肺炎、间质性肺炎和毛细支气管炎。

3.病原

由于微生物学的进展，同一病原可致不同类型的肺炎，部分肺炎可同时存在几种病原的混合感染，临床上主要区分为细菌、病毒、真菌、支原体等性质的肺炎。

4.来源

根据肺炎发生的地点可分为社区获得性和医院获得性肺炎。

5.途径

根据肺炎发生的方式不一，应特别分析肺炎属于吸入性（如羊水、食物、异物、类脂物等）、过敏性、外源感染性、血行迁徙性（败血性）等。

6.病情

根据肺炎发生的严重程度分为普通肺炎和重症肺炎。

（三）鉴别诊断

1.肺结核

与急性干酪性肺炎及大叶性肺炎的临床表现、X线特征颇相似，但前者病人的病程较长，对一般抗生素无效，痰中可找到结核分枝杆菌，以资鉴别。

2.非感染性呼吸系统急症

由于本章主要讨论的是感染引起的重症肺炎，因此，在鉴别诊断时，亦需与一些非感染原因引起的呼吸系统急症进行鉴别，如吸入性损伤、非感染原因引起的急性呼吸窘迫综合征（ARDS）、急性放射性肺炎等。

四、辅助检查

1.病原学检查

（1）血培养：严重感染伴血流感染者，于抗菌药物使用前，可在血液中培养出致病菌。因此对所有重症患者均应留取两套血培养。

（2）有创检查：应用其他有创操作取得原本无菌部位的标本对肺炎诊断具有重要意义。有创检查包括：胸腔穿刺、经皮肺穿刺、支气管镜保护性毛刷、支气管肺泡灌洗、支气管吸取物定量、支气管镜。

（3）痰培养：痰培养在24～48小时可确定病原菌。重症肺炎患者如有脓痰则需要及时进行革兰染色涂片，出现单一的优势菌则考虑为致病菌，同时可解释痰培养的结果。与革兰染色相符的痰培养结果可进行种属鉴定和药敏试验。某些特殊染色如吉曼尼兹染色，可见巨噬细胞内呈紫红色细菌应考虑为军团杆菌可能。诊断卡氏肺孢子虫病（PCP）的金标准是在肺实质或下呼吸道分泌物中找到肺孢子菌包囊或滋养体。

（4）抗原检测：对住院的重症肺炎患者以及任何出现肺炎伴胸腔积液的患者均需要应用免疫层析法进行尿肺炎链球菌抗原检测。因病情严重以及流行病学或临床怀疑军团菌感染患者，需要进行尿液及血清军团菌抗原检测。其中，尿军团菌Ⅰ型抗原检测是最快捷的诊断或排除诊断方法，试验阴性则表明军团菌感染可能性不大，但并不能完全排除。隐球菌荚膜多糖抗原，对隐球菌感染均有非常好的诊断特异性。

(5)血清学试验：对于肺炎支原体、肺炎衣原体和军团菌感染，血清学试验在流行病学研究中的作用比个体诊治更重要。如果在治疗过程中考虑有非典型病原感染可能(例如，患者对β内酰胺类抗生素治疗无反应)，那么血清学试验不应作为唯一的常规诊断试验，联合应用病原 IgM 抗体和 PCR 检测可能是最敏感的检测方法。真菌由于痰培养阳性较低，近年来研究发现通过测定真菌的细胞壁成分半乳甘露聚糖(GM)和代谢产物 1,3-β-D 葡聚糖(G 试验)可提高对真菌感染的诊断能力。GM 试验对肺曲霉病的诊断价值非常大，其诊断的敏感度和特异度均高达 90%左右。怀疑病毒感染者应进行病毒抗体检测。

(6)分子生物学试验：对于 CAP 患者，应用定量分子检测方法进行痰和血液中肺炎链球菌的检测可能有效，尤其是对于已经开始抗生素治疗患者，可以作为一个评估病情严重度的有用工具。在检测冬季流行常见的流感和呼吸道合胞病毒感染以及非典型病原体方面，分子生物学试验提供了可行的检测方法，其结果可以及时地用于指导临床治疗。

2.血常规

白细胞＞$10\sim30\times10^9$/L，或＜4×10^9/L，中性粒细胞多在 80%以上，并有中毒颗粒，核左移。累及血液系统时，可有血小板计数进行性下降，导致凝血功能障碍。卡氏肺孢子虫病白细胞计数正常或稍高，约 50%病例的淋巴细胞减少，嗜酸性粒细胞轻度增高。

3.X 线胸片

早期表现为肺纹理增多或某一个肺段有淡薄、均匀阴影，实变期肺内可见大片均匀致密阴影。SARS 肺部有不同程度的片状、斑片状浸润性阴影或呈网状改变，部分患者进展迅速，呈大片状阴影；常为多叶或双侧改变，阴影吸收消散较慢；肺部阴影与症状、体征可不一致。卡氏肺孢子虫病影像学表现主要涉及肺泡和肺间质改变。

4.胸部 CT

主要表现为肺多叶多段高密度病灶，在病灶内有时可见空气支气管征象，于肺段病灶周围可见斑片状及腺泡样结节病灶，病灶沿支气管分支分布。

5.血气分析

动脉血氧分压下降，$PaO_2/FiO_2<300$ mmHg。早期产生呼吸性碱中毒，晚期出现代谢性酸中毒及高碳酸血症。

五、救治方法

(一)一般治疗

卧床休息，注意保暖，摄入足够的蛋白质、热量和维生素，易于消化的半流质。监测呼吸、心率、血压及尿量。高热时可予前额放置冰袋或酒精擦浴，不轻易使用阿司匹林或其他退热剂。剧烈咳嗽或伴胸痛时可予可待因 15～30 mg 口服。烦躁不安、谵妄者可服安定 5 mg 或水合氯醛 1～1.5 mg,不应用抑制呼吸的镇静剂。

(二)抗菌治疗

1.初始经验性抗菌治疗

对于经验性治疗重症肺炎患者应采取重锤猛击和降阶梯疗法的策略,在获得细菌学培养结果之前应早期使用广谱足量的抗生素,以抑制革兰阴性和革兰阳性的病原菌。抗生素应用原则是早期、足量、联合、静脉应用。查清病原菌后,可选用敏感抗生素。

早期经验性抗菌治疗参考因素应包括:①社区感染还是医院感染;②宿主有无基础疾病和免疫抑制;③多种药物耐药(MDR)和特殊(定)病原体发生的危险因素是否存在;④是否已接受抗菌药物治疗,用过哪些品种,药动学/药效学(PK/PD)特性如何;⑤影像学表现;⑥病情的严重程度、病人的肝肾功能以及特殊生理状态如妊娠等。

(1)SCAP 治疗:合理运用抗生素的关键是整体看待并重视初始经验性治疗和后续的针对性治疗这两个连续阶段,并适时实现转换,一方面可改善临床治疗效果,另一方面可避免广谱抗生素联合治疗方案滥用而致的细菌耐药。早期的经验性治疗应有针对性地全面覆盖可能的病原体,包括非典型病原体,因为5%～40%患者为混合性感染。2007 年美国胸科协会和美国感染性疾病协会(ATS/IDSA)建议的治疗方案:A 组无铜绿假单胞菌感染危险因素的患者,可选用:①头孢曲松或头孢噻肟联合大环内酯类;②氟喹诺酮联合氨基糖苷类;③β-内酰胺类抗生素/β-内酰胺酶抑制剂(如氨苄西林/舒巴坦、阿莫西林/克拉维酸)单用或联合大环内酯类;④厄他培南联合大环内酯类。B 组含铜绿假单胞菌的患者选用:①具有抗假单胞菌活性的β-内酰胺类抗菌药物(如头孢他啶、头孢吡肟、哌拉西林/他唑巴坦、头孢哌酮/舒巴坦、亚胺培南、美罗培南等)联合大环内酯类,必要时可同时联用氨基糖苷类。②具有抗假单胞菌活性的β-内酰胺类联合喹诺酮类。③左旋氧氟沙星或环丙沙星联合氨基糖苷类。

(2)SHAP 治疗:SHAP 早发型抗菌药物的选用与 SCAP 相同,SHAP 迟发型抗菌药物的选用以喹诺酮类或氨基糖苷类联合 β-内酰胺类。如为 MRSA 感染时联合万古霉素或利奈唑胺;如为真菌感染时应选用有效抗真菌药物;如流感嗜血杆菌感染时首选第二、三代头孢菌素,新大环内酯类,复方磺胺甲恶唑,氟喹诺酮类。

若有可靠的病原学结果,按照降阶梯简化联合方案调整抗生素,应选择高敏、窄谱、低毒、价廉药物,但决定转换时机除了特异性的病原学依据外,最重要的还是患者的临床治疗反应。如果抗菌治疗效果不佳,则应"整体更换"。抗感染失败常见的原因有细菌产生耐药、不适当的初始治疗方案、化脓性并发症或存在其他感染等。疗程长短取决于感染的病原体、严重程度、基础疾病及临床治疗反应等,一般链球菌感染者推荐 10 天,非典型病原体为 14 天,金黄色葡萄球菌、革兰阴性肠杆菌、军团菌为 14～21 天。SARS 对抗感染治疗一般无效。

(3)抗病原微生物治疗方案有:①铜绿假单胞菌可选择抗假单胞菌活性头孢菌素(头孢吡肟、头孢他啶)或抗假单胞菌活性碳青霉烯类(亚胺培南、美罗培南)或哌拉西林/他唑巴坦,同时联合用环丙沙星或左氧氟沙星或氨基糖苷类。②超广谱 β-内酰胺酶(ESBL)阳性的肺炎克雷伯菌、大肠埃希菌可选择头孢他啶、头孢吡肟或哌拉西林/他唑巴坦、头孢哌酮/舒巴坦或亚胺培南、美罗培南,可同时联合用氨基糖苷类。③不动杆菌可选择头孢哌酮/舒巴坦或亚胺培南、美罗培南,耐碳青霉烯不动杆菌可考虑使用多黏菌素。④嗜麦芽窄食单胞菌可选择氟喹诺酮类抗菌药物特别是左旋氧氟沙星或替卡西林/克拉维酸钾或复方新诺明。⑤耐甲氧西林的金黄色葡萄球菌可选择万古霉素或利奈唑胺。⑥嗜肺军团菌可选择新喹诺酮类或新大环内酯类。⑦厌氧菌可选青霉素、甲硝唑、克林霉素,β-内酰胺类/β-内酰胺酶抑制剂。⑧新型隐球菌、酵母样菌、组织胞浆菌可选氟康唑,当上述药物无效时可选用两性霉素 B。⑨巨细胞病毒首选更昔洛韦或联合静脉用免疫球蛋白(IVIG)、或巨细胞病毒高免疫球蛋白。⑩卡氏肺孢子虫首选复方磺胺甲噁唑(SMZ+TMP),其中 SMZ 100 mg/(kg·d)、TMP 20 mg/(kg·d),口服或静脉滴注,q6h。替代:喷他脒 2~4 mg/(kg·d),肌注;氯苯砜 100 mg/d 联合 TMP 20 mg/(kg·d),口服,q6h。早期恶化(48~72 小时)或改善后有恶化,应加强针对耐药菌或少见病原菌治疗。

重症肺炎抗菌治疗疗程通常为 7~10 天,但对于多肺叶肺炎或肺组织坏死、空洞形成者,有营养不良及慢性阻塞性肺病等基础疾病和免疫性疾病或免疫功能障碍者、铜绿假单胞菌属感染者,疗程可能需要14~21 天,以减少复发可能。

2.抗真菌治疗

根据患者临床情况选择经验性治疗、抢先治疗或针对性治疗的策略。目前应用的抗真菌药物有多烯类、唑类、棘白菌素类等。多烯类如两性霉素 B 虽然广谱、抗菌作用强,但毒性很大,重症患者难于耐受,近年研制的两性霉素 B 脂质体毒性明显减轻,且抗菌作用与前者相当。唑类如氟康唑、伊曲康唑及伏立康唑等,氟康唑常应用于白念珠菌感染,但对非白念珠菌及真菌疗效较差或无效;伏立康唑对念珠菌及真菌均有强大的抗菌作用,且可透过血-脑屏障。棘白菌素类如卡泊芬净,是通过干扰细胞壁的合成而起抗菌作用,具有广谱、强效的抗菌作用,与唑类无交叉耐药,但对隐球菌无效。对于病情严重、疗效差的真菌感染患者,可考虑联合用药,但需注意药物间的拮抗效应。抗真菌治疗的疗程应取决于临床治疗效果,根据病灶吸收情况而定,不可过早停药,以免复发。

3.抗病毒治疗

抗病毒药物分为抗 RNA 病毒药物、抗 DNA 病毒药物、广谱抗病毒药物。

(1)抗 RNA 病毒药物:①M_2 离子通道阻滞剂:这一类药物包括金刚烷胺和金刚乙胺,可通过阻止病毒脱壳及其核酸释放,抑制病毒复制和增殖。M_2 蛋白为甲型流感病毒所特有,因而此类药物只对甲型流感病毒有抑制作用,用于甲型流感病毒的早期治疗和流行高峰期预防用药。但该类药物目前耐药率很高。②神经氨酸酶抑制剂:主要包括奥司他韦、扎那米韦和帕拉米韦。各型流感病毒均存在神经氨酸酶,此类药物可通过黏附于新形成病毒微粒的神经氨酸酶表面的糖蛋白,阻止宿主细胞释放新的病毒,并促进已释放的病毒相互凝聚、死亡。③阿比多尔:阿比多尔是一种广谱抗病毒药物,对无包膜及有包膜的病毒均有作用,其抗病毒机制主要是增加流感病毒构象转换的稳定性,从而抑制病毒外壳 HA 与宿主细胞膜的融合作用,并能穿入细胞核直接抑制病毒 RNA 和 DNA 的合成,阻断病毒的复制,另外还可能具有调节免疫和诱导干扰素的作用，增加抗病毒效果。④帕利珠单抗：帕利珠单抗是一种 RSV 的特异性单克隆抗体，可用于预防呼吸道合胞病毒感染。

（2）抗 DNA 病毒药物：①阿昔洛韦：又称无环鸟苷，属核苷类抗病毒药物，为嘌呤核苷衍生物，在体内可转化为三磷酸化合物，干扰病毒 DNA 聚合酶从而抑制病毒复制，故为抗 DNA 病毒药物。②更昔洛韦：又称丙氧鸟苷，为阿昔洛韦衍生物，其作用机制及抗病毒谱与阿昔洛韦相似。③西多福韦：是一种新型开环核苷类抗病毒药物，与阿昔洛韦不同的是，该药只需非特异性病毒激酶两次磷酸化催化，即可转化为活性形式，故对部分无法将核苷转化成单磷酸核苷（核酸）的 DNA 病毒有效。西多福韦具有强抗疱疹病毒活性，对巨细胞病毒感染疗效尤为突出，可用于免疫功能低下患者巨细胞病毒感染的预防和治疗。

（3）广谱抗病毒药物：①利巴韦林：广谱抗病毒药物，其磷酸化产物为病毒合成酶的竞争性抑制剂，可抑制肌苷单磷酸脱氢酶、流感病毒 RNA 聚合酶和 mRNA 鸟苷转移酶，阻断病毒 RNA 和蛋白质合成，进而抑制病毒复制和传播。②膦甲酸钠：为广谱抗病毒药物，主要通过抑制病毒 DNA 和 RNA 聚合酶发挥其生物效应。

（三）抗休克治疗

感染性休克属于血容量分布异常的休克，存在明显的有效血容量不足，治疗上首先应进行充分的液体疗法，尽早达到复苏终点：中心静脉压 8～12 cmH_2O、平均动脉压（MAP）≥65 mmHg，尿量≥0.5 mL/(kg · h)，混合静脉血氧饱和度（SvO_2）≥70%。在补充血容量后若血压仍未能纠正，应使用血管活性药物。根据病情可选择去甲肾上腺素等；若存在心脏收缩功能减退者，可联合应用多巴酚丁胺，同时应加强液体管理，避免发生或加重肺水肿，影响氧合功能及抗感染治疗效果。

（四）肾上腺糖皮质激素

肾上腺糖皮质激素具有稳定溶酶体膜，减轻炎症和毒性反应，抑制炎症介质的产生，对保护各个脏器功能有一定作用。常用甲泼尼龙，主张大剂量、短程（不超过 3 天）治疗，必须在有效控制感染前提下应用，在感染性休克中，糖皮质激素的应用越早越好，在组织细胞严重损害之前应用效果尤佳。一般建议应用氢化可的松 20～30 mg/d，分 2～3 次，疗程共 5～7 天。

（五）呼吸支持

见急性呼吸窘迫综合征。

（六）加强营养支持

重症肺炎患者早期分解代谢亢进，目前建议补充生理需要量为主，过多的热量补充反而对预后不利，且加重心脏负荷。病情发展稳定后则需根据患者体重、代谢情况而充分补充热量及蛋白，一般补充热量 30～35 kcal/kg，蛋白质 1～1.5 g/kg。改善营养状态，有利于病情恢复及呼吸肌力增强、撤离呼吸机。

（七）维持或纠正重要器官功能

随着病情进展，重症肺炎可引起多器官功能损害，常见有肾、消化道、肝、内分泌、血液等器官或系统的功能损害，故在临床上应密切监测机体各器官功能状况。一旦出现器官功能受损，根据程度的不同而采用相应的治疗措施。

六、最新进展

(一)肺真菌病

多数学者认为肺真菌病以肺曲霉病最多见，而肺念珠菌病尤其是念珠菌肺炎和肺脓肿少见，其依据是国内外尸检结果极少发现真正意义的念珠菌肺炎。但纵观国内外文献，大多数的病原菌统计来自血液恶性肿瘤和造血干细胞移植的患者，由于这些患者存在粒细胞缺乏，曲霉感染率高是毋庸置疑的。但普通内科、呼吸科和ICU的患者，由于通常不存在粒细胞缺乏，其肺真菌病的种类一直缺乏可靠的流行病学资料。近年来在我国肺念珠菌病并不少见，仅次于肺曲霉病，由某教授牵头进行的我国第一项大规模的多中心研究结果显示，依据目前国内外公认的侵袭性真菌感染的确诊和临床诊断标准，在非血液恶性疾病患者中最终确定的位于前7位的肺真菌病依次为肺曲霉病180例(37.9%)、肺念珠菌病162例(34.2%)、肺隐球菌病74例(15.6%)、肺孢子菌病23例(4.8%)、肺毛霉病10例(2.1%)、肺马尼菲青霉病4例、组织胞浆菌病2例，与肺曲霉病的比例非常接近。此外，肺隐球菌病的报道不断增多，尤其在南方。此次回顾性调查结果显示肺隐球菌病占第3位，达15.6%，这与肺穿刺活检广泛开展有关。隐球菌病最常见病原为新型隐球菌，与其他肺真菌病比较，肺隐球菌病社区发病多，且大多不合并有基础疾病和其他免疫功能低下等因素，发病年龄相对较轻，预后较好。侵袭性真菌感染的危险因素一般认为与血液恶性肿瘤和造血干细胞移植导致的粒细胞缺乏关系最为密切，这类患者发生感染时也最易想到真菌感染，但最近美国1000多家医疗机构对11881例侵袭性真菌感染患者的统计结果显示，最易发生侵袭性真菌感染的基础疾病患病群体中，COPD占第1位(22.2%)，其次是糖尿病(21.7%)，第3位才是恶性血液病(9.6%)，这提示临床医生尤其是内科及ICU医生应警惕COPD和糖尿病患者并发侵袭性肺真菌病，特别是肺曲霉病的风险。SMZ-TMP一直是治疗卡氏肺孢子虫病的有效药物之一，但不良反应常见，且对磺胺类过敏的患者不能应用。二氢叶酸还原酶是甲氧苄啶和乙胺嘧啶的作用靶位，越来越多的卡氏肺孢子虫病患者该基因发生突变，临床医生应当密切监测患者对标准肺孢子菌治疗的反应，同时应不断研究新的药物治疗靶点。肺孢子菌细胞壁的主要成分是1,3-β-D-葡聚糖，卡泊芬净是1,3-β-D-葡聚糖合成酶抑制剂，因与SMZ-TMP作用机制不同，两者合用具有协同作用，所以HIV感染的患者发生卡氏肺孢子虫病时，可在SMZ-TMP标准治疗的基础上加用卡泊芬净，尤其是脏器功能不全且不能耐受SMZ-TMP、克林霉素等抗肺孢子菌药物的患者，更适合选择安全性高的1,3-β-D-葡聚糖合成酶抑制剂。对于免疫健全宿主，建议给予口服氟康唑治疗，推荐起始予氟康唑400 mg/d，临床稳定后减量至200 mg/d，也可选择伊曲康唑400 mg/d，总疗程6个月，并随诊1年。对免疫缺陷宿主而言，多伴有脑膜炎、播散性病灶或症状较严重者，推荐使用两性霉素B[0.7～1.0 mg/(kg·d)]＋氟胞嘧啶[100 mg/(kg·d)]，总疗程在10周左右。应用氟胞嘧啶治疗的患者，有条件者应根据血药浓度调整剂量。对于AIDS且CD_4^+ T

细胞计数＜200/μL、隐球菌感染已有播散病灶或累及中枢神经系统的患者，建议氟康唑200 mg/d维持治疗并可无限期延长，直至CD_4^+ T细胞计数＞200/μL，HIV-RNA持续3个月检测不到，患者病情稳定达1～2年。变应性支气管肺曲霉菌病（ABPA）是一种非侵袭性的过敏性疾病，治疗的目标是预防和治疗该病的急性加重，并预防肺纤维化的发生，系统性使用糖皮质激素是根本的治疗方法，推荐泼尼松（或其他等剂量糖皮质激素），起始剂量为0.5 mg/(kg·d)，症状改善后逐渐减量。轻度急性发作可应用吸入糖皮质激素和支气管扩张药，白三烯受体调节剂作为辅助用药可发挥一定的作用。

（二）呼吸道病毒感染

可引起呼吸道感染的病毒多达100～200余种，有RNA病毒和DNA病毒两种类型，其中最常见的致病病毒包括流感病毒、副流感病毒、呼吸道合胞病毒、腺病毒、鼻病毒及冠状病毒等。博卡病毒、麻疹病毒、水痘-带状疱疹病毒和巨细胞病毒等感染相对少见。但近年来，不断出现一些不同种类以感染呼吸道为主的新型高致病性病毒，如严重急性呼吸综合征冠状病毒、甲型H5N1人禽流感病毒、2009年新甲型H1N1流感病毒和2013年甲型H7N9人禽流感病毒等，加之社会人口老龄化、器官移植、免疫抑制剂在免疫相关疾病中的应用、人类获得性免疫缺陷综合征发病率增加和患病人数的累积等因素，使新发或再发呼吸道病毒感染的发病率不断增加，而且有些病毒感染所致的病死率极高。

（三）甲氧西林耐药的金黄色葡萄球菌

甲氧西林耐药金黄色葡萄球菌（MRSA）是引起医院相关性和社区相关性感染的重要致病菌之一，自1961年首次发现以来，其临床分离率不断增加。2010年我国10个省市14所不同地区医院临床分离菌耐药性监测（CHINET）结果显示，临床分离出的4452株金黄色葡萄球菌（以下简称金葡菌）中MRSA比例高达51.7%，占革兰阳性球菌的第一位。MRSA已是医院相关性感染最重要的革兰阳性球菌，国外已报道金葡菌（VRSA）对万古霉素耐药。而更令人震惊的是近年来世界各地不断报道危及生命的社区获得性MRSA感染，防治形势极为严峻。MRSA肺炎（无论HA-MRSA还是CA-MRSA肺炎），推荐应用万古霉素、利奈唑胺或克林霉素治疗，疗程7～21天。伴脓胸者，应及时引流。MRSA非复杂性血流感染患者至少给予2周万古霉素或达托霉素静脉滴注，而对于复杂性血流感染者，依据感染的严重程度建议疗程4～6周。到目前为止全球共报道9株耐药金黄色葡萄球菌（VRSA），大量耐药监测数据显示万古霉素对MRSA仍保持很好的抗菌活性。

（四）鲍曼不动杆菌感染

鲍曼不动杆菌已成为我国院内感染的主要致病菌之一。2010年中国CHINET细菌耐药性监测网数据显示，我国10省市14家教学医院鲍曼不动杆菌占临床分离革兰阴性菌的16.11%，仅次于大肠埃希菌与肺炎克雷伯菌。它明确了鲍曼不动杆菌的相关概念，如多重耐药鲍曼不动杆菌（MDRAB）是指对下列5类抗菌药物中至少3类抗菌药物耐药的菌株，包括：抗假单胞菌头孢菌素、抗假单胞菌碳青霉烯类抗生素、含有β-内酰胺酶抑制剂的复合制剂（包括哌拉西林/他唑巴坦、头孢哌酮/舒巴坦、氨苄西林/舒巴坦）、氟喹诺酮类抗菌药物、氨基糖苷类抗生素。广泛耐药鲍曼不动杆菌(XDRAB)是指仅对1～2种潜在有抗不动杆菌活性的药物(主要指替加环素和/或多黏菌素)敏感的菌株。全耐药鲍曼不动杆菌(PDRAB)则指对目前所能获得的潜在有抗不动杆菌活性的抗菌药物(包括多黏菌素、替加环素)均耐药的菌株。在治疗方面给予了指导性建议——非多重耐药鲍曼不动杆菌感染:可根据药敏结果选用β-内酰胺类抗生素等抗菌药物;MDRAB感染:根据药敏结果选用头孢哌酮/舒巴坦、氨苄西林/舒巴坦或碳青霉烯类抗生素,可联合应用氨基糖苷类抗生素或氟喹诺酮类抗菌药物等;XDRAB感染:常采用两药联合方案,甚至三药联合方案。两药联合方案包括:①以舒巴坦或含舒巴坦的复合制剂为基础的联合以下一种:米诺环素(或多西环素)、多黏菌素E、氨基糖苷类抗生素、碳青霉烯类抗生素等;②以多黏菌素E为基础的联合以下一种:含舒巴坦的复合制剂(或舒巴坦)、碳青霉烯类抗生素;③以替加环素为基础的联合以下一种:含舒巴坦的复合制剂(或舒巴坦)、碳青霉烯类抗生素、多黏菌素E、喹诺酮类抗菌药物、氨基糖苷类抗生素。三药联合方案有:含舒巴坦的复合制剂(或舒巴坦)+多西环素+碳青霉烯类抗生素、亚胺培南+利福平+多黏菌素或妥布霉素等。上述方案中,国内目前较多采用以头孢哌酮/舒巴坦为基础的联合方案如头孢哌酮/舒巴坦+多西环素(静脉滴注)/米诺环素(口服);另外含碳青霉烯类抗生素的联合方案主要用于同时合并多重耐药肠杆菌科细菌感染的患者。PDRAB感染常需通过联合药敏试验筛选有效的抗菌药物联合治疗方案。

(五)肺炎支原体

肺炎支原体(MP)因无细胞壁而对β-内酰胺类、万古霉素等作用于细胞壁生物合成的药物完全不敏感,但肺炎支原体含有DNA和RNA两种核酸,所以可选择干扰和抑制微生物蛋白质合成的大环内酯类抗生素(红霉素、螺旋霉素、交沙霉素、罗红霉素、阿奇霉素和克拉霉素等);还可选择作用于核糖体30 s,阻止肽链延伸和细菌蛋白质合成、抑制DNA复制的四环素类抗生素(如多西环素、米诺环素等)和抑制DNA旋转酶并造成染色体不可逆损害以阻断DNA复制的喹诺酮类抗菌药物(如诺氟沙星、环丙沙星、左氧氟沙星、吉米沙星和莫西沙星等)。北京朝阳医院报道:67例流动人员成人肺炎支原体肺炎,大环内酯类耐药高达69%。冯学威等的调查显示,与喹诺酮类相比,大环内酯类抗生素对支原体肺炎的治疗整体疗效不佳,表现为治疗疗程延长、发热及呼吸道症状改善缓慢、影像吸收延迟,与同类抗生素疗效的比较显示,阿奇霉素和红霉素疗效相仿,左氧氟沙星和莫西沙星之间的疗效比较,差异无统计学意义。但Goto最近报道,克拉霉素治疗成人肺炎支原体肺炎有效率达96.8%。

第四节　重症哮喘

重症哮喘也称难治性哮喘,约占哮喘患者的5%～10%,其急诊就医率和住院率分别为轻、中度哮喘患者的15倍和20倍,是导致哮喘治疗费用增加的重要原因之一,预后较差。2009年美国科学会/欧洲呼吸学会(ATS/ERS)对重症哮喘的定义进行了更新并提出评估和治疗建议(该指南于2014年发表)。在这份指南中,年龄≥6岁患者重症哮喘的定义为在过去

1 年中，需要 GINA 指南建议的 4～5 级哮喘药物治疗：大剂量吸入性糖皮质激素（ICS）联合长效 β_2 受体激动剂（LABA）或白三烯调节剂/茶碱或全身激素治疗≥50%的时间，以防止其变成未控制哮喘，或在上述治疗时仍表现为未控制哮喘。未控制哮喘需至少符合以下一项。①症状控制差：ACQ 评分一直大于 1.5，ACT 评分＜20（或 GINA 指南为"非良好控制"）。②频繁重度发作：过去 1 年中接受全身激素治疗≥2 次（每次超过 3 天）。③严重发作：在过去 1 年中至少 1 次住院、入住 ICU 或机械通气。④气流受限：适当停用支气管舒张剂后，FEV_1 占预计值比重＜80%（同时 FEV_1/FVC 降低至小于正常值下限）。得到控制的哮喘在上述大剂量吸入性糖皮质激素（ICS）或全身激素（或联合生物制剂）减量时恶化，亦属于重症哮喘。

12 岁以上患者大剂量 ICS 的标准为：二丙酸倍氯米松（BDP）≥1000 μg/d（干粉吸入剂 DPI 或者含氯氟烃定量吸入剂 CFC-MDI），≥500 μg/d（含氢氟烷定量吸入剂 HFA-MDI）；布地奈德（BUD）≥800 μg/d（DPI 或 MDI）；环索奈德≥320 μg/d（HFA-MDI），丙酸氟替卡松（FP）≥500 μg/d（HFA-MDI 或 PDI），糠酸莫米松≥800 μg/d（DPI），曲安奈德（TA）≥2000 μg/d。

根据 2014 年 ERS/ATS 指南的定义，重症哮喘包括了难治性哮喘以及伴有治疗不充分的合并症如严重鼻窦疾病或肥胖的哮喘。难以控制的哮喘，大部分与哮喘病情的严重性相关，但小部分"难以控制的喘"与哮喘的严重性无关，实际上这小部分患者首先要考虑"支气管哮喘"的诊断是否正确，由非支气管哮喘引起的喘息原因很多，常见的包括：①声带功能异常（VCD）；②上气道阻塞性疾病；③复发性多软骨炎；④闭塞性细支气管炎；⑤慢性阻塞性肺疾病（COPD）；⑥心源性哮喘。这些疾病误诊为支气管哮喘时常成为其治疗失败的一个主要原因。因此，考虑是否存在引起喘憋的其他疾病在评价支气管哮喘的诊治上至关重要。另外，一些伴随性疾病和诱因，如具有部分哮喘特征的变应性支气管肺曲霉病、Churg-Strauss 综合征等常能影响哮喘的治疗；支气管哮喘的特殊类型如激素抵抗性哮喘、β_2 受体抗体或 β_2 受体下调性哮喘等，也可以成为支气管哮喘难以控制的重要因素。因此，在评价这类患者时，应考虑到各种可能诱发甚至加重支气管哮喘的相关诊断或条件。

一、病因与发病机制

1.变应原或其他致喘因素持续存在

接触变应原和职业性致敏物质、饮食、烟草烟雾等是导致哮喘恶化和症状持续的主要因素。另外还有一些导致支气管收缩的药物，如阿司匹林、β_2 受体阻滞药、可卡因、造影剂、双嘧达莫（潘生丁）、二醋吗啡（海洛因）、酒石酸氢化可的松、白细胞介素-2、雾化治疗药物（二丙酸倍氯米松、抛射剂）、呋喃妥因、非甾体类抗炎药、普罗帕酮、鱼精蛋白、长春碱、丝裂霉素等。

2.呼吸道感染未能控制

呼吸道病毒、真菌、细菌、支原体或衣原体等感染，使支气管黏膜充血、水肿、分泌物增多黏稠，加重了支气管哮喘的气道阻塞症状，并可使哮喘患者对于 β_2 受体激动药和茶碱等支气管解痉药的治疗反应降低。

3.因脱水使痰液黏稠、气道阻塞

哮喘急性发作时，患者出汗多、张口呼吸使经呼吸道丢失的水分增多，强心利尿药的应用使体内的水分排出增加，加之患者摄入的水量明显减少，重度哮喘发作的患者几乎处于脱水状态。脱水使患者的痰液黏稠，难以咯出，当黏稠痰栓广泛阻塞气道时，患者呼吸困难加重，所有的平喘药物均无法奏效。

4.β_2受体激动药“失敏”

近年来的研究结果证实，长期或大量应用β_2受体激动药，可使哮喘患者细胞膜上的β_2受体内陷至细胞质，在细胞膜上的数量减少，出现向下调节。在临床上则表现为患者对β_2受体激动药失敏、耐药，气道反应性增高，患者喘憋加重。另外，长期、规则、单一应用β_2受体激动剂的哮喘患者突然停止用药，可因气道反应性地进一步增高而诱发重症哮喘发作。

5.患者的情绪过度紧张

支气管哮喘是较为常见的心因性疾病，患者的心理障碍总评分显著地高于健康对照组，主要表现为抑郁、焦虑和恐惧。中至重度哮喘患者的心理障碍比轻度哮喘患者明显。发作期患者对于自身哮喘病情的担忧和恐惧，一方面经过大脑皮质和自主神经反射性地加重支气管痉挛，另一方面因焦虑、纳差和睡眠差，使患者体力不支，易于发生全身衰竭。

6.突然停用皮质激素

长期大量应用糖皮质激素的哮喘患者中，有一部分是激素依赖型哮喘，在高浓度的外源性糖皮质激素的抑制作用下，这些患者的肾上腺皮质明显萎缩、分泌功能受抑制，如果突然停用激素或激素减量速度过快，可出现哮喘症状的反跳，极易发生重度哮喘发作。

7.酸中毒

急性支气管哮喘发作时气道狭窄，通气功能不全，可造成缺氧和二氧化碳潴留，严重的缺氧使组织细胞的三羧酸循环受到抑制，无氧酵解增加，引起代谢性酸中毒。二氧化碳潴留可导致呼吸性酸中毒。在酸中毒的情况下，气道平滑肌对于多种平喘药的反应性均降低，可使支气管哮喘的症状进一步加重，演变为重症哮喘。

8.严重的并发症

急性哮喘发作患者如产生张力性气胸、纵隔气肿或心功能不全等并发症时，可使其症状进一步加重、恶化。

二、病理和病理生理

支气管哮喘是由多种炎症细胞参与的气道慢性炎症。哮喘急性发作时的基本病理变化是支气管平滑肌的痉挛和黏膜慢性炎症导致的上皮脱落、黏膜水肿、腔内黏液嵌塞和微血管渗漏，结果引起气道阻力的增加，呼吸功能的改变。对于哮喘急性发作的机制目前尚不清楚，但各种炎症细胞活化而产生强效的炎症介质，是哮喘病理生理变化的核心。死于重症哮喘急性发作的患者，尸检发现：气管腔内有血浆蛋白渗出，气管黏膜和黏膜下水肿，细支气管中嗜酸性粒细胞、中性粒细胞、浆细胞渗出；此外，支气管平滑肌增生肥大，黏膜和黏膜下血管增生，上皮细胞脱落、上皮基膜下胶原层增厚。在支气管壁和管腔内出现所有炎症细胞几乎都与哮喘黏膜炎症的发生有关，但骤然发作的致死性哮喘可能更多与支气管黏膜中增多的中性粒细胞相关，这些患者气管内干燥，与黏痰堵塞的情况不同，认为是一种特殊的变异性哮喘。

导致重症哮喘急性发作的原因多种多样，可逆性的气道阻力增加导致气流速度下降，气道过早闭合，肺过度充气，呼吸功增加，肺的弹性回缩力改变。此外，还有通气/血流（V/Q）比例失调、气体交换障碍以致的动脉血气改变。哮喘发作时显著的过度充气，胸膜腔内压增加，影响了循环系统，右心室后负荷增加，其心电图表现为肺动脉高压、右心室损害。

哮喘急性发作的病理生理改变中，肺过度充气起了十分重要的作用。随着动态过度充气增加，内源性呼气末正压（PEEPi）增大，吸气肌肉起始收缩时的静息长度变短，吸气肌肉的收缩力下降，最后可能会导致呼吸肌疲劳。由于呼气时胸膜腔内压增加，气道狭窄更为明显，加之 PEEPi 的存在，呼气不再是被动的过程，而是需要呼气肌肉的主动参与才能进行，最后甚至需要动员辅助呼气肌，此时若气道阻塞不迅速解除，潮气量将进行性下降，最终出现呼吸衰竭。

三、临床特征

1.症状

重症哮喘患者多表现为喘息、咳嗽、严重的呼气性呼吸困难，常规应用 β_2 受体激动剂和茶碱等支气管舒张剂后喘息症状不缓解。患者常有焦虑、烦躁、大汗淋漓，语言断续或不能说话，病情危重者可出现嗜睡、意识障碍，甚至昏迷。

2.体征

重症哮喘发作时患者常表现为脸色苍白、口唇指端发绀，呈前弓位端坐呼吸，常有辅助呼吸肌参与呼吸运动和明显的“三凹征”，有时呼吸运动呈现为矛盾运动（吸气时下胸部向前而上腹部则向内侧运动）。呼气时间明显延长，呼气期两肺满布哮鸣音。但在危重患者呼吸音或哮鸣音可以明显减弱甚至消失，表现所谓的“静息胸”。呼吸频率＞30 次/分钟，心率＞120 次/分钟，常有“肺性奇脉”和血压下降。

四、诊断与鉴别诊断

可参考美国急救中心对成人急性重症哮喘的诊断标准做出判定。

1.症状/既往史

①严重呼吸困难、咳嗽、胸闷和喘息；②行走 100ft（1ft＝0.3048m）以上困难；③呼吸急促引起说话不连续；④晕厥或几乎晕厥。

2.体检结果

①奇脉（≥12 mmHg）；②使用辅助呼吸肌；③出汗，无法平卧；④心率＞120 次/分；⑤呼吸频率＞30 次/分。

3.呼气流速

①FEV_1 或 PEF 基础值＜30%～50%预测值或个人最佳值（由临床判断）；②治疗完成后

PEF 仍无法提高 10%。

4.氧合作用

PaO_2<60 mmHg;或动脉血氧饱和度<90%。

5.通气功能

$PaCO_2$≥40 mmHg。

需与重度哮喘发作相鉴别的疾病包括:①急性心肌缺血/充血性心力衰竭;②慢性阻塞性肺病的急性加重期(AECOPD);③上气道阻塞性疾病(UAO)/气道异物;④肺栓塞;⑤哮喘合并气压伤;⑥哮喘合并肺炎。

五、辅助检查

1.气流阻塞程度的测定

第一秒钟用力呼气容积(FEV_1)和呼气流速峰值(PEF)的测定可较客观反映气流阻塞的程度。重症哮喘时,FEV_1 和 PEF 小于预计值或患者最佳状态的 30%～50%(通常 FEV_1 <1 L 或 PEF<120 L/min)。常规应用 β_2 受体激动剂和茶碱等支气管舒张剂后 PEF 仍小于预计值或患者最佳状态 50%。

2.气道炎症标志物的检测

一氧化氮(NO)可由人类肺脏产生并存在于呼出气中,过去 20 年中,许多研究发现 NO 在肺脏生理与包括哮喘在内的多种肺脏疾病的病理生理中发挥着重要的作用,呼出气一氧化氮(FeNO)可间接反映气道炎症的上调,在哮喘患者的诊断、治疗与监测中有一定的指导作用。因此,2011 年 ATS 发布了一个关于 FeNO 检测与应用的指南,推荐在哮喘的诊断过程中需要客观证据时,可检测 FeNO,且 FeNO<25 μg/L 可能反映嗜酸性粒细胞炎症及对激素敏感的可能性较小。而在有症状的哮喘患者中,FeNO>50 μg/L 可能反映患者对激素敏感。FeNO 处于上述界值之间时,所反映的意义需根据临床情况谨慎解读。

3.血气分析

重症哮喘急性发作时大多表现为低氧血症,PaO_2<60 mmHg。约 8%的患者 PaO_2<50 mmHg,2%的患者 PaO_2<40 mmHg。出现高碳酸血症是哮喘危重的表现,当 CO_2 潴留时,大部分患者 $PaCO_2$ 比正常值高出 10～15 mmHg,7%的患者达到 60～70 mmHg,0.4%患者超过 70 mmHg。极度的气流受限,可出现代谢性酸中毒。如心排血量降低,外周组织的低氧状态可导致乳酸性酸中毒。在重症哮喘的治疗过程中大量使用糖皮质激素或补充碱性药物可促发代谢性碱中毒。

4.X 线胸片

重症哮喘患者必须做 X 线胸片检查,以了解有无气胸、纵隔气肿的发生以及是否存在肺实变、肺不张。

5.心电图检查

急性重症哮喘患者的心电图常表现为窦性心动过速、电轴右偏、T 波双向/倒置、ST-T 改变，可有房性或室性期前收缩、室上性心动过速出现。

六、救治方法

对危重症哮喘患者的抢救治疗应包括：对病情严重程度进行客观评价及给予相应的监护，及时发现和去除诱因，正确采用综合性治疗措施以快速缓解气道阻塞、纠正低氧血症、防止并发症的发生。

（一）患者初步的评估和处理

重症哮喘发作时应当及时进行处理，而对病情的客观评价是抢救成功的重要环节，初步评估应包括：

（1）重症哮喘急性发作的确定。

（2）简要了解病史，包括症状出现和持续的时间，以及上次加重的病史，分析哮喘加重的原因。

（3）患者的精神状态、意识水平改变和呼吸困难的程度，动态评估其 FEV_1 和 PEF 变化，客观了解气流阻塞的程度。

（4）患者气道、呼吸和循环（ABCs）状态的判定。对血流动力学不稳定，有心脏呼吸暂停较大可能者应及时进行气管插管术。

（二）常规治疗方法

1.氧疗

所有重症哮喘患者都需要辅助供氧，最好能够面罩给氧。吸氧浓度一般为30%～50%。当有严重的呼吸性酸中毒和肺性脑病时，吸氧浓度应低于 30%。

2.β_2受体激动剂

β_2受体激动剂的吸入治疗是急性哮喘发作治疗时的一线用药。吸入给药比静脉注射更为有效和安全。可根据病情选用以压缩空气或氧气为动力的雾化溶液吸入、经呼吸机的进气管道的侧管雾化吸入、定量吸入器（MDI）＋储雾罐不同的方法吸入。急性重症患者雾化吸入沙丁胺醇溶液的标准给药方式为起始剂量 2.5 mg，每隔 20 分钟可重复 1 次，连续给药 3 次（即连续吸入 1 小时），以后再根据患者的病情决定给药的时间间隔（一般以小时为间隔时间）。定量吸入器＋储雾罐吸入沙丁胺醇和雾化吸入同样有效，吸入剂量与患者症状的严重程度有关，开始推荐剂量为每 15～20 分钟吸入 4～8 次。有研究发现雾化吸入沙丁胺醇溶液的起始剂量 5 mg，间隔 40 分钟，再次吸入 5 mg 沙丁胺醇；这种给药方式与标准给药方法相比可以更快地改善肺功能。给药过程中要密切注意窦性心动过速、手颤等不良反应。有证据表明沙丁胺醇的 S 异构体可增加细胞内钙离子浓度，增加气道反应性，起效比 R 消旋异构体慢 10 倍，易随着给药频率的增加而出现蓄积。最近，美国 FDA 批准沙丁胺醇的 R 消旋异构体作为哮喘的治疗用药，临床研究表明，levalbuterol 是一种有效的支气管舒张剂，比沙丁胺醇不良反应小。哮喘严重发作时，可能因严重气道阻塞或患者太衰弱而影响吸入治疗效果，故也可采用静脉途径给药，一般每次用量为沙丁胺醇0.5 mg，滴速 2～4 $\mu g/min$，易引起心悸，只有在其他疗法无效时使用。应用β_2受体激动剂时应注意：严重高血压、心律失常、心绞痛的患者禁用；就诊前过量使用β_2受体激动剂，心率>120 次/分钟者不宜再使用。静脉注射β_2受体激动剂可能引起严重的低钾，应及时补充钾盐。

3.糖皮质激素

是目前最有效的抗炎药物，能有效地抑制哮喘气道的迟发性反应，降低气道高反应性；若及早使用，对哮喘的速发相反应也可起抑制作用；此外，糖皮质激素还能恢复支气管β受体对相应激动剂的敏感性。使用原则是：早期、足量、静脉给药、短程。大量的研究表明，在急诊室应用吸入性糖皮质激素与患者 FEV_1 的迅速改善和低住院率有关，Rodrigo 证实在急诊室给急性哮喘患者吸入高剂量的糖皮质激素 3 小时即可改善患者肺功能，表明吸入性糖皮质激素可以导致局部血管收缩而减轻气道黏膜水肿和微血管渗漏。Rowe 等证实口服大剂量糖皮质激素（如口服泼尼松 50 mg/d，用 7～10 天）加上持续应用吸入性糖皮质激素可以减缓哮喘的急性加重和避免使用辅助通气治疗。而对于危重哮喘发作患者应及早采用琥珀酸氢化可的松或甲泼尼龙静脉注射作为紧急处理。关于哮喘患者在急诊室和住院期间应用糖皮质激素的最佳剂量，一直都有争议。由于没有精确的剂量反应关系，McFadden 发现 10～15 mg/(kg · 24h)氢化可的松，或者等量的其他糖皮质激素（如甲泼尼龙 120～180 mg/d），对于急性重症哮喘患者的治疗是最有效的。这也是美国国家哮喘教育和预防计划（NAEPP）专家会议和加拿大成人哮喘急诊处理指南所推荐剂量。2006 年 GINA 对于急性哮喘发作的推荐剂量是等剂量的泼尼松 40～60 mg 每天 1 次或者分 2 次用。Haskell 等研究表明大剂量甲泼尼龙（125 mg/次，每 6 小时 1 次，连用 3 天）比中剂量甲泼尼龙（40 mg/次，每 6 小时 1 次，连用 3 天）或小剂量甲泼尼龙（15 mg/次，每 6 小时 1 次，连用 3 天）更适用于严重哮喘发作的治疗，这种大剂量短疗程方式给药起效快，不良反应少，大多数患者症状在 3～5 天内逐渐缓解。使用糖皮质激素时应注意原有溃疡病、高血压、肺结核、糖尿病的患者激素用量不易过大。

4.茶碱（甲基黄嘌呤）类

除支气管舒张作用外，亦有强心、利尿、扩张冠状动脉和兴奋呼吸中枢及呼吸肌的作用。对急性重症哮喘患者，尤其对β_2 受体激动剂已不敏感者，常首先用氨茶碱做静脉注射，首剂负荷剂量为 4～6 mg/kg，缓慢静脉注射（20～30 分钟），继而用 0.5～0.8 mg/(kg · h)做静脉滴注维持治疗 2～3 天。有效而安全的血浓度应保持在 5～20 mg/L，若大于 20 mg/L 则毒性反应明显增加。茶碱的不良反应有焦虑、恶心、呕吐、心率加快，严重的有呼吸急促、惊厥、心律失常、昏迷乃至死亡。对老年人、幼儿，有心力衰竭、肝功能损害、肾功能障碍及甲状腺功能亢进症患者慎用，西咪替丁、口服避孕药、大环内酯类和喹诺酮类药物等能影响茶碱的清除率，联用时应注意茶碱血药浓度的监测。茶碱与糖皮质激素合用有协同作用，但茶碱与β_2 受体激动剂联合使用时可能增加心律失常的发生和对心肌的损害。

5.补充足量液体，纠正水、电解质和酸碱平衡失调

(1)纠正失水。

①补液量和补液的种类：急性重度哮喘发作时患者失水造成痰液黏稠难咯出，加重呼吸道

阻塞，纠正失水后可有利于排痰。国外研究发现静脉内补充 250～500 mL 生理盐水可使进行机械通气治疗的重症哮喘患者的肺无效腔量减少 4.2%，故对患者有益。轻度脱水患者能口服或鼻饲补液者可经胃肠道补液；中、重度失水时均需静脉补液。急性重度哮喘发作患者不能进水时补液总量＝累积丢失量＋继续丢失量＋生理需要量。累积丢失量可在 48 小时左右补完。急性重度哮喘发作患者的失水多为高渗性失水，故以补充 5%～10% 葡萄糖溶液为主；为防止补液后发生稀释性低钠血症，可适当补充生理盐水，一般两者的比例为(3～4)∶1。在基本纠正失水的患者，若仍不能经胃肠道进食进水，则仍需进行维持补液，以保证生理需要量和能量供给。

目前研究发现在重度哮喘发作时，患者治疗前的血浆抗利尿激素(ADH)水平常明显增高，其中一部分患者在静脉补液后 ADH 水平倾向于下降，此部分患者治疗前的血浆 ADH 升高是继发于机体对失水的正常反应；另一部分患者补液后 ADH 水平不会下降，即存在抗利尿激素分泌异常综合征(SIADH)，此时补液过多易导致水中毒，治疗时需引起注意。

②补液速度：应先快后慢，有休克的患者补液的第一小时内可输入 1000～2000 mL 生理盐水以尽快纠正休克，但需密切监测患者脉搏、血压、尿量及心功能不全的症状和体征，必要时应行 CVP 测定以监测补液速度，CVP＞12 cmH_2O 时，考虑补液量及速度超过循环系统的耐受能力，宜减慢补液速度。

(2)纠正电解质紊乱：补液时需监测电解质的变化情况，同时予以纠正，一般在给予补液和纠正酸碱平衡失调后电解质紊乱可随之好转。若无明显脱水，补液过多，可使低钾血症加重或稀释性低钠血症的出现，应在补液过程中根据电解质检查的情况进行处理。

①低钠血症：对轻中度低钠血症患者，一般补等渗氯化钠溶液。若血清钠浓度＜120 mmol/L，补充 3%氯化钠溶液，每小时血清钠浓度升高 1.0 mmol/L 左右。治疗第一天，血清钠浓度纠正至 125～130 mmol/L。

②低钾血症：对血清钾浓度为 3.0～3.5 mmol/L 的轻度低钾血症患者，口服补钾即可；中重度低钾血症患者应静脉补钾治疗。一般血清钾浓度为 3.5 mmol/L 时，体内缺钾量为 300～400 mmol/L，若血清钾浓度为 2.0 mmol/L 时，缺钾量为 400～800 mmol/L。补充 40～60 mmol(3～4.5 g)氯化钾可使血清钾暂时升高 1.0～1.5 mmol/L，补充 135～160 mmol(10～12 g)氯化钾可使血清钾暂时升高 2.5～3.5 mmol/L。由于补充的钾离子中的一部分可进入细胞内，故不久血清钾浓度又可下降，因此应反复测定血清钾浓度，及时调整补充。而患者尿少或无尿时应先限制补钾，待尿量明显增加时则开始补钾。

(3)纠正酸碱平衡失调。

①呼吸性酸中毒：对单纯以呼吸性酸中毒为主的酸血症，治疗上应以去除诱因，改善通气为主。给予氧疗，化痰排痰、清除呼吸道分泌物，予糖皮质激素和支气管舒张剂解除支气管平滑肌痉挛，保证呼吸道通畅，则可改善呼吸性酸中毒，一般不需应用碱剂治疗。有研究表明通过对急性重度哮喘并呼吸性酸中毒的患者吸入氦-氧混合气体(60%～70%氦气，30%～40%氧气)的方法可有效改善通气功能，血 pH 值回升，临床症状好转。

②代谢性酸中毒：在呼吸性酸中毒合并严重代谢性酸中毒（$pH \leqslant 7.20$）时，可给予5% $NaHCO_3$ 溶液纠正。静脉补液量按下列公式计算：所需碱量（mmol）＝[24（mmol/L）－HCO_3^- 测定值（mmol/L）]×体重（kg）×0.6。补充时应先给计算量的1/3～1/2，然后再根据病情变化及血气分析结果进行补充。

纠正酸中毒可改善β肾上腺素能受体对内源性及外源性儿茶酚胺的反应性，有助于改善呼吸功能。治疗时需监测患者的临床表现及动脉血气变化，防止输入碱剂过量所致的循环负荷加重及医源性代谢性碱中毒。

一般高乳酸血症在改善通气和组织有效灌注后即可纠正，不需特殊治疗。

6.促进排痰

痰液阻塞气道，影响通气和换气功能，因此重症哮喘患者促进排痰疏通气道相当重要。尤其痰液黏稠者，应给予氨溴索静脉注射，15～30 mg/次，2～3次/天，稀释痰液促进痰液的排出。其他可选用的药物还有乙酰半胱氨酸、溴己新等。还可根据病情应用超声雾化、机械排痰等方法。

7.抗胆碱药

吸入抗胆碱药如异丙托溴铵，为胆碱能受体（M受体）拮抗剂，可以阻断节后迷走神经通路，降低迷走神经兴奋性而起舒张支气管的作用，并有减少痰液分泌的作用。抗胆碱药不是治疗哮喘的一线药物，该类药物达峰效应慢（常需1～2小时），舒张支气管效应不明显。有研究表明，哮喘发作患者吸入异丙托溴铵对中央气道的疗效与吸入沙丁胺醇相似，但对周围气道的疗效差，而两药联用时无论对中央气道还是周围气道，其疗效均优于各自单用。因此当重症哮喘患者在用标准一线药物治疗效果差时，可联合异丙托溴铵与沙丁胺醇雾化吸入。雾化吸入异丙托溴铵，每次1～2 mL溶于生理盐水，3～4次/天。

8.抗生素（抗细菌和抗真菌药物）

急性哮喘患者咳出大量脓性痰也许并不是肺、支气管细菌感染的证据，多由于呼吸道分泌过多的嗜酸性粒细胞所形成，痰液中嗜酸性粒细胞的浓度与气道炎症反应的严重程度相关。如果没有肺炎或者其他细菌性感染的证据，对于重症哮喘急性加重的患者并不常规推荐使用抗细菌药物治疗。另外，国际指南建议抗真菌药用于重症哮喘伴反复发作的变应性支气管肺曲霉病（ABPA）患者。对于不伴有ABPA的重症哮喘患者，无论是否存在真菌致敏（即皮肤点刺试验阳性或血清真菌特异性IgE阳性），建议不要应用抗真菌药物治疗（该建议不适用于抗真菌治疗的其他指征如侵袭性真菌感染的治疗）。

（三）再次评估和进一步处理

对急诊室或住院患者在应用β_2受体激动剂，糖皮质激素等治疗1～3小时后，应该再次对患者的状况进行评估，以了解治疗的反应，决定后续的治疗计划。

经治疗后，对部分FEV_1或者PEF大于70%预计值的患者，仍需继续观察1小时，确保病情得到稳定的改善，此中的大部分患者不需要住院治疗。但对于小部分有高危因素的患者，如过去有气管插管和机械通气治疗史或者依从性差的患者，应住院治疗。从急诊室出院的患者，应该继续应用吸入或口服糖皮质激素及吸入 β_2 受体激动剂，制订症状控制及随访计划。虽然没有证据表明基于急诊室的教育有益于患者的症状控制，但美国国家哮喘教育和预防计划(NAEPP)认为哮喘患者的急诊室的治疗过程对于患者以后的哮喘控制是相当重要的。

对部分 FEV_1 或者 PEF 改善在 50%～70%预计值的患者，由于治疗反应不完全，需要仔细分类。一些患者确实症状缓解，在详细的交代和密切的医疗随访下可以出院。但对于高危患者，包括：①有气管插管和机械通气史的患者；②有因重症哮喘发作需急诊就诊和住院史的患者；③加重持续大于 1 周；④就诊前已应用糖皮质激素治疗；⑤家中无良好的控制条件或者依从性差的患者；应该住院治疗。

当哮喘急性加重患者在急诊室 3～4 小时的加强治疗后，FEV_1 和 PEF 依然＜50%预计值者，需要住院治疗。而有下列指征时应收入 ICU 监护治疗：①因呼吸急促而语言困难；②意识障碍；③不能平躺；④极度疲劳；⑤FEV_1 或 PEF＜25%预计值；⑥吸氧浓度为 40%的情况下，PaO_2＜65 mmHg；⑦$PaCO_2$＞40 mmHg。

（四）机械通气治疗

机械通气治疗是抢救危重症哮喘发作和防治猝死的重要措施。其目的是减少患者的呼吸做功、防止呼吸肌疲劳加剧，减轻氧耗；增加通气，改善 CO_2 排出和氧的吸入，恢复血气正常值；清除分泌物。

1.无创正压通气(NPPV)

重症哮喘患者其吸气和呼气时的气道阻力和肺动态顺应性显著增加(过度充气)，当 FEV_1 下降至 50%预测值，吸气肌做功增加 7～10 倍。当气道阻塞进一步加重(FEV_1＜25%预计值)，呼吸功的过度增加，可导致吸气肌疲劳和呼吸衰竭。此时，应给予辅助通气治疗。气管插管有较高的并发症发生率，并且会引起气道阻力增加，而无创正压通气(NPPV)为重症哮喘的治疗提供了一个很好的方法。在重症哮喘患者，经面罩持续气道正压(CPAP)或双水平持续气道正压(BiPAP)均可以抵消内源性呼气末正压(PEEPi)，扩张支气管，降低气道阻力，减少呼吸功，并能促进分泌物排除，使膈肌和吸气肌得到休息，减少有害的血流动力学异常改变。

NPPV 的优点有：改善患者状况，减少镇静剂用量，避免气管内插管及由其引起的并发症(包括上呼吸道创伤、鼻窦炎、中耳炎、医院获得性肺炎等)。此外，对气道保护机制，语言和吞咽功能没有任何影响，患者一直处于清醒状态有利于医患双方的交流。Meduri 等证实 NPPV 能够安全有效地用于经积极药物治疗无效的重症哮喘合并高碳酸血症患者。对于神清合作的患者，在行气管插管前应该首先用 NPPV 治疗。

NPPV 常用的通气参数：①潮气量：7～15 mL/kg。②RR：16～30 次/分钟。③吸气流量：自动调节性(PSV 等)或递减型，峰值：40～60 L/min。④吸气时间：0.8～1.2 s。⑤吸气压力：10～25 cmH_2O。⑥呼气压力：4～6 cmH_2O。

重症哮喘患者在以下情况时不宜应用 NPPV：①低血压休克；②心电图显示心肌缺血、严重心律失常；③昏迷、抽搐而难以保护气道；④有危及生命的严重低氧血症。

经 NPPV 治疗 1～2 小时，若临床指标显示：气促改善，辅助呼吸肌运动减轻和反常呼吸消失，呼吸频率减慢，血氧饱和度增加，心率减慢等。血气指标显示：$PaCO_2$ 下降＞16%，pH＞7.30，PaO_2＞40 mmHg，则判定初始治疗有效，应继续 NPPV 治疗。而出现下列情况则应停用 NPPV：神志模糊或烦躁不安，不能清除分泌物，无法耐受连接方法，血流动力学不稳定，氧合功能恶化，CO_2 潴留加重。

2.气管插管

重症哮喘急性发作而需急诊的患者中仅有小部分需要气管插管和机械通气治疗。此时气管插管的时机需要综合判定。对急性重症哮喘患者，高碳酸血症（$PaCO_2$＞40 mmHg）本身并不是气管插管的指征。Bondi 等报道了 27 例急性重症哮喘合并高碳酸血症患者，最后有 23 例（85%）证实并不需要气管插管。

气管插管和机械通气的指征为：①心跳和呼吸骤停；②严重的低氧血症，非重复呼吸面罩下吸氧 PaO_2＜50 mmHg；③$PaCO_2$＞50 mmHg 且伴有重度呼吸性酸中毒（动脉血 pH＜7.25）；④严重的意识障碍、谵妄或昏迷；⑤呼吸浅快（＞30 次/分钟），哮鸣音由强变弱或消失，呼吸肌疲劳明显；⑥经 NPPV 治疗不能奏效。

对重症哮喘急性发作患者气管插管十分困难，由经验丰富的医师行经鼻插管比较安全，这种方法可以使患者保持直立位，不用麻醉药，对气道基本不造成影响。但经鼻插管限制了管腔直径，损伤上呼吸道，易导致鼻出血的并发症。此外，经鼻插管可以使同时存在的鼻窦疾病恶化，也有可能引起喉头水肿和支气管痉挛。

经口腔插管，在有效地应用镇静剂后，在一些特定的患者（除了濒死患者）和可以自主控制气道的患者都会成功。为了减少气道阻力，便于吸引，插管的管径要≥8 mm。快速诱导镇静，在紧急状况下推荐使用，因为它可以最大限度地帮助插管成功。

有效的麻醉镇静可使患者很好地耐受气管插管，保证患者与呼吸机协调，降低氧耗及呼吸功耗。常用的麻醉镇静药如下。

（1）地西泮：由于起效慢，而且经常不能达到最佳的肌肉松弛效果，所以不推荐使用。

（2）氯胺酮：具有镇静、镇痛、麻醉和支气管舒张特性的一种静脉用全身麻醉药，广泛用于需要气管插管的急诊哮喘患者。常用剂量为 1～2 mg/kg，可提供 10～15 分钟的全身麻醉，但不会引起明显呼吸抑制。氯胺酮可以增加喉部反射，所以应避免过度刺激上呼吸道，减少喉痉挛的发生。

（3）丙泊酚：是一种短效的静脉全身麻醉药，可以减少需要机械通气的支气管痉挛患者的气道阻力，是气管插管的良好诱导剂，对机械通气患者起镇静作用。推荐诱导剂量为 2～2.5 mg/kg，随后应用 50～100 μg/（kg · min）静脉输注以达到维持机械通气的镇静效果。可以导致低血压，尤其是在血容量不足的患者，应引起注意。

（4）依托咪酯：是一种速效催眠性全身麻醉药，对心血管和呼吸系统影响小，不会引起组胺释放。对于血流动力学不稳定的患者，它是丙泊酚的替代药品。推荐诱导剂量为 0.2～0.6 mg/kg。

(5)罗库溴铵：是一种短效的非去极化型神经肌肉阻滞药，无显著的血流动力学效应，是氯化琥珀胆碱的替代用药。单次静脉注射 0.6～0.9 mg/kg。

3.机械通气

重症哮喘患者由于广泛的支气管痉挛，气道反应性明显增高，气道阻力显著增加，因此使用呼吸机控制呼吸时较为困难。机械通气治疗的模式也应根据哮喘患者特定的病况、对治疗的反应和血气分析的跟踪监测及时调整。

哮喘发作时，严重的气流阻塞导致呼气时间延长，即使在较低的通气频率下也会呼气不完全，从而导致了肺泡渐进性的充气过度，促使 PEEPi 形成，如果患者以“常规”潮气量(12 mL/kg)和频率(12～16 次/分钟)进行通气，肺泡过度充气的加重就会产生更高水平的 PEEPi。而 PEEPi 可使静脉回心血量减少，导致严重的血流动力学异常。此外，PEEPi 还起到了吸气阈值负荷(需要负压增加到一定程度才能触发通气)的作用，显著增加呼吸功。因此目前临床上提出“允许性高碳酸血症通气”策略(PHV)，即用相对小的潮气量(6～8 mL/kg)、较小的分钟通气量(8～10 L/min)，使血 CO_2 控制在“可接受的水平”，以降低肺部气压伤的危险。虽然高碳酸血症可引起脑血管扩张、脑水肿、心肌收缩力减弱、体循环阻力下降及肺血管收缩，但目前认为 $PaCO_2$ 不超过 90 mmHg，对患者仍是安全的。

目前对于急性哮喘患者是否应用 PEEP 模式仍有争议。由于小气道的气流受限，低水平的压力不会导致肺泡内压力的升高。设置低于 PEEPi 的 PEEP 水平，也许会使狭窄或者塌陷的气道舒张，使相应的肺泡单元能够复张，使呼气末肺泡压力和中央气道的压力梯度减小，从而使通气的触发阈值降低。但是，过高的 PEEP 可以导致肺容积增大、肺泡压进一步增高而出现气胸等气压伤；同时正压通气可使静脉回心血量减少，血压下降，组织灌注不足。判断哪些患者可能适合应用 PEEP 的一个实用的方法就是：观察呼吸机周期性压力对 PEEP 轻度增加的反应。如果增加 PEEP 后，呼吸机动态和静态峰压基本不改变，说明没有广泛的气道塌陷，此时应用 PEEP 效果较好，PEEP 水平设置不应该高于 PEEPi 水平。另外，如果呼吸机循环压力随着 PEEP 水平而改变，则可能发生了肺泡的过度充气。

对于吸气流速的设置目前依然有争议，更多的证据支持高的吸气流速(100 L/min)，但对于有严重气道阻塞的患者，需要延长吸气时间，高的吸气流速会导致吸气压力过高。通常应用较低的呼吸比(呼气时间较长)。在插管后依然有严重气道阻塞的患者允许通气不足，但动脉血的 pH 应该保持在 7.20 以上，尽量避免应用碳酸氢盐纠正呼吸性酸中毒，因其可以提高细胞内 CO_2 含量，引起细胞内酸中毒。

机械通气的初始可选用容量控制通气模式(VC)，参数设置可选用：①高吸氧浓度，FiO_2 为 80%～100%；②呼吸频率 8～14 次/分钟；③峰流速 80～100 L/min；④潮气量(VT)6～8 mL/kg；⑤吸呼比为 1∶3。以后可根据患者病情选用同步间歇性指令通气(SIMV)模式加用或不加用较低压力支持，一般应减少使用控制通气模式，因为这易使患者产生过高的分钟通气量和 PEEPi。机械通气治疗的目标为：①保持气道峰压＜50 cmH_2O；②保持动脉血 pH＞7.2；③限制 PEEPi 在 5～10 cmH_2O。

4.机械通气的撤离

重症哮喘急性发作控制的指标是气道峰压值降低，每分钟通气量减少，血气分析恢复正常，结合全身情况可考虑机械通气的撤离。撤离时要求：①患者神志清醒，合作；②吸入氧浓度(FiO_2)＜50%；③静息自发通气量＜10 L/min；④患者可自主增加每分钟通气量达到静息时的2倍；⑤最大吸气压＞－25 cmH_2O。当撤机的条件具备后，停呼吸机，用"T"字管供氧10～20分钟，如能耐受，动脉血气没有变化，则可拔管。拔管前气管周围需局部麻醉，避免拔管过程中诱发哮喘再次发作。

（五）其他治疗方法

1.白三烯调节剂

包括白三烯受体拮抗剂和白三烯合成酶抑制剂，通过调节白三烯的生物活性而发挥抗炎作用，同时也具有舒张支气管平滑肌的作用。目前，5-脂氧化酶抑制剂（齐留通）和白三烯受体拮抗剂（扎鲁司特和孟鲁司特），已经被美国批准用作慢性哮喘的治疗。一项针对因哮喘急性发作而入急诊的患者的多中心、随机、安慰剂对照试验发现，加用大剂量扎鲁司特可以使哮喘患者的住院率降低34%，随访发现，哮喘复发率也减少18%，表明白三烯调节剂对于急性哮喘也有一定疗效。因此，对于常规治疗反应差的哮喘患者，在治疗方案中加用白三烯调节剂是合理的选择。

2.硫酸镁

临床研究表明硫酸镁的药理作用包括：①可与钙离子竞争，使细胞内钙离子浓度下降，导致气道平滑肌松弛；②减少乙酰胆碱对终板去极化作用，减低肌纤维的兴奋性而使气道平滑肌松弛；③抑制肥大细胞内组胺释放的生物学效应；④镇静作用。因此，静脉输注硫酸镁有助于舒张支气管。可用25% $MgSO_4$ 5 mL加入40 mL葡萄糖液中缓慢静脉注射，或25% $MgSO_4$ 10 mL加入葡萄糖液250～500 mL内静脉滴注，每分钟30～40滴。但目前还缺乏大规模的随机对照研究证实硫酸镁对重症哮喘的治疗作用。当静脉推注硫酸镁速度过快时，可引起心跳缓慢、颜面潮红、血压降低和嗜睡加重的不良反应。

3.异氟醚

为新型吸入型麻醉剂，具有松弛呼吸肌和支气管平滑肌，降低胸肺弹性阻力及气道阻力，降低迷走神经张力的作用，而对心血管系统影响小，对肝、肾功能无损害，适合于顽固性重症哮喘患者的救治。可予浓度为1.5%～2%的异氟醚与氧气一起吸入，用于各种药物治疗无效的重症哮喘患者。

4.氦-氧混合气体

氦气(He)具有低质量的特性，其质量是空气的0.14倍，是氧气的0.12倍，在气道中主要呈层流，因此吸入氦-氧混合气体（氧浓度为30%～40%）能使哮喘发作时气道狭窄和分泌物潴留引起的涡流减轻，使气道阻力下降、呼吸做功减少，减少氧耗和CO_2生成，增加CO_2的弥散和排出，改善肺泡通气，有利于气体交换。使用时，通过呼吸面罩吸入氦-氧混合气体，流速为12 L/min，根据低氧血症的严重程度，使混合气体内氧浓度调节在30%～40%。目前用氦-

氧混合气体治疗重症哮喘还存在争议,但吸入氦-氧混合气体能降低机械通气患者的吸气峰压和 $PaCO_2$,改善氧合,可用于常规机械通气治疗效果不佳者。

5.体外膜肺氧合(ECMO)

用于机械通气治疗不能取得适当氧合的严重顽固性哮喘患者,以争取有足够的时间让药物发挥治疗作用,帮助度过危险期可能是有益的。

6.抗 IgE 单克隆抗体

奥马珠单抗作为一种抗 IgE 单克隆抗体,在 2003 年 6 月通过美国 FDA 认证并在美国上市后,已积聚了对难治性哮喘治疗的成功经验。近两年的研究证实足量 Omalizumab 治疗可使哮喘患者血清游离 IgE 水平降低 95%以上,显著减少重症哮喘患者的住院率。2006 年 GINA 将 Omalizumab 作为哮喘规范化治疗的第五步用药,用于大剂量 ICS 和联合治疗不能控制的重症和难治性哮喘。

7.甲氨蝶呤(MTX)

20 世纪 90 年代,有研究观察了如甲氨蝶呤等几种免疫抑制剂在减少哮喘患者糖皮质激素用量方面的疗效。尽管这些免疫抑制剂可能会改善糖皮质激素的敏感性,但疗效并不确切,且会带来明显的不良反应。应用过程中需要监测 X 线胸片、全血细胞计数、肝肾功能及肺 DLCO 等,因此国际上的指南尚不推荐在重症哮喘患者应用甲氨蝶呤。

8.支气管镜下射频消融支气管热成形术

简称支气管热成形术,是一种新型的支气管镜介入治疗技术,通过射频探针释放可控制的热能,减少积聚和增殖的气道平滑肌(ASM),从而减轻支气管收缩,以达到缓解和控制哮喘发作时气道平滑肌的痉挛状态,恢复气道通畅,缓解呼吸困难,适用于中、重度的支气管哮喘患者。但是,基于这种新的介入疗法操作复杂,对术者支气管镜操作经验及专业技能有较高要求,其长期结局尚未知,受益人群未明,且潜在的获益和伤害都存在较大的可能性,2014 年 ERS/ATS 重症哮喘指南专家组建议,支气管热成形术只在机构审查委员会批准的独立性系统登记或临床研究中的重症哮喘成人患者中进行。

七、预后

据报道,重症哮喘合并呼吸衰竭时病死率为 38%,而及时合理应用机械通气治疗后病死率只有 0~17%。对一组 145 例因重症哮喘发作的住院患者长期的追踪观察发现,在住院时经机械通气治疗后,病死率为 16.5%,出院后 1 年为 10.1%,3 年病死率为 14.6%,6 年病死率为 22.6%,与预后有关的危险因素包括:年龄、吸烟史、缺乏定期门诊随访、缺乏家庭监护、未能遵照医嘱吸入糖皮质激素治疗等。因此,对那些常反复严重发作而需急诊或住院治疗的高危哮喘患者,必须密切地进行随访,鼓励患者通过使用峰流速仪自行规律监测病情变化,避免和控制各种诱发因素,与医务人员共同制订哮喘的长期用药计划及急性发作的处理方案,由此减少哮喘的复发,避免因重症哮喘而死亡。

第五节　癫痫持续状态

癫痫作为一种病程长，反复发作，且治疗困难，致残率高的疾病，由于临床表现复杂多样，使得认识和掌握它，尤为困难和重要。在当前循证医学的大背景下，国内外出版了大量指南可资参考，其中有代表性的有国际抗癫痫联盟（ILAE）指南、美国神经病学学会（AAN）和美国癫痫学会（AES）指南、苏格兰校际指南网络（SIGN）和英国国家卫生与临床优化研究所（NICE）指南、欧洲神经科学联盟（EFNS）“欧洲成人癫痫持续状态诊治指南”以及中国全国神经外科癫痫防治协作组《神经外科围手术期和外伤后癫痫的预防及治疗指南（草案）》以及中华医学会《临床诊疗指南：癫痫病分册》。

癫痫可见于任何年龄、地区和种族的人群中，但以儿童和青少年发病率较高，随着人口老龄化，老年人中发病率有所上升。世界卫生组织估计全球约有5000万癫痫患者。国内资料显示，我国癫痫的“终生患病率”为4‰～7‰，而“活动性癫痫的患病率”，即在最近某段时间，一般1年或2年内仍有发作的病例数与同期平均人口之比，为4.6‰，年发病率为30/10万左右。我国约有600万的活动性癫痫患者，每年有40万左右新发病例，是神经内科最常见的疾病之一，其死亡危险性是一般人群的2～3倍。癫痫给个人、家庭和社会造成严重负面影响，不仅仅是医疗问题，也是重要的公共卫生和社会问题。世界卫生组织已把癫痫列为重点防治的神经、精神疾病之一。

癫痫发作是脑神经元异常和过度超同步化放电所造成的临床现象，特征是突然和一过性的症状，由于异常放电的神经元在大脑中的部位不同而有各种不同表现，可以是运动、感觉、精神或自主神经的，伴有或不伴有意识或警觉程度的变化。癫痫发作的类型是一个独特的病理生理机制和解剖基础所表现出来的发作性事件，是一个具有病因、治疗和预后意义的诊断。对临床无症状仅在脑电图上出现异常放电者，不称之为癫痫发作。脑部以外的身体其他部位的神经元，如三叉神经节或脊髓前角神经元，异常和过度放电也不属于癫痫发作。

2005年ILAE对癫痫的定义为：癫痫是一种脑部疾患，其特点是持续存在能产生癫痫发作的脑部持久性改变，并出现相应的神经生物学、认知、心理学以及社会学等方面的后果。理解这一定义，癫痫是一组由已知或未知病因所引起的脑神经元高度同步化，且常自限的异常放电引起的综合征。诊断癫痫至少需要一次癫痫发作，但单次或单簇癫痫发作如难以证实和确定存在脑部慢性功能障碍，诊断必须谨慎。国内对仅有一次发作的不诊断为癫痫，只称为“癫痫发作”。其特征是反复发作性、短暂、通常呈刻板性的中枢神经系统功能失常。持续存在的癫痫易感性所导致的反复发作称为癫痫。这些易感性包括有明确的癫痫家族史，发作间期脑电图有明确的痫样放电，有确切而不能根除的癫痫病因存在等。癫痫的后果对患者的心理、认知及社会功能都有明显影响。

一、分类

目前我国和世界上普遍应用的还是ILAE在1981年提出的癫痫发作分类方案。随着近年来对癫痫发作和癫痫研究的深入，认识水平不断提高。1989 年，ILAE 分类和名词委员会推荐了新的癫痫和癫痫综合征的分类标准。继而在 2001 年 ILAE 及美国 Engel 医生提出了癫痫发作的类型和反射性发作的诱发性刺激。

（一）癫痫发作的分类方案

1.部分性发作

异常电活动从一侧大脑半球的局部区域开始，分为简单（单纯）部分性发作、复杂部分性发作和继发性全面发作。

(1)简单（单纯）部分性发作：特点为无意识障碍，又分为：

1)运动性发作：累及身体某一部位，局限或有扩散。阳性症状为强直或阵挛；阴性症状为动作停止、语言中断。部分性发作后，可能有受累中枢支配部位的局灶性瘫痪，称为 Todd 瘫痪，可持续数分钟至数小时。一些特征性发作如下，局灶性运动发作（多为阵挛性，即常见的局灶性抽搐。起于对侧皮质运动区，但眼睑及其周围肌肉抽搐可起自枕叶，口周或舌喉抽搐可来自外侧裂附近的放电）；杰克逊发作（抽搐按一定顺序如皮质运动区的支配顺序扩展，且强刺激受累部位可终止发作。例拇指到口角的手-口扩展，用力背屈拇指可终止发作）；偏转性发作（眼、头甚至躯干向一侧偏转可伴一侧上肢屈曲和另一侧伸直，起源于额、颞、枕或顶叶）；姿势性发作（偏转性发作有时可发展为某种特殊姿势，如击剑样姿势。多起源于额叶内侧辅助运动区）；发音性发作（重复语言、发出声音或语言中断。起于额叶内侧辅助运动区）；抑制性运动发作（动作停止、语言中断、肌张力不丧失、面色不变。多源于优势侧 Broca 区）；失语性发作（常为运动性失语，完全或不完全。起于优势侧语言中枢有关区域）。

2)感觉性发作：放电部位为相应的感觉皮质，可为躯体感觉性或特殊感觉性发作。躯体感觉性发作表现为体表感觉异常，麻木、针刺、电流/电击、烧灼感等。特殊感觉性发作包括视觉性发作（暗点、黑蒙、闪光、无结构性视幻觉。源于枕叶皮质）；听觉性发作（幻听到一些噪声或单调声音，隆隆声、蝉鸣、咝咝声等。起自颞上回）；嗅觉性发作（难闻、不愉快的嗅幻觉，烧橡胶味、粪便臭味等。起于钩回前上部）；味觉性发作（常见苦味、金属味，但单纯此发作者很少见。源于岛叶或其周边）；眩晕性发作（常为坠入空间或在空间飘浮的感觉，起于颞叶皮质。因眩晕原因很多，不易诊断）。

3)自主神经性发作：单纯者极少见，常常继发或本就是复杂部分性发作的一部分，可见流涎、上腹部不适或压迫感、"气往上冲"、肠鸣、呕吐、尿失禁、面色口唇苍白或潮红、出汗、竖毛（起鸡皮疙瘩）等。起于岛叶、间脑及其周围边缘系统。

4)精神性发作：高级大脑功能障碍。极少单独出现，常常继发或本就是复杂部分性发作的一部分，包括情感性发作（无因突发数分钟的极度愉快或不愉快，恐惧最常见，常伴上述自主神经性发作症状。起于颞叶前下部）；记忆障碍性发作（记忆失真，表现为似曾相识感、陌生感、记忆性幻觉，对过去的事出现非常精细的回忆和重现。起自颞叶、海马、杏仁核附近）；认知障碍性发作（表现为梦样状态、时间失真感、不真实感，自述发作时"我不是自己"）；发作性错觉（因知觉歪曲而使客观事物变形，包括声音或视物，如身体某部变大变小变远变近，物体变形。起于颞叶或颞顶、颞枕交界处)；结构幻觉性发作(较之单纯感觉性发作，内容更复杂，表现为一定程度整合的知觉经历，如风景、人物、音乐等)。

(2)复杂部分性发作：特征为伴有不同程度意识障碍，但不是丧失，多种简单发作内容，常有自主神经性和精神性症状发作，常有发作后意识浑浊。脑电图(EEG)可见单侧或双侧不同步放电，大多源于颞叶内侧或边缘系统，也可来自其他部位如额叶。根据发作初始是否伴有意识障碍，分为：

1)单纯部分性发作起病，继而出现意识障碍：任何形式的简单发作后出现意识障碍或伴有各种自动症均属此类，根据起源包括：海马-杏仁核(颞叶内侧)起源(发作一般持续2～5分钟，开始和结束较慢，常有发作后意识模糊。源自海马者常开始于奇怪难述的异常感觉，继以意识障碍、动作停止、凝视、呼之不应、自动症，尤以口咽自动症多见；来自杏仁核者常有胃气上升感或恶心，可有明显自主神经性症状，逐渐出现意识障碍伴自动症)；额叶起源(起始感觉非特异性，突出表现为多样的姿势自动症，但同一患者发作形式固定；发作常短于1分钟，开始和结束较快，发作后意识很快恢复)；颞叶外侧皮质起源(以幻听、错觉、梦样状态等起始，继而意识障碍)；其他脑皮质起源(常首先有相应皮质功能相关的症状，再出现意识障碍和自动症等)。

2)发作开始就有意识障碍：一部分患者仅表现为意识障碍，常有先兆后发生动作停止、凝视、呼之不应、不跌倒、面色不变，发作后可继续原来的活动。酷似“失神发作”，但成人几乎均是本症，儿童需与之鉴别。EEG表现不同，常源自颞叶，也可来自额叶、枕叶等。另一部分患者表现为意识障碍和自动症，自动症是癫痫发作中或后，意识模糊状态下，出现不自主、无意识的动作，发作后常有遗忘。其内容可是发作前动作的延续，也可是新发动作，常持续数分钟。复杂部分性发作中常见，也可见于其他尤其失神发作和强直阵挛等发作后意识障碍中。常见自动症包括：口咽自动症(最常见，不自主舔唇、咂嘴、咀嚼、吞咽或进食动作，时伴流涎、清喉等动作。多见于颞叶癫痫)；姿势自动症(躯体和四肢的大幅度扭动，常伴恐惧面容和喊叫，常见于睡眠。多见于额叶癫痫)；手部自动症(简单重复的手部动作，摸索、擦脸、拍手、绞手、解衣扣、翻口袋、开关抽屉等)；行走自动症(无目的地走动、奔跑、坐车，不辨方向，有时还可避开障碍物)；言语自动症(自言自语，内容时难理解，多为重复简单词语或不完整句子。病灶多在非优势半球)。

(3)继发性全面发作：有先兆，最常继发为全面性强直-阵挛发作，但仍属部分发作，与全面性发作在病因、治疗及预后方面明显不同，需鉴别。EEG可见局灶性放电迅速泛化为两侧半球全面性放电，发作间期为局灶性异常。又分为以下三种。

1)单纯部分性发作发展至全面性发作。

2)复杂部分性发作发展至全面性发作。

3)单纯部分性发作发展成复杂部分性发作然后继发全面性发作。

2.全面性发作

发作开始即为双侧大脑半球受累，EEG为双侧半球广泛性放电，运动症状是双侧性的。

类型包括：

(1)失神发作：典型失神发作表现为动作中止、凝视、呼之不应，可有可无轻微运动症状，无先兆，突发突止；持续 5～20 秒，罕见超过 1 分钟；发作后立即清醒；EEG 呈规律性双侧同步 3 Hz棘慢波综合暴发；见于儿童青少年失神癫痫。不典型失神发作表现为发作开始与结束较典型缓慢，可有轻度运动症状；EEG 表现为慢的棘慢波综合节律，主要见于 Lennox-Gastaut 综合征。

(2)肌阵挛发作：作为一个症状，肌阵挛是指单个或多个肌肉或肌群突然、快速、短暂(<100ms)、触电样不自主收缩；在此作为一种全面性发作类型，肌阵挛可遍及全身，也可限于某个肌群，常成簇发生；有生理性/病理性，有放电才是癫痫；EEG 暴发出现全面多棘慢波综合节律。

(3)阵挛发作：症状学的阵挛是指同一组肌群有规律的长时间肌阵挛，频率约 2～3 次/秒，也称节律性肌阵挛。本发作类型表现为主动肌间歇性收缩，肢体节律性抽动；EEG 快波活动或棘慢/多棘慢波综合。

(4)强直发作：发作性全身或双侧肌肉强烈持续收缩、僵直、躯体背屈或前屈；持续数秒至数十秒，少超过 1 分钟；EEG 双侧低波幅快活动或高波幅棘波节律暴发；主要见于 Lennox-Gastaut 综合征。

(5)全面性强直-阵挛性发作：以意识丧失、双侧对称性强直收缩后紧接阵挛的序列发作为特征。可直接起病，也可由部分发作演变而来。早期意识丧失、跌倒，随后发作呈三期：强直期表现为全身骨骼肌持续收缩：①眼肌收缩眼睑上牵、眼球上翻或凝视；②咬肌收缩出现口强张，后猛烈闭合，可咬伤舌尖；③喉肌和呼吸肌强直性收缩致尖叫一声；④颈部和躯干肌肉强直性收缩使颈部和躯干先屈曲，后反张；⑤上肢由上举后旋转为内收前旋，下肢先屈曲后猛烈伸直，持续 10～20 秒后进入阵挛期。阵挛期表现为每次阵挛后都有短暂间歇，阵挛频率逐渐减慢，间歇延长，一次剧烈阵挛后发作停止，进入发作后期。上述两期均伴有呼吸停止、血压升高、瞳孔扩大、唾液和其他分泌物增多。发作后期尚有短暂阵挛，可引起牙关紧闭和大小便失禁。呼吸先恢复，后瞳孔、血压、心率渐至正常，肌肉松弛，意识渐恢复；发作到意识恢复约 5～15 分钟；醒后常感头痛、全身酸痛、嗜睡，部分有意识模糊，此时强行约束患者可能发生伤人和自伤。

(6)失张力发作：双侧部分或全身肌肉张力突然丧失，出现跌倒、肢体下坠等，持续数十余秒，短者多无明显意识障碍；EEG 全面暴发出现的多棘慢波节律、低波幅电活动或电抑制。

3.难以分类的发作

资料不全或所描述的类型迄今尚无法归类者，如新生儿发作节律性眼动、咀嚼动作及游泳样动作等。

4.附录

在某些情况下发生的癫痫发作，如某些情况下发生的偶然或反复癫痫发作，和持久或反复发作，如癫痫持续状态。

(二)癫痫和癫痫综合征的分类

1.与部位相关(局灶性、限局性、部分性)的癫痫及综合征

(1)特发性(起病与年龄有关):包括具有中央和颞区棘波的良性儿童癫痫、具有枕叶暴发的儿童癫痫和原发性阅读性癫痫。

(2)症状性:分为慢性进行性部分性癫痫持续状态和以特殊形式诱发发作为特征的综合征,包括:

1)颞叶癫痫:起源颞叶,常见,占成人病例50%,分内侧和外侧颞叶癫痫。多种损伤机制可致病,海马硬化最多。以自主神经症状、特殊感觉症状和精神症状为特点的简单部分发作。多伴自动症的复杂部分性发作等。部分难治病例需手术。

2)额叶癫痫:源自额叶,儿童及成人多种原因对额叶造成的损伤所致。常见不对称强直、过度运动发作、局灶性运动发作等。睡眠中易发,时程短,发作后很快清醒,但易继发全面发作。

3)顶叶癫痫:源自顶叶,相对少见,常见为占位、外伤和皮质发育不良致病。局灶性感觉性发作表现为简单感觉症状,如发作性躯体麻木、疼痛等。放电易向颞、额和枕叶扩散,而出现相应部位的发作形式。

4)枕叶癫痫:源自枕叶的发作,表现以发作性视觉症状为特征,多由于局部损伤、血管畸形等引起;儿童、成人均可发病。

(3)隐源性:无法确定发作源。

2.全面性癫痫和综合征

(1)特发性(按起病年龄次序列举):包括良性家族性新生儿惊厥、良性新生儿惊厥、良性婴儿肌阵挛癫痫、儿童失神癫痫、青少年失神癫痫、青少年肌阵挛癫痫、觉醒时大发作的癫痫、其他全身性特发性癫痫、以特殊状态诱发发作的癫痫。

(2)隐源性和(或)症状性:包括West综合征(婴儿痉挛)、Lennox-Gastaut综合征、肌阵挛站立不能性癫痫、肌阵挛失神癫痫。

(3)症状性:包括非特异性病因引起,如早期肌阵挛性脑病、婴儿早期伴有暴发抑制EEG的癫痫性脑病和其他症状性全面性癫痫;特殊综合征指合并其他疾病的癫痫发作,包括有发作及以发作为主要症状的疾病。

3.不能决定为局灶性还是全面性的癫痫和癫痫综合征

(1)兼有全面性和局灶性发作的癫痫:如新生儿发作、婴儿严重肌阵挛性癫痫、慢波睡眠中持续性棘慢波癫痫、获得性癫痫性失语症(Landau-Kleffner综合征)和其他不能确定的癫痫。

(2)没有明确的全面性或局灶性特征的癫痫。

4.特殊综合征

(1)热性惊厥。

(2)孤立稀少的发作或孤立的癫痫状态。

(3)因急性代谢性或中毒性事件引起的发作,如酒精、药物、子痫、非酮性高血糖等因素而

引起的发作。

（三）发作的类型和反射性发作的诱发性刺激因素

1.自限性发作类型

分为全面性和局灶性两类。

(1)全面性发作：包括：①强直-阵挛性发作（包括开始于阵挛期或肌阵挛期的变异型）；②阵挛性发作（再分为没有强直成分和有强直成分）；典型的失神发作；不典型的失神发作；③肌阵挛性失神发作（为失神发作同时伴有肢体节律性肌阵挛抽动）；④强直性发作；⑤痉挛（突然、短暂的躯体和双侧近端肌肉强直性屈曲、伸展性收缩或两者混合在一起，多见发作性做鬼脸，点头，偶有发作性后仰；持续 1～3 秒，比肌阵挛运动长，比强直发作短，常成簇发作；常见于婴儿痉挛，也可见于其他婴儿综合征）；⑥肌阵挛发作；眼睑肌阵挛（突发性、节律性的快速眼睑肌阵挛抽动，每次多有 3 次以上的抽动；伴或不伴意识障碍；均有光敏性反应。再分为不伴失神和伴失神）；⑦肌阵挛性失张力性发作；⑧负性肌阵挛（短暂张力性肌肉活动中断，时间小于 500ms，其前没有肌阵挛证据）；⑨失张力性发作；⑩全面性癫痫综合征中的反射性发作（指发作具有特殊的触发因素，即每次发作均为某种特定感觉刺激或是复杂的智能活动刺激所诱发；符合癫痫电生理和临床特征；部分发作、全面发作皆可出现）。

(2)局灶性发作：包括：①局灶性感觉性发作：表现为简单感觉症状（例如：枕叶和顶叶癫痫）和体验性感觉症状（例如：颞、顶、枕叶交界处癫痫）；②局灶性运动性发作：表现为单纯阵挛性运动发作、不对称的强直样运动症状（如附加运动区发作）、典型的（颞叶）自动症（如：颞叶内侧发作）、多动性自动症、局灶性负性肌阵挛、抑制性运动发作；③痴笑发作（发作性无诱因发笑，内容空洞，不带感情色彩，持续半分钟左右；可见于下丘脑错构瘤、颞叶或额叶病变）；④偏侧阵挛发作；⑤继发为全面性发作；⑥局灶性癫痫综合征中的反射性发作。

2.持续性发作类型

(1)全面性癫痫持续状态：包括：全面性强直-阵挛性、阵挛性、失神性、强直性、肌阵挛性癫痫持续状态。

(2)局灶性癫痫持续状态：包括：Kojevnikov 部分性持续性癫痫、持续性先兆、边缘性癫痫持续状态（精神运动性癫痫持续状态）、偏侧抽搐状态伴偏侧轻瘫。

3.反射性发作的刺激因素

(1)视觉刺激：如闪光（如有可能说明光的颜色）、图像和其他视觉刺激。

(2)其他：如思考、音乐、进食、运动、躯体感觉、本体感觉、阅读、热水和惊吓等。

（四）发作分类方案中主要分类定义的解释

1.癫痫综合征

是由一组症状和体征组成的特定的癫痫现象，其具有独特的临床特征、病因、治疗选择和预后。

2.癫痫病或癫痫性疾病

是指单一的、独特的、病因明确的病理状态，癫痫发作是其本质和固有的表现形式。如果一个癫痫综合征是由明确的、特定基因异常造成的，就应称为“癫痫病”。比如进行性肌阵挛癫痫是一个癫痫综合征，而可引起它的 Lafora 病、蜡样褐脂质沉积症等均属癫痫病。

3.“癫痫性脑病”

是指癫痫性异常本身造成的进行性脑功能障碍。

4.“反射性癫痫综合征”

是指全部发作都是由一定的感觉或复杂认知活动诱发的癫痫综合征，不包括既有自发性又有反射性发作及发热、酒精戒断等特殊病理情况诱发者，单一的反射性发作不需诊断癫痫。

5.“特发性癫痫综合征”

是指发作除可能与遗传易感性有关外，没有其他可寻的原因，除了癫痫，没有大脑结构性损伤和其他神经系统症状与体征的综合征。

6.“症状性癫痫综合征”

指发作是由一个或多个可证实的大脑病变和损伤引起的综合征。

7.“可能的症状性癫痫综合征”

是“隐源性癫痫综合征”的同义词，但近来更倾向用前者，认为是症状性癫痫综合征，但目前病因未明。

8.“良性癫痫综合征”

是指易于治疗或不需治疗也能完全缓解，不留后遗症；而采用正规的药物治疗未能有效控制的癫痫称为“难治性癫痫”；属于急、危、重症的癫痫持续状态，是 ICU 中的主要癫痫问题。

与 1981 年主要依据临床症状和脑电图(EEG)所见的分类方法相比，2001 年癫痫发作分类方案则主要基于解剖结构和病理生理机制分类。与症状学的描述不同，重点是要建立一个可以描述诊断实体的癫痫发作类型表。这种诊断实体和综合征一样提示了病因、治疗和预后，当不能作出综合征诊断时可以单独使用。它弃用了不准确的“部分”和“全面”二分法的分类，建议用新术语“局灶性发作”和“局灶性综合征”来替代“部分性发作”和“部位相关性综合征”。不再推荐使用“单纯”和“复杂部分性发作”的概念，不再用单次发作中的意识障碍情况对发作类型做分类；弃用“惊厥”和“惊厥性”，而推荐使用“发作”一词；同时也明确了“特发性”、“症状性”与“可能的症状性”和“隐源性”等名词含义和其他一些重要的基本概念。其内容更为全面，但仍需临床验证。

二、诊断与鉴别诊断

(一)诊断原则

1.传统癫痫的诊断分为三步

①首先是明确是否癫痫发作或癫痫。既不能扩大化的把所有发作性症状都视为癫痫发作，也不能遗漏一些非典型的癫痫发作。②其次看是特发性的还是症状性的。③最后明确癫痫的病因诊断。

2. 2001年ILAE提出的癫痫诊断新方案包括五个层次

①根据标准描述性术语详细描述发作期症状;②根据发作类型表确定发作类型;③根据已被接受的癫痫综合征表诊断综合征类型,但有时是不可能的;④如可能根据经常合并癫痫或癫痫综合征的疾病分类确定病因、遗传欠缺,或症状性癫痫的特殊病理基础;⑤非强制性的要求作出癫痫造成损伤程度的诊断,这经常是有用的诊断附加指标。损伤的分类根据世界卫生组织的《国际残损、活动和参与分类》(ICIDH-2)的功能和残障国际分类标准制定。

(二)诊断方法

癫痫的诊断,从病史采集、体格检查到辅助检查涉及很多重要内容,完整的病史采集包括发作史、出生史、生长发育史、热性惊厥病史、家族史、是否有过颅脑创伤史及中枢神经系统感染或肿瘤等病史;体格检查包括内科系统查体和神经系统查体,重点应放在神经系统查体上,注意检查患者的精神状态及智能、言语及眼底等。但在此只介绍一下EEG的应用价值和局限性。

由于癫痫发作的病理生理基础是大脑神经元的异常放电,因此EEG是癫痫诊断必不可少也是最普及的实验室检查。EEG发现癫痫样放电,结合临床资料可支持癫痫发作的诊断,能较好地反映异常放电的起源和传播,可以根据典型表现协助判断发作类型和综合征类型,还有助于评价首次发作后再发的可能性,且有助于判断治疗反应,作为减药、停药的参考。

但是不能只根据EEG诊断癫痫,很少数正常人也存在癫痫样放电。多数情况,癫痫放电的频度与临床严重程度不一致。存在典型癫痫样放电的同时,也存在大量不典型EEG表现需要鉴别。常规EEG检测阳性率仅有10%~30%,国际标准化EEG延长描记时间,增加睡眠试验等各种诱发试验,甚至加作蝶骨电极描记,使阳性率提高到80%左右,但仍应注意EEG正常不意味着可以排除癫痫。

(三)鉴别诊断

临床上存在多种多样的发作性事件,癫痫发作应与如下非癫痫发作相鉴别。常见包括晕厥、短暂性脑缺血发作、癔病性发作、偏头痛、睡眠障碍、生理性发作性症状、器质性疾病引起的发作性症状、多发性抽动症和发作性运动障碍等。

三、救治方法

(一)药物治疗

癫痫的治疗目前仍以药物治疗为主,目标是在无明显不良反应的情况下,完全控制临床发作,使患者保持或恢复其原有的生理、心理状态和生活工作能力。接受药物治疗的新诊断病例中,约50%的患者是在用第一种单药治疗时发作得以控制的,约30%患者是在失败后转用另一种单药或多药联合治疗时发作缓解,另外约20%左右的患者成为所谓药物难治性癫痫。

抗癫痫药物(AEDs)的选药原则有二:根据癫痫发作类型选药和根据癫痫综合征选药。

(二)外科治疗

70%~80%的癫痫患者通过抗癫痫药物的治疗能够得到满意的疗效,但仍有20%~30%

的患者呈药物难治性。针对难治性癫痫患者，适当的外科治疗不仅能减轻、减少甚至会完全控制发作，在一定程度上还可改善患者的神经心理功能。随着科学技术的发展，脑电生理和神经影像的快速进步，显微神经外科技术的应用等，癫痫外科治疗的理论和方法都趋于成熟，并广为接受。

从常规 EEG、动态 EEG、视频 EEG 到应用多导 EEG 行无创的偶极子定位法定位致痫灶的演变过程，癫痫辅助检查技术不断得到突破和完善。颅内电极（包括硬膜下及深部电极）广泛的临床应用，显示出它定位致病灶的优势。术中唤醒麻醉行皮层脑电图（ECoG）、深部脑电图（DEEG）、电刺激、体感诱发电位（SEP）检查，使致痫灶定位更加精确，避免了手术造成的不必要损伤，已几乎成为常规手段。在 EEG 基础上，新近发展起来的脑磁图（MEG），可检测到 EEG 检测不到的棘波放电，其时间和空间分辨率高，能测量到直径＜3mm 的癫痫灶，时间分辨率达 1ms。MEG 在无创癫痫外科评估中已起到重要作用。

磁共振可以发现早期颞叶癫痫的海马硬化、脑皮质发育不良和某些以癫痫为首发症状的生长缓慢的混合神经元、胶质肿瘤（如胚胎发育不良性神经上皮瘤）等。磁共振波谱（MRS）可以无创的检测出脑组织代谢产物的变化，来反映病灶内的神经元损害和胶质增生的病理改变，对癫痫灶作出早期诊断和定位。新出现的利用近红外线光谱定位致痫灶，是近年发展起来的一种动态脑功能检测方法。

但手术治疗的高风险，要求严格掌握适应证和禁忌证。标准虽尚未完全统一和成熟，但适应证大致包括：①综合考虑用药种类、时间和发作频率、类型等因素后确定的药物难治性癫痫，即至少经两种适合的药物治疗两年（不包括特殊类型的癫痫综合征），仍每月发作一次以上者（尤其是全面性发作）；②病灶明确的继发性癫痫；③特殊类型的癫痫综合征，比如内侧颞叶癫痫，有明确可切除病灶的新皮质癫痫和婴幼儿期适合半球切除的癫痫类型等所谓“外科可以治疗的癫痫综合征”，还有一些认为手术可有效挽救生命，避免更严重残障发生的特殊综合征。

术式的选择，严格说是根据患者的病情决定的。手术的目的在于切除致痫灶或异常放电的传播通路。根据术前的定位情况，术中采用皮层脑电图 ECoG 和深部脑电图 DEEG 再定位，使得致痫灶的定位尽可能准确。对于功能区的致痫灶，采用软膜皮层横行纤维热凝或软脑膜下横切。对于局灶性颞叶病灶，可行颞叶前部切除或颞叶前部和海马同时切除。仅海马硬化者和深部脑电极检测确定异常放电来源于硬化的海马者，行选择性海马切除。双侧棘波灶有偏侧性，以一侧病灶切除为主，加胼胝体切断。双侧脑电波弥漫性异常者，可考虑迷走神经刺激术。

有关癫痫手术后是否应该停用或何时停用抗癫痫药尚未达成共识。目前主流观点认为，即使是经过成功的外科手术，大部分患者术后也需要长期服用抗癫痫药。术后短期或长期药物治疗的目的在于使用最小量的药物来维持一种无癫痫或癫痫减少的状态。

四、癫痫持续状态的诊治及预防

癫痫持续状态（SE）以持续的癫痫发作为特征，是神经急危重症，一旦发生，必须紧急处理。目前国内指南中给出了一个 SE 的实用定义:一次发作没有停止,持续时间大大超过该型癫痫大多数患者的发作时间,或反复的发作,而发作间期患者的意识状态不能恢复到基线期水平。而传统定义,即凡一次癫痫发作持续 30 分钟以上,或反复发作而间歇期意识未完全恢复超过 30 分钟者称之为“癫痫持续状态”。之所以选择 30 分钟作为临界点,主要是因为在动物模型中人们发现神经元异常放电 30 分钟以上神经元出现不可逆损伤。一方面,单纯的癫痫发作极少持续超过 5 分钟以上,另一方面,为了便于临床工作中能够尽快对癫痫持续状态患者采取急救措施,目前国际上将一次癫痫发作持续 5 分钟以上,或反复发作而间歇期意识未完全恢复超过 30 分钟者亦归为“癫痫持续状态”。另外,如果癫痫发作持续 2 小时以上,或以每小时 2 次或 2 次以上的频率反复发作,虽经常规抗癫痫药物治疗,但间歇期意识未完全恢复者,称之为“难治性 SE”。

SE 有很多种分类方法,2001 年 ILAE 的分类建议已如前述,但传统分类已被广泛接受和使用。即按是否累及全脑分为全身性癫痫持续状态和部分性癫痫持续状态,全身性癫痫持续状态又可全身性惊厥(痉挛)癫痫持续状态和非惊厥(痉挛)性癫痫持续状态,部分性癫痫持续状态也可分为简单部分性癫痫持续状态和复杂部分性癫痫持续状态。临床中以全面惊厥(痉挛)性癫痫持续状态最常见。

流行病学方面,以美国为例,每年大约有 15 万例 SE 患者,其中死亡 5500 例。其发病率和死亡率与年龄、性别、环境、种族等因素有关。有报道称,SE 在美国的发病率约为 6.2/10 万～18.7/10 万。老年人发生 SE 预后较差,主要是由于其他的基础病为治疗方案的选择增加了难度。难治性 SE 占 SE 的 31%～44%,死亡率为 16%～23%。

(一)病因学

诱发 SE 的原因很多,其中惊厥性 SE 的两个最常见病因是抗癫痫药不合理应用和嗜酒。非惊厥性 SE 最常见诱因是缺氧。

(二)病理生理学

SE 过程中,神经元持续放电,脑的代谢率、耗氧量和葡萄糖摄取率成倍增加。同时,经 N-甲基-D-天冬氨酸(NMDA)受体介导,兴奋性氨基酸过度释放,对神经元产生兴奋毒性损伤。反复发作造成神经元的不可逆性损伤和死亡。惊厥性 SE 时,患者同时有强烈而持续的肌肉抽动,导致体温升高、心律失常、肺动脉压力升高、肺水肿、体内氧和能量耗竭、严重代谢性酸中毒、高血钾、高血糖、高肌酸激酶、肝肾等重要器官功能衰竭。由于脑血流灌注不足,致脑水肿和颅压增高,加剧了惊厥性脑损伤的发生。

惊厥性脑损伤的组织学改变主要表现有:①神经元丧失;②反应性胶质细胞增生;③海马齿状核颗粒细胞树突丝状芽生,后者可能反复兴奋齿状回内分子层的神经元,导致持续状态延长。

(三)诊断与鉴别诊断

诊断 SE 之前,首先是癫痫发作的诊断及鉴别诊断。患者既往癫痫发作及其他病史、发作的临床表现有重要的诊断意义。EEG 在诊断、鉴别诊断、分类、监护、疗效判断等方面有重要价值。症状持续，符合前述定义应及时作出 SE 诊断，并迅速启动相应的治疗程序。

（四）救治方法

SE 属急症，须迅速处理，争取 30 分钟内终止发作，保护脑神经元，避免发生并发症。SE 持续时间越长，神经系统损害越严重，发生慢性癫痫发作的可能性越大。SE 救治应在癫痫发作持续 5 分钟，或者一次癫痫发作后意识未恢复而再次发生癫痫时开始。SE 的处理要点包括迅速终止癫痫发作、保护气道、防止误吸、去除可能的诱因、治疗并发症、预防再发。

需要注意的是，治疗方案应随着病情变化而随时调整。比如全身性癫痫持续状态，可以划分为两个阶段，第一阶段全身强直-阵挛发作，伴有肌肉强直、血糖和体温升高、出汗以及流涎。这一阶段由于脑组织代谢的需要，脑血流增加。经过约 30 分钟后患者进入第二阶段，即阵挛期，特点是脑组织自动调节功能失灵，脑血流减少，颅内压增高和血压下降。应根据全身性癫痫持续状态患者所处的相应的病理生理阶段，选择合理的治疗方案。国际上推荐的有关全身性癫痫持续状态的临床处理规范和流程也强调了对 10 分钟内、30 分钟内和 30 分钟以上不同阶段治疗措施的不同选择与顺序增强。虽然不必过分拘泥，比如气管插管什么时候进行，异丙酚、硫喷妥或戊巴比妥等全身麻醉药物何时开始应用等，但应该强调治疗的有效性和时效性。

当发作难以控制，需要长时间镇静甚至肌松时，面对 ICU 中的危重病人，控制发作的利益和对病人脆弱的全身情况以及病情观察带来的影响需要仔细权衡。

1.常规支持治疗

首先应充分开放气道，维持通气和氧合。将患者摆放至安全体位避免自伤，开放至少两条静脉通路，当开放周围静脉有困难时，建议采取中心静脉置管。全面性强直-阵挛发作结束后，为避免出现气道梗阻，可能需要放置口咽通气道或行气管插管。同时应留置胃管，胃肠减压，排空胃内容物，避免误吸。当给予患者一线抗癫痫药物治疗仍不能有效控制癫痫持续状态时，应行气管插管术，必要时给予呼吸机支持。给予 SE 患者麻醉诱导剂量的异丙酚、咪达唑仑、依托咪酯可能终止发作，有利于插管。对于持续强直-阵挛发作的患者，应用神经肌肉阻滞剂有助于完成气管插管。罗库溴铵（1 mg/kg）是一种短效、非去极化的肌松剂，它对于血流动力学影响小，不增加颅内压，是一种理想的神经肌肉阻滞剂。由于 SE 患者持续肌肉阵挛会出现横纹肌溶解，从而导致血钾升高，因此应尽量避免使用去极化肌松剂，如琥珀酸胆碱等。

应迅速除外患者是否存在低血糖，如不能迅速检测血糖水平，宜迅速静脉滴注 100 mg 维生素 B_1（VB_1），静脉推注 50%的葡萄糖 50 mL。监测患者血压、体温和心电图变化。如患者出现显著高热（体温超过 40℃），需要进行被动物理降温。持续的肌阵挛有可能导致横纹肌溶解，从而导致大量肌红蛋白入血。应注意维持充分水化以预防肌红蛋白相关性肾衰。当出现肌红蛋白尿或血清肌酸激酶水平显著升高（大于 5000～10000U/L）时，应利尿并碱化尿液。当癫痫持续状态得到完全控制后，才可考虑行头部影像学检查，包括头部计算机断层扫描（CT）、头部磁共振成像（MRI）以及腰穿检查等。

2.药物治疗

既往经验提示，当惊厥时间超过 5 分钟，其自发停止的概率降低。药物治疗的目标是迅速而安全的终止发作，预防复发，不改变意识水平而对心血管系统和呼吸系统无明显的不良反应。文献中推荐终止 SE 初始治疗的一线药物，包括劳拉西泮（0.05～0.1 mg/kg）、咪达唑仑（0.05～0.2 mg/kg）、安定（地西泮，0.1～0.4 mg/kg）；二线药物包括苯妥英钠（15～20 mg/kg）、磷苯妥英钠（相对苯妥英钠等效量，15～20 mg/kg）、丙戊酸钠（15～20 mg/kg）和左乙拉西坦（1000～1500 mg，每 12 小时一次）。这些药物作用机制不同，药物代谢动力学也不尽相同，有些药物的推荐剂量明显高于国内的推荐意见，使用中应两相参考，酌情决定。

有循证医学证据表明，劳拉西泮在终止 SE 方面的效果明显优于地西泮。因此，目前推荐控制 SE 的一线药物是劳拉西泮 0.05～0.1 mg/kg。可考虑在医院急救推车和急救包中常备劳拉西泮，每 4～6 月更换。应用劳拉西泮没有迅速逆转者，推荐苯妥英 15～20 mg/kg，也可用于预防 SE 复发。对于 SE 终止后意识未恢复的患者应行持续脑电监测。

3.难治性 SE 的处理

有研究证实，一线抗癫痫药物对于超过半数以上的 SE 患者无效。对于劳拉西泮无效的患者，不应再考虑应用苯巴比妥。目前治疗难治性 SE 的药物很多，包括咪达唑仑、异丙酚、大剂量硫喷妥钠或戊巴比妥、丙戊酸钠、托吡酯、氯胺酮、异氟醚以及利多卡因等。由于缺乏相应的前瞻性临床研究，各研究机构经验不完全一致，目前国际上尚未提出明确的治疗指南。持续静脉注射咪达唑仑或异丙酚，并进行持续脑电监测，是目前最受推崇的治疗方案。但不是所有患者都必须达到脑电活动的暴发抑制模式才能控制癫痫持续状态，因而脑电活动的控制目标仍存在争议。

咪达唑仑是一种快速作用，水溶性的苯二氮䓬类药物，半衰期 4～6 小时。其主要缺点是机体对其可快速耐受，24～48 小时后需增加数倍给药剂量以控制病情，这将导致药物积聚而推迟患者苏醒时间。首先给予 0.2 mg/kg 的负荷剂量，之后每 5 分钟静推 0.2～0.4 mg/kg，直到癫痫停止，极量 2 mg/kg，之后以 0.1～0.2 mg/(kg · h)的速度维持，同时监测脑电图变化。

异丙酚属于烷基酚，广泛用于麻醉的诱导和维持，以及 ICU 患者的镇静。推荐先给予 3～5 mg/kg 的负荷剂量，之后在监测脑电图情况下以 30～100 μg/(kg · min)的速度维持。癫痫控制 12 小时后，在下一个 12 小时将药物剂量减半，若无癫痫发作，停药观察 12 小时。如果撤药期间癫痫复发，先给予 1～3 mg/kg 的负荷剂量，后以适当剂量维持 12 小时以上，再试行撤药。异丙酚相对安全，极少数情况下，当儿童患者大剂量接受异丙酚静点时可能出现所谓的“异丙酚输注综合征”，严重者可危及生命。间接证据证明其产生原因可能与干扰线粒体呼吸功能有关。因而，成人剂量不得超过 100 μg/(kg · min)。高脂血症可能是该综合征的前兆之一，在大剂量给药时应监测血液中甘油三酯和肌酸激酶含量的变化。

由于缺乏循证医学证据，巴比妥类药物控制难治性 SE 的效果存在争议。大剂量巴比妥类药物可造成血流动力学变化和免疫抑制，因此它只用于对咪达唑仑和异丙酚无反应的患者。

4.非惊厥性 SE 的处理

非惊厥性 SE 占 SE 的 20%～25%，在 ICU 病房较为常见，临床表现多样，诊断需依靠脑电图，因而明确诊断有一定困难。有实验及临床研究证实，非惊厥性 SE 可能导致持续性神经元损害。其预后取决于病因及发病时的意识水平。目前普遍认为,如果发生非惊厥性 SE 的患者出现昏迷,或者是继发于惊厥性 SE 而出现的,预后相对较差。上述两类患者应采取更加积极的治疗措施,并遵循难治性 SE 的处理原则。尽管缺乏循证医学证据,不少学者推荐静脉应用苯二氮䓬类药物,如咪达唑仑。这类药物具有半衰期短,能与异丙酚产生协同效应从而减少其用量,以及降低死亡率等优点。

5.肝、肾衰竭患者合并癫痫的处理

国外报道肝衰竭患者合并癫痫的发生率在 2%～33%之间。有研究认为肝衰竭时内源性苯二氮䓬类水平的升高可降低癫痫的发生率。治疗原则与其他患者相同,但必须考虑药物代谢对肝功能的影响。肝衰竭出现低蛋白血症者,应考虑选择蛋白结合力低的或者完全经肾脏代谢的药物,如加巴喷丁、普瑞巴林和左乙拉西坦等。有研究证实左乙拉西坦可对抗线粒体功能紊乱,具有神经保护作用。

急性肾衰可并发肾性脑病和癫痫,可能与代谢紊乱和血液透析后出现的透析后失衡综合征有关。肾衰行血液透析患者的癫痫发生率在 2%～10%。肾衰患者发生癫痫时,经肾脏代谢的抗癫痫药如加巴喷丁、左乙拉西坦、托吡酯以及苯巴比妥应注意减量。当肾衰原因不明时,应避免使用碳酸酐酶抑制剂,如唑尼沙胺、托吡酯等,以降低发生肾结石的风险。由于透析可明显降低蛋白结合力低的抗癫痫药物的血药浓度,因此,诸如加巴喷丁、乙琥胺、苯巴比妥和托吡酯等药物不宜用于正在进行血液透析的肾衰患者。

(五)预后

SE 的预后取决于临床表现、抽搐的持续时间、患者的年龄以及引发惊厥的原发病等。美国 SE 的总体死亡率约为 21%～22%。70 岁以上老年人发生难治性 SE 的死亡率可达 38%～76%。一次癫痫发作持续时间在 60 分钟以上者的死亡率较发作时间在 60 分钟以内者明显升高。有研究认为多数非惊厥性 SE 的预后优于惊厥性 SE。近年研究发现,血清中神经元特异性烯醇化酶(NSE)水平是神经元损伤的标志物之一。对于反复发作的癫痫患者,可以通过检测血清中该物质含量推断预后。

(六)预防

神经外科手术可导致癫痫发生,幕上手术后癫痫的发生率为 3%～37%,颅脑创伤后为 6%～53%。按出现时间可划分为早期癫痫(术后 7 天之内发生)和晚期癫痫(术后 7 天之后发生)。神经外科手术及外伤患者应从术前、术中和术后分别做好癫痫的预防。择期手术应在术前口服抗癫痫药物。苯妥英钠 0.2 g,每天 3 次,7～10 天;丙戊酸钠 0.4 g,每天 3 次;或丙戊酸钠缓释片(德巴金)1.0 g,每天 1 次,5～7 天。急诊手术可在术前静脉推注抗癫痫药物(如德巴金 15 mg/kg)。在手术过程中应注意避免不必要的脑皮层暴露,注意术中脑皮层保护,减少血管损伤,仔细止血,缩短手术时间,控制颅内压。术毕反复冲洗术野减少蛛网膜下腔积血。在麻醉停止前 30 分钟,静脉加用抗癫痫药物,可有效减少术后早期癫痫发生。术后控制脑水肿和颅内压,保持呼吸道通畅。术后静脉用抗癫痫药物,病人清醒且能口服者可改口服抗癫痫药物。

对于采取了上述预防措施，术后 ICU 病房监护过程中仍出现癫痫的患者，尽量首选已使用过的抗癫痫药物，如已用丙戊酸钠预防的应立即再次静脉推注，并急查血药浓度。如同种药物无效可改用其他药物，如安定、苯巴比妥类等。控制欠佳，可按照难治性 SE 处理。术后或伤后未发生癫痫者，在术后或伤后 7 天，可停用抗癫痫药。如果术后脑水肿或颅内感染未控制，可适当延长用药时间，一旦上述情况控制，即可停药。如果术后和伤后发生癫痫，则按治疗癫痫处理，不能随意停药。

国外报道认为在接诊 SE 患者时，ICU 的主要任务正在发生变化。15 年前 ICU 收治 SE 患者的首要任务是终止癫痫发作，现在主要为这类患者提供机械通气支持。主要原因之一是劳拉西泮作为一线抗癫痫药物广泛应用后，多数 SE 患者在应用劳拉西泮后癫痫发作就得到了控制。转入 ICU 后应注意预防消化道应激性溃疡和深静脉血栓形成，维持循环、呼吸系统稳定，以及治疗诱发癫痫的原发病，如控制颅内压、降温、治疗颅内感染等。

参考文献

[1]盛卓仁.实用临床麻醉学[M].北京:科学出版社,2017.

[2]杨承祥,王汉兵.麻醉与舒适医疗[M].北京:北京大学医学出版社,2021.

[3]黄宇光,邓小明.麻醉学进展[M].北京:中华医学电子音像出版社,2020.

[4]邓小明,姚尚龙,于布为,等.现代麻醉学[M].北京:人民卫生出版社,2021.

[5]严敏.临床麻醉管理与技术规范[M].杭州:浙江大学出版社,2015.

[6]苏帆.麻醉科工作手册[M].济南:山东科学技术出版社,2013.

[7]北京医师协会.麻醉科诊疗常规[M].北京:中国医药科技出版社,2020.

[8]杨承祥,王汉兵.麻醉与舒适医疗[M].北京:北京大学医学出版社,2021.

[9]王天龙,李民,冯艺,等.姚氏麻醉学[M].北京:北京大学医学出版社,2018.

[10]艾登斌,帅训军,姜敏.简明麻醉学[M].北京:人民卫生出版社,2016.

[11]郭政.疼痛诊疗学[M].北京:人民卫生出版社,2016.

[12]郭曲练,姚尚龙.麻醉临床学[M].北京:人民卫生出版社,2016.

[13]吴新民.麻醉学高级教程[M].北京:人民卫生出版社,2014.

[14]姚永明.急危重症病理生理学[M].北京:科学出版社,2013.

[15]刘桂花,郑康.急危重症临床速查[M].北京:北京大学医学出版社,2019.

[16]王建安.急诊科医生手册[M].北京:人民卫生出版社,2018.

[17]梁品.外科急危重症[M].北京:中国协和医科大学出版社,2018.

[18]胡艺.内科护理学[M].北京:科学出版社,2018.

[19]李春盛.急危重症医学进展[M].北京:人民卫生出版社,2016.

[20]谢灿茂.内科急症治疗学[M].上海:上海科学技术出版社,2017.

[21]王振杰,何先弟,吴晓飞.实用急诊医学[M].4版.北京:科学出版社,2016.

[22]徐欣昌,田晓云.消化系统疾病[M].北京:人民卫生出版社,2014.